PT・OTビジュアルテキスト

内部障害理学療法学

編集
松尾善美

第1版

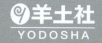

謹告

　本書に記載されている診断法・治療法に関しては，発行時点における最新の情報に基づき，正確を期するよう，著者ならびに出版社はそれぞれ最善の努力を払っております．しかし，医学，医療の進歩により，記載された内容が正確かつ完全ではなくなる場合もございます．

　したがって，実際の診断法・治療法で，熟知していない，あるいは汎用されていない新薬をはじめとする医薬品の使用，検査の実施および判読にあたっては，まず医薬品添付文書や機器および試薬の説明書で確認され，また診療技術に関しては十分考慮されたうえで，常に細心の注意を払われるようお願いいたします．

　本書記載の診断法・治療法・医薬品・検査法・疾患への適応などが，その後の医学研究ならびに医療の進歩により本書発行後に変更された場合，その診断法・治療法・医薬品・検査法・疾患への適応などによる不測の事故に対して，著者ならびに出版社はその責を負いかねますのでご了承ください．

序

　内部障害患者数は，不適切な生活習慣による生活習慣病や高齢者の増加を背景に近年増加しています．これには糖尿病はその予備軍を含め，40歳以上の国民の4人に1人が疑われるといった事実や肺炎は日本人の死因の第3位になっていることなど多くの例があげられます．また，内部障害を有しているのに診断がなされていない慢性閉塞性肺疾患や無症候性心筋虚血などの潜在的患者層も指摘されているなかで，発症予防や再発予防の重要性が増しています．このように，内部障害理学療法は社会にさらなる貢献をなすべき時代に入っているといってもよいでしょう．

　内部障害理学療法は内部障害をもたらす各種疾病のリスクや合併症を管理しながら，理学療法を進める急性期のみならず，回復期リハビリテーションから在宅に至るまで，これまで以上に重要な専門分野になっています．臨床実習においても，学生は内部障害を経験することはまれではなくなり，将来，内部障害を専門としたい者でなくても基本的な知識と技術を備えておくことが不可欠な時代です．

　本書では，内部障害の柱である心血管疾患，呼吸器疾患・呼吸障害，代謝疾患に加えて，近年重要度が増している腎疾患，がんも含めた内部障害を扱います．各疾患を「症状・障害の理解」と「理学療法の理論と実際」の2項目から，理学療法教育ガイドラインおよび理学療法診療ガイドラインに準拠しながら，各領域の専門家に丁寧に解説いただきました．学生は，内部障害は外見からの患者像を想像しづらく，イメージが行いにくいと海外の教育機関で指摘されています．これは日本の皆さんにもあてはまることだといえるでしょう．したがって，本書は学生がイメージしやすいよう多数の図表を掲載し，「目で見てわかる」かつ「実践的な」理解が進めやすい構成になっています．加えて，これまでの課程で学んだ基礎医学などへの振り返り学習や国家試験に頻出しているキーワードを明示し，学生の皆さんが意識して勉強しやすいよう配慮しています．

　内部障害理学療法学を勉強する学生の皆さんに，その面白さと高い介入効果を伝えることを通じて，本書が内部障害を有す対象者に貢献できれば編者としてこのうえない喜びです．

2016年10月

松尾善美

PT・OT ビジュアルテキスト
内部障害理学療法学

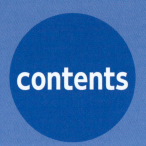

● 序 ————————————————————————————— 松尾善美　3

第1章　総論

❶ 構造と機能 ————————————————————— 角田晃啓　12
1 循環器系 ————————————————————————— 12
1）心臓　2）冠動脈　3）固有心筋と特殊心筋（刺激伝導系）　4）血管の構造
2 呼吸器系 ————————————————————————— 16
1）呼吸器の区分と機能　2）肺　3）胸郭　4）横隔膜の構造と運動　5）呼吸筋
6）外呼吸と内呼吸　7）呼吸のリズム　8）換気機能と拡散機能　9）呼吸の調節
10）ガス交換　11）酸素解離曲線
3 代謝系 ————————————————————————— 24
1）三大栄養素　2）運動時のエネルギー代謝　3）代謝経路

❷ 内部障害の概要 ————————————————————— 松尾善美　27
1 内部障害とは ————————————————————————— 27
1）法的定義と推移　2）内部障害と理学療法
2 社会保障制度 ————————————————————————— 29
1）身体障害の認定　2）医療保険制度と介護保険制度
3 高齢患者の増加 ————————————————————————— 31
4 重複障害としての内部障害 ————————————————————————— 32

❸ 包括的リハビリテーション・チーム医療 ————————————————————— 松尾善美　34
1 包括的リハビリテーション ————————————————————————— 34
1）内部障害における現状　2）包括的心臓リハビリテーション
3）包括的呼吸リハビリテーション
2 チーム医療 ————————————————————————— 36

contents

第2章 検査測定

❶ 身体所見の診かた ———————————————— 椿　淳裕，高橋祐介　37

1 形態に関する検査測定と身体所見 37
1）体格　2）周径　3）皮下脂肪　4）疾患に起因する形態の変化

2 心血管疾患に関連する身体所見 39
1）血圧　2）心拍数　3）脈拍数　4）視診　5）触診　6）聴診　7）打診

3 呼吸器疾患に関連する身体所見 47
1）呼吸数・吸気と呼気の比　2）経皮的酸素飽和度　3）視診　4）触診　5）聴診　6）打診　7）呼吸困難

4 代謝疾患に関連する身体所見 52
1）体格　2）視診

5 身体機能の評価 53
1）関節可動域検査　2）筋力検査　3）感覚検査　4）バランス検査

❷ 呼吸機能検査 ———————————————————— 山科吉弘　56

1 呼吸機能検査 56
1）呼吸機能検査の目的および種類　2）呼吸機能検査の注意点

2 スパイロメトリー 57
1）スパイロメトリーとは　2）肺活量（VC），パーセント肺活量（%VC）　3）VCの測定方法　4）努力呼気曲線，1秒量（$FEV_{1.0}$），1秒率（$FEV_{1.0}$%）　5）ATI指数　6）換気障害の分類　7）呼吸機能における姿勢の影響　8）スパイロメトリーで測定可能であるその他の指標

3 フローボリューム曲線 62
1）ピークフロー（PEF）　2）$\dot{V}_{75}$，$\dot{V}_{50}$，$\dot{V}_{25}$，$\dot{V}_{50}/\dot{V}_{25}$　3）フローボリューム曲線およびFVCの測定方法

4 呼吸筋力 64

5 肺年齢 65

❸ 運動負荷試験と運動処方 ———————————————— 関川清一　66

1 運動負荷試験とは 66

2 運動負荷試験の目的 67
1）臨床診断　2）全身持久力の判定　3）運動処方のための情報収集

3 運動負荷試験の実施前チェック 67

4 運動負荷試験の実際 68
1）運動負荷機器を使用する場合：自転車エルゴメーターテスト，トレッドミルテスト　2）運動負荷機器を使用しない場合：歩行テスト

5 運動処方 74
1）運動療法を安全に取り組むためのリスク管理　2）運動処方の構成　3）身体活動によるエネルギー消費量

6 運動プログラム指針 78

❹ 心電図 ———————————————————————————————————— 田畑　稔　80
　１ 心電図 ——— 80
　　　1）心電図とは　2）心電図の種類と誘導法（測定方法）　3）心電図記録法と心拍数の計測
　　　4）刺激伝導系と心電図の基本波形　5）心電図が正常範囲を逸脱する場合　6）電気軸判定
　２ 不整脈 ——— 86
　　　1）不整脈とは　2）不整脈発生メカニズムと自覚症状　3）期外収縮　4）徐脈性不整脈
　　　5）頻脈性不整脈　6）伝導障害（脚ブロック）　7）虚血性心疾患の心電図

第3章　内部障害理学療法

❶ 根拠に基づいた理学療法の実践 ——————————————————————— 松尾善美　97
　１ 科学的根拠とは ——————————————————————————————————— 97
　２ 根拠に基づいた医療 ————————————————————————————————— 98
　３ 根拠に基づいた理学療法 ——————————————————————————————— 99
　４ ベストプラクティス ———————————————————————————————— 100

❷ 理学療法の進め方 ———————————————————————————— 松尾善美　101
　１ 日本人の疾病動向と理学療法 ———————————————————————————— 101
　　　1）生活習慣病と身体活動性　2）運動療法の重要性　3）慢性患者の急増とチームアプローチ
　２ 理学療法の基本原則 ———————————————————————————————— 102
　　　1）基本原則　2）評価における国際生活機能分類（ICF）の利用
　　　3）生活習慣および生活習慣病のスクリーニング
　３ 診療ガイドライン ————————————————————————————————— 105
　４ 理学療法の進め方 ————————————————————————————————— 107
　　　1）理学療法を実施するうえでの基本原則　2）急性期の離床
　　　3）心疾患患者の回復期運動療法　4）呼吸器疾患患者の運動療法
　５ 高齢患者の対応 —————————————————————————————————— 112
　　　1）治療指針の変化　2）サルコペニアとフレイル
　６ 重複障害を有す患者に対する理学療法 ——————————————————————— 114
　７ 症例検討の勧め：臨床意思決定のトレーニング ——————————————————— 115

❸ リスク管理 ——————————————————————————————— 平野康之　116
　１ なぜリスク管理が必要か —————————————————————————————— 116
　　　1）近年の医療（介護）分野の動向　2）リスク管理とは
　２ 理学療法実施におけるインシデントの現状 ————————————————————— 117
　　　1）病状変化や急変の現状　2）理学療法実施時におけるインシデント（アクシデント）
　３ 理学療法実践におけるリスク管理の実際 —————————————————————— 119
　　　1）リスク管理の実践に必要な情報とスクリーニング
　　　2）リスク管理の実践に必要な機器・備品　3）リスク管理の実践に必要なスキル
　４ リスクの層別化と運動実施（中止）の判断 ————————————————————— 125
　　　1）リスクの層別化　2）運動実施（中止）の判断

5 リスク管理の課題および能力を高める方策 ……………………… 128
　　1）リスク管理の課題　2）リスク管理能力を高める方策

第4章　心血管疾患の理学療法

❶ 虚血性心疾患 ……………………………………………………………………… 田畑　稔　132
■ 症状・障害の理解　132
　　1）虚血性心疾患とは　2）疫学　3）虚血性心疾患の病態　4）虚血性心疾患の検査
　　5）虚血性心疾患の治療
■ 理学療法の理論と実際　140
　　1）理学療法評価　2）理学療法プログラム

❷ 慢性心不全 ……………………………………………………………………… 泉　唯史　148
■ 症状・障害の理解　148
　　1）慢性心不全の定義　2）慢性心不全の代償機転とその破綻
　　3）慢性心不全によって運動耐容能が低下する　4）慢性心不全の症状
　　5）慢性心不全の病態把握　6）心不全の診断基準，重症度分類および病型分類
　　7）一般的な治療
■ 理学療法の理論と実際　157
　　1）慢性心不全患者の運動反応　2）運動療法の効果　3）運動療法の適応と禁忌
　　4）運動負荷試験　5）リスクの層別化　6）運動療法（持久的トレーニング）
　　7）運動処方の方法　8）運動療法の手順　9）生活指導

❸ 大血管疾患 …………………………………………………………… 高瀬広詩，松尾善美　166
■ 症状・障害の理解　166
　　1）大血管疾患とは　2）大動脈瘤の概要　3）大動脈解離の概要　4）大血管疾患の診断
　　5）大血管疾患に対する外科手術
■ 理学療法の理論と実際　171
　　1）大血管疾患に対する理学療法の目的と効果　2）大血管疾患に対する理学療法の実際

❹ 末梢動脈疾患・静脈疾患 …………………………………………… 高瀬広詩，松尾善美　175
■ 症状・障害の理解　175
　　1）末梢動脈疾患・静脈疾患とは　2）末梢動脈疾患　3）静脈疾患
■ 理学療法の理論と実際　181
　　1）ASOに対する理学療法　2）VTEに対する理学療法

第5章　呼吸器疾患・呼吸障害の理学療法

❶ 呼吸器疾患と理学療法
Ａ）慢性閉塞性肺疾患（COPD） …………………………………………………… 堀江　淳　184
■ 症状・障害の理解　184

1）慢性閉塞性肺疾患（COPD）とは　2）病型　3）病期（進行の程度）　4）合併症
5）呼吸機能検査　6）動脈血ガス分析　7）胸部X線検査　8）薬物療法（気管支拡張薬）
9）在宅酸素療法（HOT）　10）在宅人工呼吸療法

- ■ 理学療法の理論と実際 ……………………………………………………………………… 191
  1）理学療法評価　2）理学療法プログラム

B）気管支喘息 ──────────────────────────── 柳澤幸夫　200

- ■ 症状・障害の理解 ……………………………………………………………………… 200
  1）気管支喘息とは　2）気管支喘息の治療目標と薬物療法
- ■ 理学療法の理論と実際 ……………………………………………………………………… 203
  1）運動誘発喘息と運動誘発気道収縮　2）気管支喘息患者の運動能力
  3）気管支喘息患者の運動療法の適応と効果
  4）運動療法を導入しやすくするポイントおよび注意点

C）肺水腫 ──────────────────────────── 柳澤幸夫　205

- ■ 症状・障害の理解 ……………………………………………………………………… 205
  1）肺水腫とは　2）肺水腫の分類
  3）心原性肺水腫（CPE）と非心原性肺水腫（NCPE）の見分け方
- ■ 理学療法の理論と実際 ……………………………………………………………………… 208
  1）心原性肺水腫（CPE）の治療　2）非心原性肺水腫（NCPE）の治療

D）肺炎 ──────────────────────────── 柳澤幸夫　209

- ■ 症状・障害の理解 ……………………………………………………………………… 209
  1）肺炎とは　2）肺炎診療におけるガイドライン
  3）市中肺炎（CAP），院内肺炎（HAP），医療・介護関連肺炎（NHCAP）とは
  4）重症度分類・治療区分の設定　5）病原微生物と耐性菌　6）肺炎の一般療法
  7）肺炎の予防　8）誤嚥性肺炎の病態と治療の流れ　9）誤嚥性肺炎患者に対する各種評価
- ■ 理学療法の理論と実際 ……………………………………………………………………… 218
  1）呼吸理学療法　2）姿勢管理（ポジショニング）　3）頸部・体幹の関節可動域確保
  4）口腔ケアの併用　5）早期離床・運動療法

E）肺結核後遺症 ──────────────────────────── 柳澤幸夫　220

- ■ 症状・障害の理解 ……………………………………………………………………… 220
  1）肺結核とは　2）肺結核後遺症とは
- ■ 理学療法の理論と実際 ……………………………………………………………………… 222
  1）肺結核後遺症の治療（急性期と安定期）　2）肺結核後遺症と運動療法

F）肺がんを含む胸部外科手術前後 ──────────────────────────── 阿波邦彦　224

- ■ 症状・障害の理解 ……………………………………………………………………… 224
  1）外科手術前後の病態　2）術後呼吸器合併症について
- ■ 理学療法の理論と実際 ……………………………………………………………………… 227
  1）肺がんを含む外科手術前後における呼吸リハビリテーションの目的
  2）周術期呼吸リハビリテーション（術前）の評価と実際
  3）周術期呼吸リハビリテーション（術後）の評価と実際

G）睡眠時無呼吸症候群 ──────────────────────────── 柳澤幸夫　232

- ■ 症状・障害の理解 ……………………………………………………………………… 232

1）睡眠時無呼吸症候群（SAS）とは　2）OSASの病態
3）上気道閉塞をきたす形態学的因子　4）OSASの自覚症状・他覚徴候
5）夜間SpO_2測定　6）診断基準

■ 理学療法の理論と実際 235
1）経鼻的持続気道陽圧換気（CPAP）　2）口腔内装置（OA）
3）改善が期待できる生活習慣の是正ポイント（体重，喫煙，飲酒，姿勢）

H）神経難病の呼吸障害 ————————————————石井光昭　236
■ 症状・障害の理解 236
1）筋萎縮性側索硬化症（ALS）の概要　2）呼吸障害

■ 理学療法の理論と実際 238
1）理学療法評価　2）理学療法プログラム

❷ 気道クリアランス法 ————————————————堀　竜次　243
■ 症状・障害の理解 243
1）気道内分泌物の量と性状の変化　2）粘液線毛輸送能の低下　3）換気運動の障害
4）咳嗽能力の低下　5）気道の障害　6）体位の制限

■ 理学療法の理論と実際 245
1）気道クリアランスの評価　2）気道クリアランス法　3）無気肺改善のアプローチ
4）気道クリアランス法の選択基準と注意点

❸ 人工呼吸管理下の理学療法 ————————————————笹沼直樹　258
■ 症状・障害の理解 258
1）人工呼吸器が担う役割　2）人工呼吸器の主な設定条件

■ 理学療法の理論と実際 260
1）理学療法の基本的な考え方　2）呼吸理学療法の実際
3）在宅人工呼吸器管理の適応と運動療法の実際

第6章　糖尿病の理学療法

■ 症状・障害の理解 ————————————————森田恵美子　263
1）糖尿病とは　2）糖尿病の判定・診断基準　3）血糖調節メカニズムと2型糖尿病の病態
4）糖尿病の指標　5）糖尿病の症状と合併症　6）運動機能への影響

■ 理学療法の理論と実際 ————————————————角田晃啓　271
1）メディカルチェック　2）運動処方の作成　3）糖尿病の理学療法実践

第7章　腎疾患の理学療法　　　　　　　　　　　　　　　　河野健一

■ 症状・障害の理解 281
1）慢性腎臓病（CKD）とは　2）保存期CKDに出現する症状と治療
3）末期腎不全（ESKD）とは　4）腎代替療法のうちの透析療法について

■ 理学療法の理論と実際 289
1）CKD患者の理学療法評価　2）保存期CKD患者の理学療法プログラム
3）透析患者の理学療法プログラム

第8章　がんの理学療法

井坂昌明

■ 症状・障害の理解　297
1）がんは死因の第1位　2）がんと共存する時代へ　3）がんとは
4）がんの病態進行や治療による身体への影響　5）躍進するがん治療

■ 理学療法の理論と実際　305
1）がんのリハビリテーションの歴史
2）がんのリハビリテーションの定義と理学療法のかかわり
3）がんのリハビリテーションに取り組む医療機関
4）がんにおける理学療法介入の意義
5）がんの理学療法評価
6）理学療法のリスク
7）主ながんの治療や病態における理学療法のかかわり
8）乳がんのリンパ節郭清術後の肩関節拘縮およびリンパ浮腫へのかかわり
9）骨軟部腫瘍・骨転移の理学療法
10）原発性・転移性脳腫瘍における多様な機能障害へのかかわり
11）血液腫瘍（造血幹細胞移植）のかかわり
12）化学療法，放射線療法中・後における理学療法のかかわり
13）維持的・緩和的な時期（在宅・終末期）における理学療法のかかわり

第9章　患者教育

永嶋道浩

1 患者教育とは　314
1）心大血管疾患における患者教育　2）呼吸器疾患における患者教育
3）糖尿病における患者教育

2 患者教育の目的　315

3 患者教育の方法　315
1）個別指導　2）集団指導

4 患者教育の実際　320
1）患者指導をはじめるにあたって　2）行動変容へ向けた指導の実際（行動変容アプローチ）
3）医療面接における質問方法　4）エンパワーメント法

5 特定保健指導について　325

● 索引　327

■正誤表・更新情報
https://www.yodosha.co.jp/textbook/book/5033/index.html

本書発行後に変更，更新，追加された情報や，訂正箇所のある場合は，上記のページ中ほどの「正誤表・更新情報」からご確認いただけます．

■お問い合わせ
https://www.yodosha.co.jp/textbook/inquiry/index.html

本書に関するご意見・ご感想や，弊社の教科書に関するお問い合わせは上記のリンク先からお願いします．

PT・OT ビジュアルテキスト
内部障害理学療法学

第1章 総論
1. 構造と機能 … 12
2. 内部障害の概要 … 27
3. 包括的リハビリテーション・チーム医療 … 34

第2章 検査測定
1. 身体所見の診かた … 37
2. 呼吸機能検査 … 56
3. 運動負荷試験と運動処方 … 66
4. 心電図 … 80

第3章 内部障害理学療法
1. 根拠に基づいた理学療法の実践 … 97
2. 理学療法の進め方 … 101
3. リスク管理 … 116

第4章 心血管疾患の理学療法
1. 虚血性心疾患 … 132
2. 慢性心不全 … 148
3. 大血管疾患 … 166
4. 末梢動脈疾患・静脈疾患 … 175

第5章 呼吸器疾患・呼吸障害の理学療法
1. 呼吸器疾患と理学療法 … 184
2. 気道クリアランス法 … 243
3. 人工呼吸管理下の理学療法 … 258

第6章 糖尿病の理学療法 … 263
第7章 腎疾患の理学療法 … 281
第8章 がんの理学療法 … 297
第9章 患者教育 … 314

第1章 総論

1 構造と機能

学習のポイント
- 循環器系の構造と機能を学ぶ
- 呼吸器系の構造と機能を学ぶ
- 三大栄養素とその代謝経路を学ぶ

1 循環器系

1）心臓

❶ 構造

- 体表面からみた心臓の位置とその内部構造を図1に示す．心臓は第2肋骨から第5肋骨までの間に位置する．

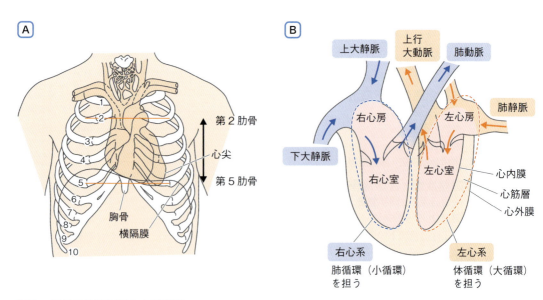

図1　心臓の体表解剖と内部構造
A）心臓の体表解剖．にぎりこぶし程の大きさで約300g程度．文献1をもとに作成．B）心臓の内部構造．⬅ 動脈血の流れ，⬅ 静脈血の流れ．肺動脈には静脈血が，肺静脈にはガス交換後の動脈血が流れる．

- 外壁では心筋線維からなる心筋層を心外膜，心内膜が覆っている．
- 房室間はそれぞれ右：**三尖弁**，左：**僧帽弁**により隔てられ，右心室と肺動脈，左心室と大動脈の間は**肺動脈弁，大動脈弁**によって隔てられる．
- 左右の心房，心室を隔てる壁をそれぞれ心房中隔，心室中隔とよぶ．胎児期には心房中隔を開通する孔（卵円孔）が存在する．出生後は閉鎖し，卵円窩と呼称を変える．
- **三尖弁・僧帽弁は腱索を介して乳頭筋**が付着する．これが収縮し，弁を閉鎖することで血液拍出時の逆流を防いでいる．この際，心室から動脈への血流を妨げる必要はないので，肺動脈弁，大動脈弁には腱索・乳頭筋は不要である．

2 機能

- 心臓の主たる機能は血液の拍出，すなわちポンプ機能である．
- 正常であれば血液の量は体重の1/13程度（男性で約8%，女性で約7%）である．妊娠中は増量するなど，全身状態により変動する．
- 運動時には循環量が増えることに加え（安静時で約5 L/分，激しい運動時で約25 L/分），骨格筋への血流が増加し，腹部臓器への血流が減少するなど，必要に応じて**血流の再分配**が行われる．
- 心臓が1回収縮すると，およそ80 mL程度の血液（**1回拍出量，Stroke Volume：SV**）を拍出し，これは50秒ほどかけて体内を循環する[※1]．一方，1分間の心臓の拍動回数を**心拍数（Heart Rate：HR）**とよぶ．したがって，両者の積から1分間に心臓が拍出する血液量（**心拍出量，Cardiac Output：CO**）が求められる．すなわち，**心拍出量＝1回拍出量×心拍数（CO＝SV×HR）**となる．
- 心臓の内圧は心周期に併せて，刻々と変化する（図2）．

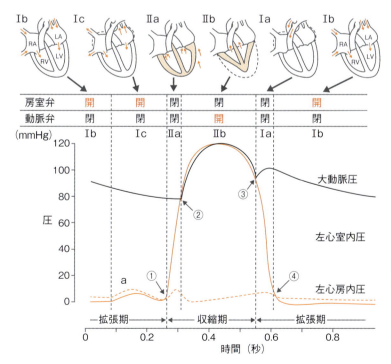

図2　心周期に伴う圧，容積の変化
Ⅰ：心室拡張期（Ⅰa：等容性弛緩期，Ⅰb：心室充満期，Ⅰc：心房収縮），Ⅱ：心室収縮期（Ⅱa：等容性収縮期，Ⅱb：駆出期）．①房室弁閉鎖，②動脈弁開放，③動脈弁閉鎖，④房室弁開放．文献2をもとに作成．

> **memo**
>
> ※1　1回拍出量の調節因子
> 1回拍出量は自律神経（心臓交感神経）による神経性調節のほか，機械的因子による調節を受ける．機械的因子とはすなわち，静脈還流量（前負荷）と動脈血圧（後負荷）である．心筋は前負荷の上昇に応じて収縮力が増すことが知られており，これは**フランク-スターリング（Frank-Starling）の心臓の法則**（図）とよばれる．したがって，静脈還流量が増すと1回拍出量が増す．静脈還流量は**血液にかかる重力（静水圧）**により身体下部に貯留する血液が増えることで減少する．すなわち，立位・座位では静脈還流量が減ることで1回拍出量は減少し，臥位では静脈還流量が増えることで1回拍出量が増加する．ただし，覚醒状態にある健常者であれば姿勢変動に対する見込み調節が働き，1回拍出量の減少はみられないか，軽度である．また，筋収縮により血管外から押しつぶされる力（筋ポンプ）や吸気時における胸腔内の陰圧増加（呼吸ポンプ）によっても，静脈還流量は増加する．
>
>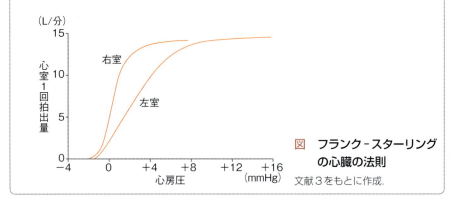
>
> 図　フランク-スターリングの心臓の法則
> 文献3をもとに作成．

2）冠動脈

- **冠動脈は心臓の栄養血管**であり，**大動脈の基部**から分岐する（図3）．
- 冠動脈は大きく左右の2本からなり，それぞれ右心，左心を栄養する．

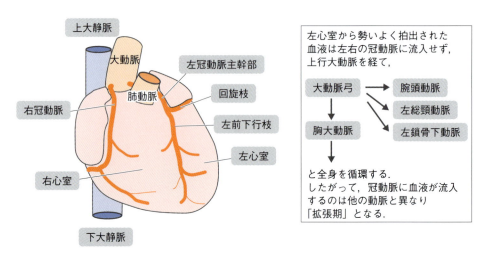

図3　冠動脈
冠動脈は，大動脈洞から右冠動脈と左冠動脈に分岐する．左冠動脈は左冠動脈主幹部から前室間溝を下る前下行枝と房室間溝を下る回旋枝に分岐する．左冠動脈は主に心臓の前壁，側壁を灌流し，右冠動脈は主に右室と後壁を灌流する．安静時の冠血流量は，およそ毎分250 mLであるが，最大運動時には毎分約1,250 mLに達し，主に心臓周期の拡張期に心臓へ灌流する．文献4をもとに作成．

- 左冠動脈は前壁を下行し心室中隔から心尖部を栄養する**前下行枝**と左側壁・後壁を栄養する**回旋枝**にわかれる．

3）固有心筋と特殊心筋（刺激伝導系）

- 心筋は固有心筋と特殊心筋に分類される（図4）．それぞれの特徴を表1に示す．
- 固有心筋は心臓のポンプ機能を担っており，特殊心筋（刺激伝導系）はペースメーカーとして心臓が拍動するリズムを調節している．

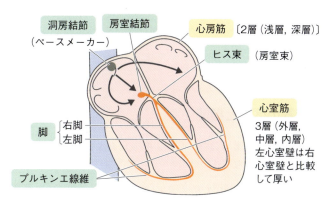

図4　固有心筋と特殊心筋
　：固有心筋，　：特殊心筋．文献2をもとに作成．

表1　心筋の特徴

固有心筋（作業心筋）		特殊心筋（刺激伝導系）		
名称	興奮伝導速度	名称	ペースメーカー	興奮伝導速度
心房筋	0.3〜1 m/秒	洞房結節	70〜80 bpm	0.02 m/秒
		房室結節	40〜60 bpm[※1]	0.02〜0.1 m/秒
		ヒス束	15〜40 bpm[※2]	1 m/秒[※2]
心室筋	0.3〜1 m/秒	右脚，左脚	—	—
		プルキンエ線維	—	2〜4 m/秒[※2]
心臓の大部分を構成し，血液拍出を担う 横紋構造がみられる ギャップ結合により活動電位の伝達は迅速		ペースメーカーとして機能 筋原線維が少ない		

※1 通常では最も早い洞房結節のリズム（synus rhythm）に同期されるため機能しない．Ⅲ度房室ブロックなどではペースメーカーとしての役割を果たす．※2 特殊心筋における興奮伝導速度はヒス束，プルキンエ線維を除いて固有心筋より遅い．そのため心房筋が収縮し，心室筋が収縮するまでにタイムラグが生じ，血液流入の時間が担保されている．文献2, 5をもとに作成．

4）血管の構造

- 血管は心臓から拍出される血液が流れる動脈と心臓に還流する血液が流れる静脈に大別される．
- 動脈，静脈はそれぞれ細動脈，細静脈を介して，毛細血管により吻合する．動脈・静脈ともに**外膜・中膜・内膜**の3層からなり，血液拍出時の高い圧力に耐えるため弾力に富む．
- **細動脈**は全身の血圧を調整しており**抵抗血管**ともよばれる．一方，静脈は**容量血管**ともよばれ，低圧となるため，静脈弁が発達し逆流を防いでいる．ただし，内臓に分布する静脈ではこれらの弁は存在しない．

2 呼吸器系

1）呼吸器の区分と機能

- 呼吸器は**上気道**（鼻腔，咽頭，喉頭）および**下気道**（気管，気管支），**肺**に加え，それをとり囲む**胸郭**からなる．
- 気管は第4〜5胸椎の高さで左右の気管支に分岐する．**右気管支は左に比べ太く，垂直に近い**．したがって，誤嚥の際には右肺に異物が侵入することが多い．
- 左右の気管支はそれぞれ**23回分岐する**が，分岐ごとに構造を変え最終的に**肺胞**になる（図5）．

2）肺

❶ 体表解剖

- 体表面からみた肺の位置を図6に示す．
- 肺はそれぞれ**右肺：3葉/10区域**〔上葉：肺尖区（S_1），上葉後区（S_2），上葉前区（S_3），中葉：外側中葉区（S_4），内側中葉区（S_5），下葉：上葉・下葉区（S_6），内側肺底区（S_7），前肺底区（S_8），外側肺底区（S_9），後肺底区（S_{10}）〕，**左肺：2葉/8区域**〔上葉：肺尖後区（S_{1+2}），前上葉区（S_3），上舌区（S_4），下舌区（S_5），下葉：上葉・下葉区（S_6），前肺底区（S_8），外側肺底区（S_9），後肺底区（S_{10}）〕にわかれる．

❷ 微小構造

- 肺胞の構造を細かくみると，実質と間質に分けられる（図7）．
- **機能血管は肺動静脈**であり，**栄養血管は気管支動静脈**である．
- 肺動脈は低圧系であり（収縮期/拡張期血圧＝24/8 mmHg），ガス交換（酸素，二酸化炭素が**拡散**により交換される）に適している．

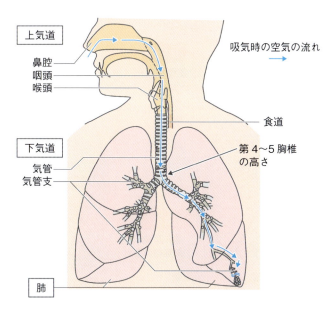

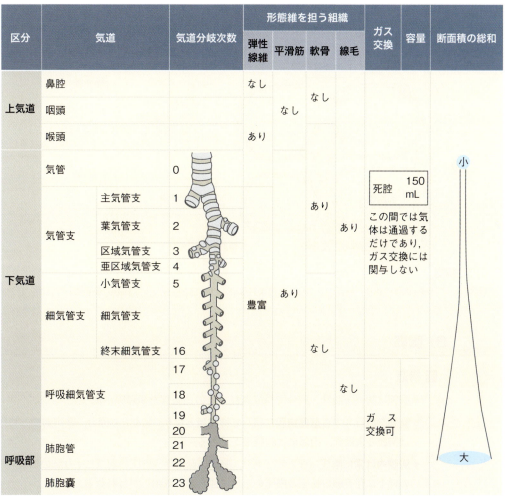

図5 上気道・下気道と気管支の分岐
文献6をもとに作成.

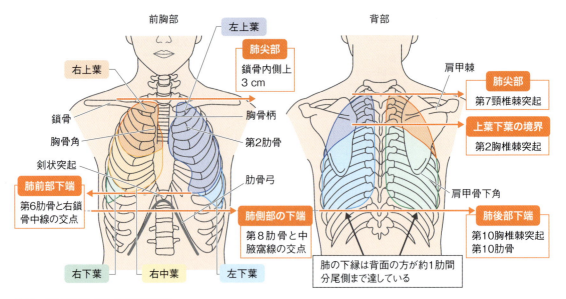

図6　体表面からみた肺の位置
文献7をもとに作成.

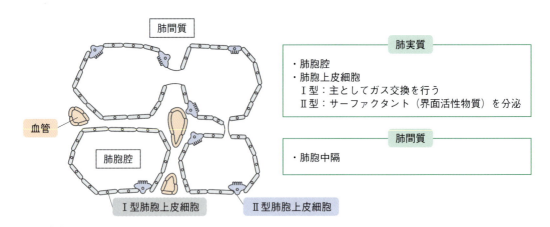

図7　肺胞
肺実質と肺間質．血管は実質，間質のどちらにも含まれない．サーファクタントは肺胞の表面張力を弱め，萎縮を防ぐ．

3) 胸郭

1 構造

- 胸郭は胸椎・肋骨・胸骨で構成され（図8），底部を横隔膜が覆う．
- 胸郭を裏打ちする**壁側胸膜**は転じて**肺胸膜**となり，肺をとり囲む．壁側胸膜と肺胸膜の内腔は胸腔とよばれ，内部には**胸膜液**が満ちる．
- **胸腔内は常に陰圧**に保たれており，胸郭運動に伴う内圧の増減により肺の拡張，収縮（内圧の低下に伴う肺の拡張と内圧の上昇に伴う肺の収縮）が行われる．

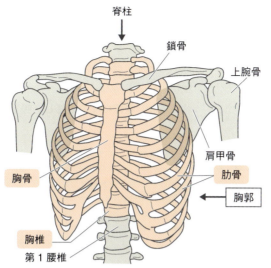

図8　胸郭の構造
文献1をもとに作成．

2 運動

- 胸郭の拡張は胸椎を支柱とした肋骨の挙上，下制により行われる．
- 肋骨と胸椎は2カ所で関節しており，肋骨頭と胸椎椎体の関節部を肋骨頭関節，肋骨体と胸椎横突起の関節部を肋横突関節とよぶ．
- 胸郭は肋骨頭関節と肋横突関節の2点を結ぶ線を軸として運動する（図9）．
- 上部胸郭の運動軸は前額面に近いため前上方に動き（**ポンプハンドル様運動**），下部胸郭の運動軸は矢状面に近いため外上方に動く（**バケツハンドル様運動**）．

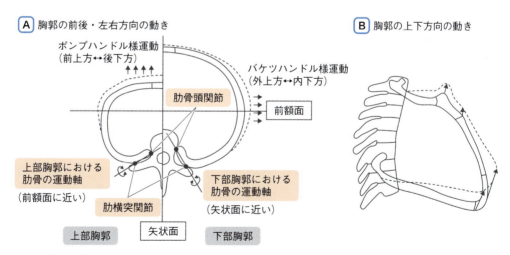

図9　胸郭の動き
文献1をもとに作成．

4）横隔膜の構造と運動

- 横隔膜は胸腔と腹腔を隔てる[※2].
- 食道，大動脈，下大静脈は胸腔と腹腔を縦断するため，横隔膜には**食道裂孔**，**大動脈裂孔**，**大静脈孔**という3つの孔が存在する（図10）.
- 横隔膜は自然状態でドーム状であり，**収縮に伴い下降し**，**吸気を行う**.

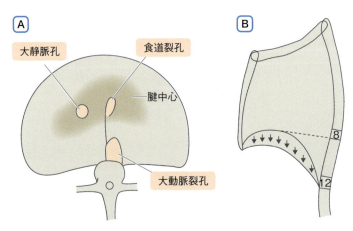

図10 横隔膜

A）腹腔から．大静脈孔は腱中心に存在するため吸息時に拡張し静脈還流を助ける．B）横から．横隔膜の収縮により胸郭は拡張する．

> **memo** ※2 呼吸器の構造と胸腔・腹腔内構造物の関係
>
> 胸腔内やや左寄りには心臓，腹腔内右寄りには肝臓が位置している．呼吸器は大部分が胸郭内に位置するため，これら構造物の影響を受ける（図）．例えば，前述のように肺は右3葉（10区域），左2葉（8区域）にわかれるが，左肺では心臓の体積分だけ容量が少なくなると考えることができる．また，気管支の分岐は左と比較して右が急峻で垂直に近い（分岐角：左45°，右25°）．これも左気管支が心臓を避けて走行しているためだと理解できる．さらに，横隔膜は胸腔内から心臓に押し下げられ，腹腔内から肝臓に押し上げられることから右高左低の構造をとる．
>
>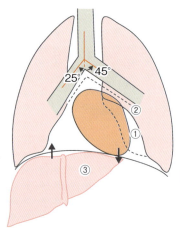
>
> **図 各種臓器の位置関係**
> ①心臓による肺容量の減少．②心臓の輪郭に沿う気管支の分岐．③肝臓による横隔膜の押し上げ（↑）と心臓による押し下げ（↓）．

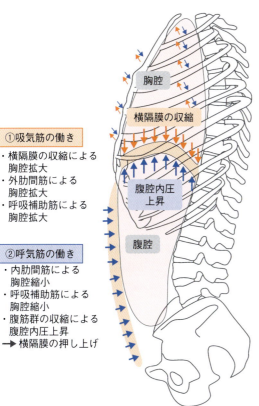

図11 呼吸筋と胸腔，腹腔内圧の関係

表2 呼吸筋の作用

	安静吸気	努力吸気	努力呼気
横隔膜	○	○	
外肋間筋	○	○	
内肋間筋前部	○	○	
肋骨挙筋		△	
上後鋸筋		△	
胸鎖乳突筋		△	
斜角筋群		△	
大・小胸筋		△	
僧帽筋		△	
肩甲挙筋		△	
脊柱起立筋		△	
肋下筋			△
内肋間筋横・後部			○
腹筋群			○
腹横筋			△
胸横筋			△
下後鋸筋			△

文献1をもとに作成.

5) 呼吸筋

- 呼吸に働く筋群は図11，表2の通りである．
- 吸気筋は横隔膜とそれ以外の胸郭を挙上する筋群に大別される．
- 安静呼気は筋の作用ではなく，胸郭自体の弾性により元の形に戻ることで行われる．
- 努力呼気を担う筋は，胸郭の引き下げを行うものと，腹圧を高めるものとに大別される．

6) 外呼吸と内呼吸

- 呼吸の役割は酸素を取り込み，二酸化炭素を排出することにある．
- 呼吸器を通じて外気を取り込み，ガス交換が行われることを外呼吸という．一方，細胞内で酸素を取り込み，二酸化炭素を産生することを内呼吸という．

7) 呼吸のリズム

- 1回の呼吸では，およそ500 mLの空気（**1回換気量**，Tidal volume：TVもしくはVT）が吸入，呼出される．ただし，このうち30％程度は肺胞まで至らない（鼻腔・口腔から終末細気管支を満たす）ためガス交換が行われず，**死腔換気**となる．
- 1分間に行われる呼吸の回数を**呼吸数**（Respiratory Rate：RR）とよぶ．したがって，両者の積から1分間に行われる呼吸量（**分時換気量**，minute ventilation：VE）が求められる．すなわち，**分時換気量＝1回換気量×呼吸数**（VE＝TV×RR）となる．

8）換気機能と拡散機能

- 換気とは気道および肺胞への空気の出入りのことをいい，吸気と呼気によりなされる．吸気は吸気筋，吸気補助筋の筋活動により能動的に行われ，呼気は吸気により収縮した横隔膜の弛緩や拡張した胸郭の縮小により受動的になされる．

1 肺胞換気量

- 吸気により体内に取り込んだ空気のうち，肺と血液との間でガス交換に関与している部分のことをいう[※3]（第2章-2 p56も参照）．

2 死腔換気量

- 吸気により体内に取り込んだ空気のうち，ガス交換に関与しない部分を死腔換気量（dead space）という．死腔には解剖学的死腔と生理学的死腔がある．
- 解剖学的死腔は鼻腔，口腔から肺胞の入り口（呼吸細気管支直前）までの容積であり，成人で約150 mLとされる．肺胞死腔はガス交換に関与しない肺胞領域のことをいい，無気肺や肺気腫などにより生じる．健常者における肺胞死腔はきわめて少ない．解剖学的死腔と肺胞死腔を併せたものを生理学的死腔という．

3 拡散機能

- 拡散とは肺胞気と肺毛細血管との間で行われるガス交換のことをいう．拡散能の低下は主に①ガス交換面積の減少，②肺胞壁の肥厚，③肺毛細血管血流量の低下，の三要因による．①〜③の要因にはそれぞれ①肺切除，肺気腫，無気肺，肺結核，②間質性肺炎，肺サルコイドーシス，肺うっ血や肺水腫，③肺血栓塞栓症があげられる．
- 拡散の一義的な指標に肺胞気−動脈血酸素分圧較差とよばれるものがあるが，臨床での使用頻度はさほど多くない．臨床では拡散の指標として肺酸素化能を用いる．肺酸素化能はP/F ratio（P/F比）として示され，肺胞気における酸素のうち，どの程度の量を動脈血内に溶け込ませることができるかを示す指標である．P/F比は動脈血酸素分圧（PaO_2）を吸入気酸素濃度（F_IO_2）で除した値（PaO_2 / F_IO_2）としてあらわされる．P/F比の正常値を求めてみる．
  - ▶ PaO_2の正常値：$PaO_2 = 80 \sim 100$ mmHg
  - ▶ 室内気における酸素濃度：$F_IO_2 = 0.21$（21 %）
- したがって，酸素化能の正常値はP/F $= 80 \sim 100 / 0.21 \fallingdotseq 400 \sim 500$となる．これが300を下回ると酸素化が障害されている状態と捉えられる．

> **※3　1回換気量の低下に伴う肺胞換気量の違い**
>
> 分時換気量を8,000 mLとして，次の2つの条件での換気を考える．なお，両条件とも死腔換気量は150 mLで一定とする．
> 条件1：1回換気量500 mL，呼吸数16回/分
> 条件2：1回換気量250 mL，呼吸数32回/分
> 両条件での肺胞分時換気量（Minuets Volume of alveolar：MV_A）は
> 条件1の肺胞分時換気量（MV_{A1}）$= (500 - 150) \times 16 = 5,600$ mL
> 条件2の肺胞分時換気量（MV_{A2}）$= (250 - 150) \times 32 = 3,200$ mL
> したがって，両条件とも分時換気量は8,000 mLで同一だが，実際にガス交換に関与する肺胞換気量には2,400 mLの違いがあることがわかる．
> ここで条件2において条件1と同じ5,600 mLの肺胞換気量を得るための呼吸数を求めると，

$$呼吸数（RR）= \frac{肺胞分時換気量}{肺胞換気量} = \frac{5,600}{(250-150)} = 56（回/分）$$

となる．さらに実際には56回/分の換気を維持するためのエネルギーが必要となるため，必要呼吸数はさらに増加することが考えられる．

これらのことから，1回換気量の低下は著しい肺胞換気量の低下をもたらし，それは大幅な換気回数の増加につながることが理解できる．

9）呼吸の調節

- 換気量は不随意的あるいは随意的に調節される．
- 通常の呼吸では不随意性の調節が主体となる．**延髄**の背側，腹側にある**呼吸中枢**はそれぞれ吸気，呼気をコントロールし，**橋**にある**呼吸調節中枢**が吸気，呼気の切り替えを行う．不随意的な調節は神経性調節と化学性調節にわけられる．
- **神経性調節**はヘーリング–ブロイエル（Hering–Breuer）反射ともよばれ，肺の伸展受容器を介する．すなわち，吸気により肺が膨張すると，呼気を促すしくみとなる．
- **化学性調節**は，二酸化炭素濃度の上昇を感知する中枢性化学受容器（延髄に存在）と酸素濃度の低下を感知する末梢化学受容器〔頸動脈小体（頸動脈分岐部に存在），大動脈小体（大動脈弓に存在）〕により行われる．通常は中枢性化学受容器による調節が主体である．
- 随意的な呼吸の調節は大脳皮質によって行われる．

10）ガス交換

- 肺胞におけるガス交換は拡散によって行われる．
- 拡散の速度はガス自体の特性と濃度勾配に基づく（図12）．
- 二酸化炭素の拡散能は高く，酸素の拡散能と比較して約20倍となる．

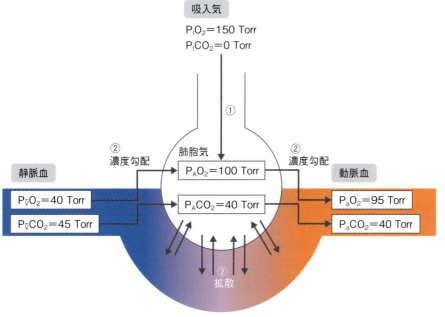

図12 肺胞におけるガス交換

①肺胞に達した吸気は，呼出されなかったガスと混ざるため酸素分圧↓，二酸化炭素分圧↑．②酸素，二酸化炭素は濃度勾配（＝分圧差）に応じて拡散する．肺胞気と動脈血の間では換気血流比の不均衡や解剖学的シャントのため，5 Torr程の肺胞気動脈血酸素分圧較差（＝A-aDO$_2$）が存在する．各所における酸素分圧，二酸化炭素分圧は，P$_I$：吸入気，P$_A$：肺胞気，P$_{\bar{v}}$：静脈血ガス，P$_a$：動脈血ガスとあらわす．

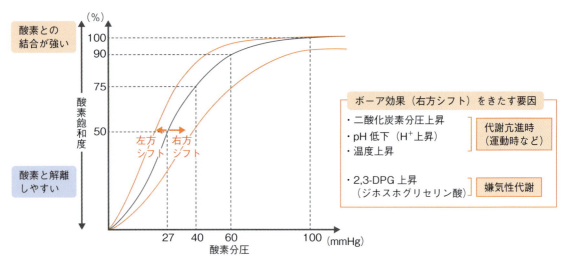

図13　酸素解離曲線
活動が活発になると右方シフトをきたし，末梢での酸素の受け渡しが容易になる．

11）酸素解離曲線

- ヘモグロビンと結合する酸素の量（**ヘモグロビン酸素飽和度**）は周辺組織の酸素分圧の影響を受ける（図13）．
- 肺など酸素分圧の高い組織では酸素が放出されず，末梢にいくにしたがって酸素を放出しやすい．

3　代謝系

1）三大栄養素

- 三大栄養素の役割と，それぞれのガス交換比，発生熱量は表3の通りである．

表3　三大栄養素の役割とガス交換比，発生熱量

糖　質	活動のエネルギー源として機能する．グリコーゲン（肝臓や筋肉内），グルコース（血中）として貯蔵される． ガス交換比 0.1　燃焼すると 4 kcal/g
蛋白質	アミノ酸に分解され，身体を構成する材料となる． ガス交換比 0.8　燃焼すると 4 kcal/g
脂　質	活動のエネルギー源として機能する． ガス交換比 0.7　燃焼すると 9 kcal/g

ガス交換比：基質が燃焼した際の酸素に対する二酸化炭素の割合．

2）運動時のエネルギー代謝

- 運動時のエネルギー供給は，ATP-PCr系，解糖系，有酸素系代謝の3種類からなる．
- これらは時間経過に基づき，順次切り替えが行われる（図14）．

3）代謝経路

- 各栄養基質の代謝経路を図15に示す．

① 脂質代謝

- 脂質は中性脂肪を経て，脂肪酸とグリセロールに分解される．中性脂肪の大部分を占める**脂肪酸**はβ酸化の後，TCA回路を経て**有酸素系代謝**に利用される．

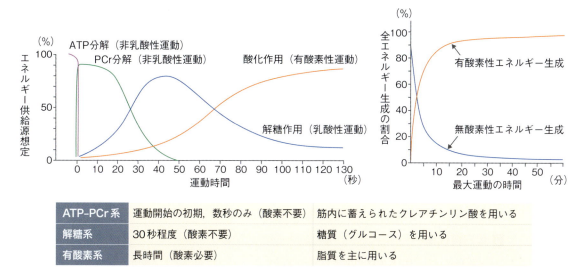

図14　エネルギー供給と時間経過
文献1をもとに作成．

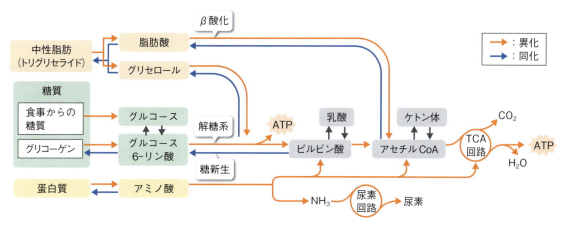

図15　栄養基質の代謝経路
文献8をもとに作成．

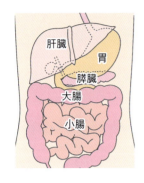

臓器		ホルモンを介した調節
腹部臓器	肝臓	糖新生 　糖の貯蔵
	膵臓	グルカゴン（α細胞）：血糖↑ インスリン（β細胞）：血糖↓ ソマトスタチン（δ細胞）：インスリン・グルカゴンの分泌抑制
	小腸	糖の吸収　インクレチン：インスリン分泌の促進 　　　　　┌GIP（K細胞） 　　　　　└GLP-1（L細胞）
	副腎	カテコールアミン（副腎髄質）：血糖↑ コルチゾール（副腎皮質）：血糖↑
他	下垂体	成長ホルモン（下垂体前葉）：血糖↑
	筋・脂肪	糖の貯蔵

図16　糖質代謝にかかわる臓器

- 糖質が不足し，アセチルCoAの供給がTCA回路での必要量を上回ると，**ケトン体**が生成される．
- グリセロールは肝臓に貯蔵され，グルコースに変換され，**解糖系代謝**に利用される．

2 糖質代謝

- 糖質代謝に関する代表的な臓器を図16に示す．
- 糖質は解糖系によるエネルギー産生に寄与するほか，神経の唯一の栄養源であり，生体内でのさまざまなシステムを経て精緻に貯蔵量がコントロールされる．

3 蛋白質代謝

- 蛋白質は筋肉など生体の構成材料の基礎であり，20種類のアミノ酸から構成される．このうち9種類は体内で合成できず食事から摂取しなければならないため必須アミノ酸とよばれる．
- 長期間の飢餓や侵襲などがあると，蛋白質からアミノ酸への異化が亢進し，生体へのエネルギー供給がなされる．

文献

1）「基礎運動学　第6版」（中村隆一，他/著），医歯薬出版，2015
2）「スタンダード生理学」（二宮石雄，他/編），文光堂，2003
3）「ガイトン臨床生理学」（Guyton AC, Hall JE/原著，早川弘一/監訳），医学書院，1999
4）「臨床にダイレクトにつながる循環生理」（百村伸一/監，石黒芳紀，讃井將満/監訳，Richard E. Klabunde/著），羊土社，2014
5）「標準生理学」（小澤瀞司，福田康一郎/総編，本間研一，他/編），医学書院，2009
6）「病気がみえる vol.4 呼吸器」（滝澤始，他/監），メディックメディア，2010
7）「ビジュアル実践リハ　呼吸・心臓リハビリテーション　改訂第2版」（居村茂幸/監，高橋哲也，間瀬教史/編著），羊土社，2015
8）「病気がみえる　vol.3　糖尿病・代謝・内分泌」（橋詰直孝，他/監），メディックメディア，2014

第1章 総論

2 内部障害の概要

学習のポイント
- 内部障害の法的定義と内部障害患者の増加を学ぶ
- 理学療法の対象を学ぶ
- 社会保障制度を学ぶ
- 重複障害としての内部障害を学ぶ

1 内部障害とは

1) 法的定義と推移

- **身体障害者福祉法**では，内部障害は視覚障害，聴覚・言語障害，肢体不自由とともに身体障害の1つである．
- 同法では，心臓機能障害，呼吸器機能障害，腎臓機能障害，膀胱または直腸の機能障害，小腸機能障害，ヒト免疫不全ウイルス（HIV）による免疫機能障害，肝臓機能障害を**内部障害**としている．
- 身体障害者障害程度等級表では，心臓機能障害，呼吸器機能障害，腎臓機能障害，膀胱または直腸の機能障害，小腸機能障害では，1級，3級，4級と3段階，HIVによる免疫機能障害と肝臓機能障害は，1〜4級と4段階になっており，いずれかに認定されると身体障害者手帳が交付される[1]．
- 肢体不自由と同様に永続する機能障害が認定対象になり，回復する見込みがあるもの，治療経過中で障害固定といえないものは認定の対象とならない．人工弁置換術後（1級）は手術の事実をもって認定可となっている．
- **障害者白書**による在宅身体障害者の障害種類別の内訳では，視覚障害31.5万人(8.8%)，聴覚・言語障害36.0万人(10.1%)，肢体不自由181万人(50.6%)，内部障害109.1万人(30.5%)となっている[2]．このように，近年，内部障害に対する重要性が増していることは明確である．
- 障害種類別の年次推移をみると，視覚障害，聴覚・言語障害，肢体不自由はほぼ横ばいであり，内部障害の増加率が高い（図1）．
- 1996〜2006年までの10年間の推移をみても，内部障害の占める割合は21.2%から30.5%へと増加している[2]．これは，障害の発生原因や発生年齢とも関係しており，高齢化の影響が内部障害の増加に影響を及ぼしていると考えられる．

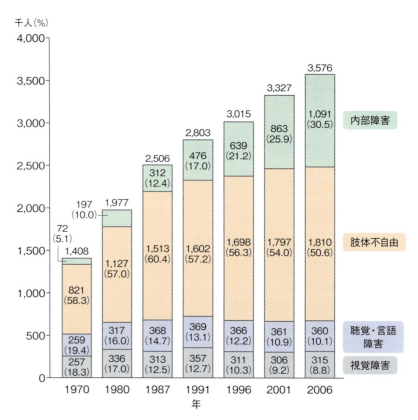

図1　種類別障害者数の推移
1980年は身体障害児（0〜17歳）にかかわる調査を行っていない．文献2をもとに作成．

2）内部障害と理学療法

- わが国の理学療法領域では，身体障害者福祉法の規定とは別に回復する見込みのある患者も含めて，**表1**に示すように虚血性心疾患，心不全，大動脈疾患，末梢動脈疾患などを含めた心大血管疾患，呼吸器疾患を含む呼吸障害，慢性腎不全などを含む腎臓機能障害，糖尿病，がんなどを内部障害と括っている．
- 理学療法の分野別の用語として**内部障害理学療法**を運動器理学療法や神経理学療法といった用語と同様に使用している．
- これまで内部障害理学療法では，主として心大血管疾患，呼吸器疾患を含む呼吸障害を守備範囲としてきたが，近年，腎臓機能障害を有す患者，糖尿病患者，がん患者にも理学療法の重要性が認識されている．そのため，対象ならびに患者数が拡大する傾向が顕著となっており，これらの対象を専門とする理学療法士（PT）も増加している．
- 公益社団法人**日本理学療法士協会**は，協会内に2013年度より**日本理学療法士学会**ならびにその下部機関となる**分科学会**，**部門**を設立した．そのなかで内部障害理学療法は，日本心血管理学療法学会，日本呼吸理学療法学会，日本糖尿病理学療法学会，がん理学療法部門の4つにわかれている．

表1 理学療法の対象としての内部障害

心血管疾患	
虚血性心疾患	急性心筋梗塞，狭心症
心不全	急性心不全，慢性心不全
心臓外科手術後	冠動脈バイパス術，弁置換術・弁形成術，先天性心疾患，心臓移植術後
大血管疾患	大動脈解離，解離性大動脈瘤，大血管術後
末梢血管疾患	末梢動脈疾患，静脈疾患，リンパ疾患
呼吸器疾患・呼吸障害	
呼吸器疾患	慢性閉塞性肺疾患，気管支喘息，間質性肺炎，肺結核後遺症
神経筋疾患	神経難病の呼吸障害
肺炎，無気肺	
睡眠時無呼吸	
各種開胸術前後	
代謝疾患	
糖尿病，肥満	
腎疾患	
慢性腎不全	
がん	

など

2 社会保障制度

1）身体障害の認定

- 身体障害者福祉法により，身体障害の認定を受け，身体障害者手帳を交付されると種々のサービスを受けることができる．障害者への支援についての制度として障害者自立支援法を改正する形で**障害者総合支援法**が2013年4月に創設された．

- 同法における障害支援区分とは，障害の多様な特性や心身の状態に応じて必要とされる標準的な支援の度合いをあらわす6段階の区分（区分1～6）である．この区分は必要とされる支援の度合いに応じて適切なサービスが利用できるように導入されている．

- 調査項目は，①移動や動作等に関連する項目（12項目），②身の回りの世話や日常生活等に関連する項目（16項目），③意思疎通等に関連する項目（6項目），④行動障害に関連する項目（34項目），⑤特別な医療に関連する項目（12項目）の80項目となっている．各市町村に設置される審査会において，この調査結果や医師の意見書の内容を総合的に勘案した審査判定が行われ，その結果を踏まえて市町村が区分を認定する．

- 図2に示すように，障害者を対象としたサービスには自立支援給付と地域生活支援事業で構成されている．前者に含まれる介護給付，訓練等給付，自立支援医療は市町村で，後者は都道府県の管轄である．

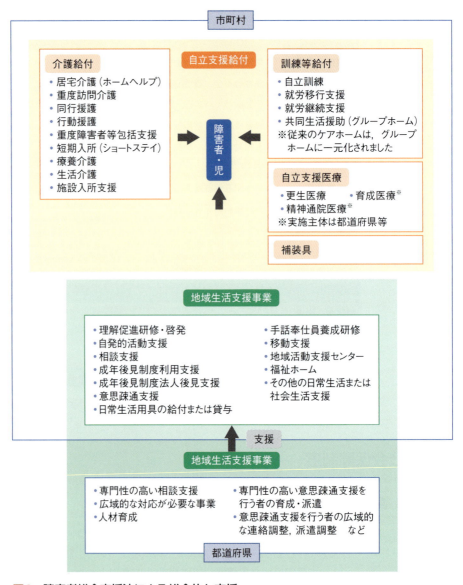

図2 障害者総合支援法による総合的な支援
文献3をもとに作成．

2）医療保険制度と介護保険制度

1 医療保険制度

- **医療保険制度**では，内部障害を有し，心大血管疾患リハビリテーション料，呼吸器リハビリテーション料に該当する患者を対象とする（表2）．
- 心大血管疾患リハビリテーション料においては発症，手術もしくは急性増悪から7日目または治療開始日のいずれか早いものから150日以内，呼吸器リハビリテーション料においては発症，手術もしくは急性増悪から7日目または治療開始日のいずれか早いものから90日以内に限り点数を算定する，標準的算定日数を規定している．

表2 医療保険制度下での内部障害理学療法の対象

急性心筋梗塞・狭心症発作その他の急性発症した心大血管疾患またはその手術後の患者
慢性心不全，末梢動脈閉塞性疾患その他の慢性の心大血管疾患により，一定程度以上の呼吸循環機能の低下および日常生活能力の低下をきたしている患者
肺炎・無気肺・その他の急性発症した呼吸器疾患の患者
肺腫瘍・胸部外傷その他の呼吸器疾患またはその手術後の患者
慢性閉塞性肺疾患（COPD）・気管支喘息その他の慢性の呼吸器疾患により，一定程度以上の重症の呼吸困難や日常生活能力の低下をきたしている患者
食道がん・胃がん・肝臓がん，咽・喉頭がんなどの手術前後の呼吸機能訓練を要する患者

- 2016年の診療報酬改定における個別改定項目では，主に介護保険という医療と介護の役割分担を勘案し，標準的算定日数を超えており，状態の改善が期待できると医学的に判断されない場合の脳血管疾患等リハビリテーション，廃用症候群リハビリテーション，運動器リハビリテーションについて評価の適正化を行いつつ，介護保険への移行を図るとされている[3]．
- 慢性閉塞性肺疾患，心筋梗塞，狭心症で治療継続により状態の改善が期待できると医学的に判断される場合は，介護保険への移行対象とはならないといった記述もあり，介護保険によるリハビリテーションの制度改正を今後注視しておく必要がある．

2 介護保険制度

- **介護保険制度**では，65歳以上で寝たきりや認知症などで常時介護を必要とする状態（要介護状態）になった場合や，家事や身支度などの日常生活に支援が必要であり，特に介護予防サービスが効果的な状態（要支援状態）になった場合に介護サービスを受けることができる．
- 40〜64歳では，要介護認定の際の運用を容易にする観点から特定疾病であるがん末期，糖尿病性腎症，閉塞性動脈硬化症，慢性閉塞性肺疾患（内部障害領域）が原因で要介護認定を受けた場合は介護サービス・介護予防サービスを利用できる．

3 高齢患者の増加

- **医療費**が増加する要因として，**人口の高齢化**，**医療技術の高度化**などが考えられている．国民医療費が40兆円に達した2013年には，**循環器系**が20.5％と最も多く，次いで悪性新生物13.5％となっている．そのうち，65歳以上では循環器系の割合が最も高く（26.5％），次いで**悪性新生物**（13.8％）であった．このように，高齢者の医療費の25％は循環器系疾患となっている．
- **身体障害児・者実態調査**による障害発生時の年齢階級分布では，内部障害患者は40歳以上が77.9％を占めている[4]．さらに，65歳以上の高齢者が占める割合が34.3％と他障害者よりも高率であり，近年，わが国での高齢化の加速が内部障害患者増加の原因の1つと考えられる（図3）．
- さらに，これらの発生因子となり得る糖尿病，脂質異常症などの増加があり，今後も**高齢化**とともに内部障害患者は増加することが予想され，医療現場のみならず，介護現場でもさらなる対応が必要となることが予想される．

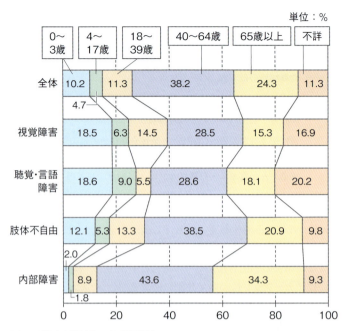

図3　障害発生時の年齢階級
文献5をもとに作成.

4 重複障害としての内部障害

- 平成18年身体障害児・者実態調査では，複数の障害を有する重複障害者が平成13年調査と比較して77.1%も急増していた．そのなかでも肢体不自由と内部障害との**重複障害**が29.4%と最多であり，PTとして障害構造が変化していることを意識しておく必要がある（図4）．
- 運動器疾患に心血管疾患や呼吸器疾患を合併することもまれではない．また，その逆も同様である．
- プロフェッションとしてPTが対象とするすべての疾病・障害とその理学療法に対する基本的な理解が必要である．

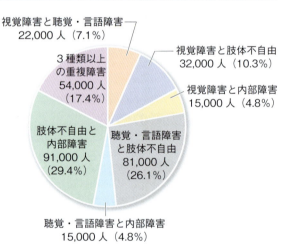

図4　身体障害者における障害の組合わせ別にみた重複障害
文献5をもとに作成.

■ 文献

1) 「医療関係者のための福祉ハンドブック Q&A」(日本リハビリテーション医学会障害保健福祉委員会), 2013
2) 「平成25年版障害者白書」, 内閣府 (http://www8.cao.go.jp/shougai/whitepaper/h25hakusho/zenbun/index-pdf.html)
3) 「障害福祉サービスの利用について 平成27年4月版」, 全国社会福祉協議会 (http://www.mhlw.go.jp/file/06-Seisakujouhou-12200000-Shakaiengokyokushougaihokenfukushibu/0000059663.pdf)
4) 「個別改定項目について」中央社会保険医療協議会, 2016 (http://www.mhlw.go.jp/file/05-Shingikai-12404000-Hokenkyoku-Iryouka/0000112306.pdf)
5) 「平成18年身体障害児・者実態調査結果」厚生労働省, 2006 (http://www.mhlw.go.jp/toukei/saikin/hw/shintai/06/)

第1章 総論

3 包括的リハビリテーション・チーム医療

> **学習のポイント**
> - 包括的リハビリテーションとその重要性を学ぶ
> - チーム医療とその重要性を学ぶ

1 包括的リハビリテーション

1）内部障害における現状

- **包括的リハビリテーション**とは，医師，看護師，理学療法士（PT），作業療法士（OT），言語聴覚士（ST），薬剤師，栄養士，医療ソーシャルワーカーなどの多職種で学際的に（複数の専門分野の見地から）各専門職が包括的にアプローチを行うものである．
- 近年，本邦でも包括的心臓リハビリテーションや包括的呼吸リハビリテーションが各施設で実施されている．もちろん腎臓リハビリテーション，がんリハビリテーションにおいても同様に実践されている．例として，表1に急性期における包括的リハビリテーションに関係する職種とチームにおける役割・仕事内容を示す．

表1 急性期における包括的リハビリテーションに関係する職種とチームにおける役割・仕事内容の例

チームを形成する目的	
超急性期より各専門職の視点から多面的に患者状態を評価し，各職種が協力して早期離床を推進することで，早期の機能回復，二次合併症・廃用症候群の予防を実現する．さらに，急性期以降のすみやかな自宅復帰や必要な患者に対する回復期リハ病棟への移行を促進する．	
チームによって得られる効果	
二次的合併症・廃用症候群の予防，経口摂取開始までの期間を短縮し，早期の機能回復を実現する．治療結果を伴った介入により在院日数を短縮する．	
チームにおける役割・仕事内容	
医師	治療およびチームリーダーとしての意志決定，治療および患者状態に応じた総合的リスク管理
看護師	患者のADLに応じた最適なケアの実践およびリスク管理のサポート
PT	急性期からの理学療法実施による早期の機能回復および二次的合併症・廃用症候群の予防
OT	高次脳機能障害の評価による治療・ケア上のリスク管理
ST	早期経口摂取に伴う嚥下機能の向上による合併症予防および治療効果の促進

文献1をもとに作成．

表2　心臓リハビリテーションにおける必要職種と役割分担の例

循環器内科医，心臓血管外科医などの医師	心臓リハビリテーションセンター（室）の経営・運営管理
医師，臨床検査技師（負荷試験）	運動処方・運動プログラムの作成
PT，健康運動指導士	運動療法
OT	作業療法
看護師	禁煙教育，生活に関連した患者教育
薬剤師	服薬指導
栄養士	食事療法
臨床心理士，看護師	ストレス管理
医療ソーシャルワーカー	社会資源の活用

- 各疾患や病期に応じて必要な専門職が適宜参加し，PTもその一員として機能する．そのため，理学療法の専門性のみならず，コミュニケーション能力を高め，他の専門職と円滑に協働することが求められる．

2）包括的心臓リハビリテーション

- 日本循環器学会が作成した心血管疾患におけるリハビリテーションに関するガイドラインでは，多職種による包括的心臓リハビリテーションへの参加が推奨されている[2]．
- 心臓リハビリテーションの構成要素とそれらにかかわる専門職との役割分担を表2に示す．医療保険上，必須である専門職は医師およびPTあるいは看護師となっており，この条件を満たし，かつ実際の運営上はさらに多職種で行うことが望ましい．
- 食事療法を中心とした患者教育は多面的に実施されるべきであり，看護師のみならず，栄養士や臨床心理士なども参加することが望ましい．
- 運動療法は急性期から二次予防の時期にかけてはPTにより実施されることが望ましい．

3）包括的呼吸リハビリテーション

- 図1には，包括的呼吸リハビリテーションにかかわるスタッフを示す．呼吸リハビリテーションの特徴は，患者が在宅で使用する酸素療法の酸素を供給する業者が含まれている．

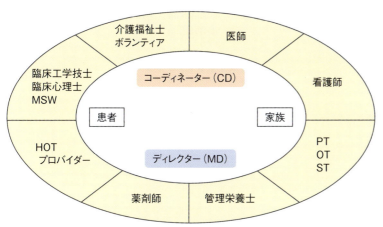

図1　包括的呼吸リハビリテーションにかかわる専門職

MSW（Medical Social Worker）：医療ソーシャルワーカー．HOT（Home Oxygen Therapy）プロバイダー：在宅酸素療法供給業者．文献3をもとに作成．

2 チーム医療

- **チーム医療**とは，医療に従事する多様な専門職がおのおのの高い専門性を前提として，目的と情報を共有し，業務を分担しながらも互いに連携し，不十分なところを補って完全なものにし，患者の状況に的確に対応した医療を提供することである．
- 厚生労働省は，**チーム医療推進会議**でチーム医療を推進するための方策についてとりまとめを行った．その基本的な考え方は**表3**である[1]．
- PTは理学療法の理解だけではなく，他専門分野についてもどのような役割や機能を有しているかを知っておく必要がある．患者を中心に据えたチーム内での相互理解と協力関係がチームとしての目的を共有し，患者に対する治療成績を向上させ，かつ効率的な運営へとつながる．

表3 チーム医療の基本的な考え方

チーム医療の推進	本邦の医療は非常に厳しい状況に直面しており，医学の進歩，高齢化の進行などに加えて患者の社会的・心理的な観点および生活への十分な配慮も求められている．医師や看護師などの許容量を超えた医療が求められるなか，チーム医療の推進は必須である．
効率的なサービスの提供	チーム医療を推進する目的は，専門職種の積極的な活用，多職種間協働を図ることなどにより医療の質を高めるとともに，効率的な医療サービスを提供することにある．医療の質的な改善を図るためには，コミュニケーション，情報の共有化，チームマネジメントの3つの視点が重要であり，効率的な医療サービスを提供するためには，情報の共有と業務の標準化が必要である．
カンファレンスの重要性	チームアプローチの質を向上するためには，互いに他の職種を尊重し，明確な目標に向かってそれぞれの見地から評価を行い，専門的技術を効率よく提供することが重要である．そのためには，カンファレンスを充実させることが必要であり，カンファレンスが単なる情報交換の場ではなく議論・調整の場であることを認識することが重要である．
臨機応変に対処	チームアプローチを実践するためには，さまざまな業務について特定の職種に実施を限定するのではなく，関係する複数の職種が共有する業務も多く存在することを認識し，患者の状態や医療提供体制などに応じて臨機応変に対応することが重要である．

文献

1) 「チーム医療推進のための基本的な考え方と実践的事例集」，厚生労働省（http://www.mhlw.go.jp/stf/shingi/2r9852000001ehf7-att/2r9852000001ehgo.pdf）
2) 日本循環器学会．「心血管疾患におけるリハビリテーションに関するガイドライン（2012年改訂版）」 http://www.j-circ.or.jp/guideline/pdf/JCS2012_nohara_h.pdf（2016年9月閲覧）
3) 塩谷隆信，他：アレルギー・免疫，16：1114-1125，2009

第2章 検査測定

1 身体所見の診かた

学習のポイント
- 数値で示すことのできる評価と質的に示す必要がある評価を学ぶ
- 視診，触診，聴診，打診による評価方法を学ぶ
- 姿勢変化や運動による変化も重要な情報をもたらすことを学ぶ

1 形態に関する検査測定と身体所見

1）体格

- 身長や体重，それらによって算出される**体格指数**と**体脂肪率**，**除脂肪体重**などを求める**体組成**などを含めて体格という．体組成の測定には，体組成計を用いるのが一般的である．
- 体格指数の算出にはいくつかの方法があるが，**BMI**（body mass index）が用いられることが多い．BMIは以下の式で求め，その値によって肥満の程度を判定する（表1）．
  ▶ BMI = 体重（kg）／身長（m）^{2}

表1　BMIの判定基準

BMI	判定基準
18.5未満	低体重（やせ）
18.5以上25.0未満	普通体重
25.0以上30.0未満	肥満（1度）
30.0以上35.0未満	肥満（2度）
35.0以上40.0未満	肥満（3度）
40.0以上	肥満（4度）

文献1をもとに作成．

基礎医学への振り返り

身体所見と体表解剖，運動生理

身体所見を得るためには，体表解剖を理解しておく必要がある．呼吸音を聴診するにあたり，ターゲットとする領域を同定するため，第2胸椎棘突起，第4肋骨，第6肋骨，第8肋骨，第10肋骨を同定しなければならない．また，心音の聴診においては，第2肋間，第5肋間を同定する必要がある．PTは，姿勢変化を含めた運動をその治療手段として用いる．そのため，運動生理学の知識は必須といえる．運動時に心拍数が上昇するのは，運動するために活動する筋に酸素を含んだ血液を運ぶためであり，同様の理由で運動時に呼吸数は増加する．

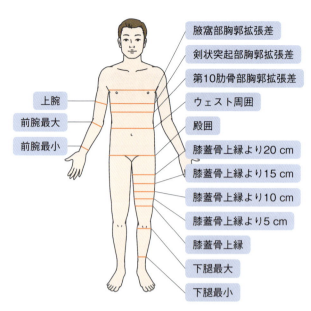

図1 四肢・体幹での周径と胸郭拡張差の測定部位

2) 周径

- **四肢**や**体幹**の周囲の長さを計測する（図1）．身体の栄養状態，筋の肥大や萎縮，腫脹や浮腫を把握する目的で測定する．
- 胸郭においては，吸気時と呼気時に計測し，その差を**胸郭拡張差**として算出する．
- ウェスト周囲径や殿囲に加え，それらの比であるウェストヒップ比を求める．

3) 皮下脂肪

- 皮下脂肪厚をキャリパーにより測定する．測定部位とその方法は表2に示す．

表2 皮下脂肪厚測定部位

測定部位	測定方法
上腕部	上腕後面の中線（上腕三頭筋部）で肩峰と中等の中間部を縦につまむ．上肢は伸展し弛緩した状態とする．
胸部	前腋窩線と乳頭を結ぶ線の中間部を斜めにつまむ
腹部	臍部から2cm外側を縦につまむ
腸骨上部	前腋窩線から下ろした線上で腸骨稜上部を斜めにつまむ
大腿部	大腿前面で鼠径部と膝蓋骨近位部を結ぶ線の中点を縦につまむ

文献2をもとに作成．

4) 疾患に起因する形態の変化

- 疾患によって形態の変化が生じる場合がある．以下に例を示す．

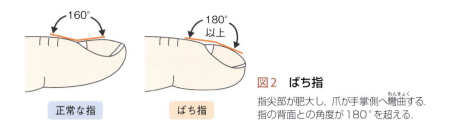

図2 ばち指
指尖部が肥大し，爪が手掌側へ彎曲する．
指の背面との角度が180°を超える．

- 指尖部が太鼓のばちのように変形する**ばち指**は，呼吸器疾患や心疾患などで生じる（図2）．
- **樽状胸郭**は，慢性閉塞性肺疾患患者で特徴的である．
- 糖尿病患者では，**アキレス腱の肥厚や胼胝**が生じ得る．

2 心血管疾患に関連する身体所見

1）血圧

1 血圧とは

- 血液によって動脈が受ける圧力を血圧という（図3）．
- **収縮期血圧**や**拡張期血圧**だけでなく，その差や脈波から求める指標も有用な情報をもたらす（表3）．
- 血圧の分類として，日本高血圧学会による分類が用いられる（表4）．
- 血圧は，**心拍出量**（特に1回拍出量），**総末梢血管抵抗**，**循環血液量**によって規定される．
- 単位はmmHg（ミリメートル水銀柱）で，水銀をどれくらいの高さまで押し上げる力に等しいかであらわされる．

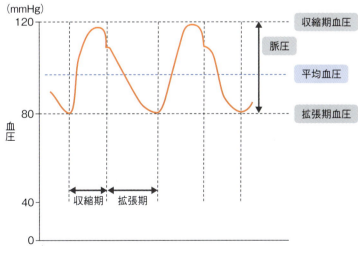

図3 収縮期血圧・拡張期血圧・脈圧・平均血圧

表3 血圧の種類

収縮期血圧	心臓，特に心室の収縮によって血液が動脈内に押し出されたときの血圧.
拡張期血圧	心臓，特に心室の拡張期に生じる血圧.
脈圧	収縮期血圧と拡張期血圧との差．動脈コンプライアンスが一定である場合，1回拍出量が多ければ脈圧は大きくなる．また，1回拍出量が一定である場合，動脈コンプライアンスが低ければ，つまり動脈が硬ければ，脈圧は大きくなる．また，加齢とともに増大する[3].
平均血圧	動脈圧波を平均化した値で，拡張期血圧に脈圧の1/3を加えて概算される．また心拍出量と総末梢血管抵抗との積で求められる．平均血圧の低下により，以下の影響が現れるとされる．75 mmHgを下回った場合：糸球体濾過量の低下．60 mmHgを下回った場合：脳灌流量の低下.

表4 成人における血圧値の分類（mmHg）

分類		収縮期血圧		拡張期血圧
正常域血圧	至適血圧	<120	かつ	<80
	正常血圧	120〜129	かつ/または	80〜84
	正常高値血圧	130〜139	かつ/または	85〜89
高血圧	Ⅰ度高血圧	140〜159	かつ/または	90〜99
	Ⅱ度高血圧	160〜179	かつ/または	100〜109
	Ⅲ度高血圧	≧180	かつ/または	≧110
	（孤立性）収縮期高血圧	≧140	かつ	<90

文献4より引用.

2 測定方法

- 直接法では，血管内へ挿入したカテーテルにより測定する．集中治療室（Intensive Care Unit：ICU）などで全身状態が管理されているなど，カテーテルが挿入されている場合には，ベッドサイドモニタに表示される．
- 間接法では，**聴診法**や**触診法**により測定する（図4）．リハビリテーションの場面では，間接法の頻度が高い．また，上腕動脈で計測するのが一般的である．

3 注意点

- 電子血圧計を用いることもあるが，メリットおよびデメリットを十分理解し，使用する．
  - ▶メリット：加圧から減圧までを機器が行うため，測定中に自覚症状の確認や他の評価を行うことができる．
  - ▶デメリット：エラーが表示された場合には，一切の情報が得られない．加圧不足により測定ができなかった場合，再度測定をし直す必要があり，測定したいタイミングを逃してしまう．
- 血液透析を行っており，前腕にシャント[※1]を作成している患者に対しては，シャントと反対側の上肢で測定する．決してシャントのある上肢で測定してはならない．
- リハビリテーション中のリスク管理においては，安静時だけでなく姿勢変化時（表5）や運動中にも正確に血圧測定が行える必要がある．

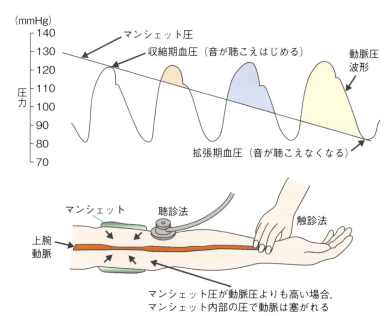

図4 血圧測定における動脈圧とマンシェット圧との関係

聴診法：マンシェットを上腕に巻き，上腕動脈上に聴診器を置く．マンシェットを加圧した後，減圧しながらコロトコフ音を聴取する．最初にコロトコフ音が聴こえたときの圧力が収縮期血圧，コロトコフ音が消失したときの圧力が拡張期血圧である．触診法：マンシェットを上腕に巻き，Ⅱ指・Ⅲ指・Ⅳ指で橈骨動脈を触知する．マンシェットを加圧した後，減圧しながら橈骨動脈の拍動を確認する．最初に拍動を触知したときの圧力が収縮期血圧である．触診法では拡張期血圧は測定できない．

表5 姿勢変化によって問題となる血圧の変動とその背景

姿勢変化	血圧変動	解釈
背臥位から座位 背臥位から立位	収縮期血圧低下，拡張期血圧変化なし	静脈還流量の低下により1回拍出量が低下し，収縮期血圧が低下．末梢血管抵抗は変化していない．
	収縮期血圧低下，拡張期血圧低下	末梢血管抵抗の低下が生じている．1回拍出量の低下も生じている可能性がある．
座位から臥位 立位から臥位	収縮期血圧上昇，拡張期血圧変化なし	静脈還流量の増加により1回拍出量が増加し，収縮期血圧が上昇．末梢血管抵抗は変化していない．

表6 運動の種類と血圧の変動

運動の種類	収縮期血圧	拡張期血圧	脈圧	平均血圧
動的な運動	↑〜↑↑※	→または↓	↑〜↑↑※	↑
静的な運動	↑〜↑↑※	↑〜↑↑※	↑または→	↑〜↑↑※

※運動強度による．↑↑：大幅に上昇，↑：上昇，→：維持，↓：低下．

- 運動中には，運動の種類によって収縮期血圧および拡張期血圧の変動のしかたは異なる（表6）．正常と異なる血圧変動をした場合には，何らかの心血管系の異常を考え，対処する．

> ※1 シャント
> 短絡．血液透析を行う際のシャントとは，血液を透析器に送るための十分な血液量が確保できるよう，皮下で動脈と静脈をつなぎ合わせた血管をいう．圧の高い動脈血が流れ込むことで静脈は太くなり，外見からもシャントを認識できることが多い．

2）心拍数

1 心拍数とは
- 一定の時間内に心臓が拍動する回数を**心拍数**という．通常は1分間の拍動の数で示される．
- 正常洞調律では，洞結節の発火リズムによって決まる．
- 正常な安静時心拍数は60～100回/分である．
- 1分間に50回以下を**徐脈**，100回以上を**頻脈**という．
- 運動をすることにより，心拍数は上昇する．このとき，運動強度の増加に伴い心拍数と心拍出量は増加し，これに比例して酸素摂取量も増加する．
- 予測最大心拍数は年齢が高くなるにつれて低下する．220－年齢で求めることが一般的である．
- β遮断薬など心拍応答を低下させる薬剤を服用している場合，運動に伴う心拍の増加が起こりにくくなる．このため，運動処方や理学療法実施中のリスク管理において，注意が必要である．

2 測定方法
- 心電図のRR間隔により算出する．
- 心音を聴取することによっても確認できる．
- 脈拍数で代用することもあるが，心拍数と脈拍数の違いを理解しておく必要がある．

3 注意点
- 不整脈がある場合には心拍数に乱れが生じ，心拍数として心電図モニタ上に示されていても，1回拍出量が十分でないことがある．
- 運動時など心電図に筋電図が混入した場合には，アーチファクトを誤ってカウントすることがある．筋電図の混入しにくい誘導に変更する必要がある．

3）脈拍数

1 脈拍数とは
- 心臓の興奮により，血液が末梢に送られるときに生じる脈拍の触れを計数したものを**脈拍数**という．通常は1分間の脈拍の回数で示される．
- 正常な安静時脈拍数は60～100回/分であり，1分間に50回以下を**徐脈**，100回以上を**頻脈**という．

2 測定方法
- 体表面近くを走行する動脈（図5）をⅡ指・Ⅲ指・Ⅳ指で触知し，15秒間の脈拍の回数を4倍し，脈拍数を求める．
- 脈拍のリズムに乱れがある場合には1分間測定し，乱れの回数も把握するが，心電図をモニタすることも考慮する．

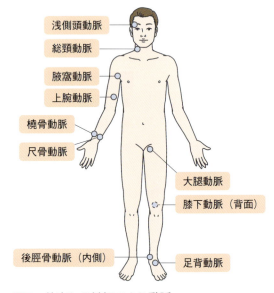

図5 **体表から触知できる動脈**

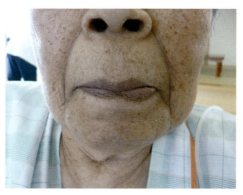 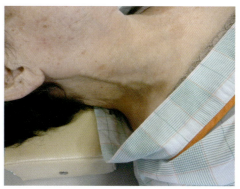

図6　口唇のチアノーゼ　　　　　図7　臥位で観察される頸静脈怒張

3 注意点

- 不整脈がある場合には，心臓の拍動はあっても血液が十分拍出されず脈拍として触知できないこともある．この場合，**心拍数と脈拍数は一致しない**．

4）視診

1 チアノーゼ（図6）

- 動脈血が低酸素状態となることによって還元ヘモグロビン量が増加し，皮膚や粘膜が暗紫色を呈する状態を**チアノーゼ**という．
- 口唇や爪床の色を確認することで判断できる．
- 貧血がある場合には，低酸素状態であっても現れないことがあるため，血液検査の結果を確認しておく必要がある．
- 末梢循環が障害されている場合にも出現することがある．

2 起座呼吸

- 臥位で生じ，座位で改善する呼吸困難を**起座呼吸**という．
- 左心不全[※2]で生じる．慢性閉塞性肺疾患でも生じることがある．

> **memo**　※2　心不全
> 心臓のポンプ機能が低下し，末梢の臓器に酸素を含んだ血液を送ることができなくなり，それがもたらす症状によって日常生活に支障をきたす疾患．左心不全ではチアノーゼや起座呼吸が生じ，右心不全では頸静脈怒張や下肢の浮腫が生じる（詳細は第4章-2参照）．

3 頸静脈怒張（図7）

- 頸静脈が膨れている状態を**頸静脈怒張**という．
- 背臥位では正常でも観察されることがあるが，上体を45°起こした姿勢で観察される場合は，右心不全を考える．右心機能の低下により血液が右心房内だけでなく静脈内にもうっ滞していることを示す．

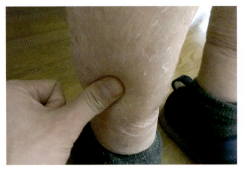
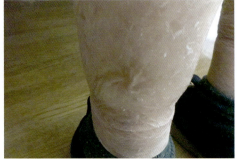

図8　圧迫によって圧痕が残る浮腫

- 背臥位から徐々に上体を起こし，怒張の上端を確認する．その上端と胸骨角との垂直距離に5 cmを加えることで，中心静脈圧を推定することができる．右心不全ではその距離が10 cmを超える．

4 浮腫（図8）

- 皮下の細胞外液量，特に間質液量が異常に貯留した状態を**浮腫**という．尿量の減少や体重の増加が浮腫よりも先に認められることが多い．
- 指や靴下のゴムなどによる圧迫で圧痕が残る．手指で浮腫のある部位の皮膚を圧迫した後に離し，圧痕がなくなるまでの時間を測定することで浮腫を段階づける方法もある（表7）．
- 周径を計測することで，経時的変化を評価することができる．

表7　浮腫の段階づけ

grade 1 +	圧痕がほとんど確認できない
grade 2 +	15秒以内に圧迫前の状態に戻る
grade 3 +	15～30秒で圧迫前の状態に戻る
grade 4 +	圧迫前の状態に戻るまでに30秒以上要する

5 間欠性跛行

- 歩行によって下肢に虚血が生じ，下肢の筋に疼痛や張りを訴え，歩行を継続することができなくなる現象を**間欠性跛行**という．末梢動脈疾患の代表的な症状である．
- 休息をとり下肢への血流が回復すると疼痛や張りが軽減・消失し，再び歩行が可能となる．

5）触診

1 心尖拍動（図9）

- 心尖部の拍動は体表面上から触診できることがある．
- 心臓の左縁の位置を知ることができる．左側臥位をとることで触知しやすくなる．
- 通常は，第5肋間の左鎖骨中線上またはそれよりも内側で触知できる．
- 心室内に血液が貯留している場合には心室が拡大するため，左心拡大がある場合，心尖拍動はこれよりも外側で触知される．

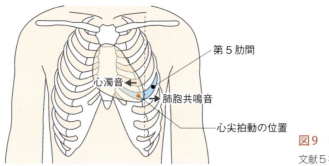

図9　心尖拍動

文献5をもとに作成.

2 脈拍

- 脈拍数だけでなく，脈拍の触れ方によっても評価ができる．
- 左右の同じ動脈を触知できる場合には，**左右差**を確認する．左右差がある場合には，どちらかに血行障害がある可能性がある．
- 橈骨動脈で脈拍を触知できない場合，収縮期血圧が80 mmHgを下回っている可能性が考えられる．このような場合，直ちに血圧を実測し，必要な対応を行う．
- 不整脈がある場合には，心臓の拍動はあっても血液が十分拍出されず脈拍として触知できないこともある．
- 末梢動脈疾患では，足背動脈の脈拍が弱いか，触知できないこともある．運動負荷による変化も把握する．

3 四肢末端部

- 四肢の末端部を触り，温かいか冷たいか，乾いているか湿っているかを評価する．冷たければ低灌流の可能性が，湿っている場合にはうっ血の可能性を考え，詳細な評価を行う．

6）聴診

1 心音（図10）

- 聴診器を使用し，心音を聴取する．チェストピースはベル型を選択する．膜型とベル型が一体となった聴診器では，チェストピースを強く圧迫すると膜型として，軽く圧迫するとベル型として聴診することができる．静穏な環境で行い，チェストピースは直接皮膚にあてる．
- 心臓の弁が閉じるときに生じる音を**心音**という．正常ではⅠ音とⅡ音が聴取できる（図11）．正常では聴取されないⅢ音やⅣ音を過剰心音という[※3]．
- Ⅰ音とⅡ音の間に聴取される音を心雑音という．心雑音の強さはLevine分類で6段階に分けられる（表8）．
- 弁の異常や流出路の狭窄などにより，血流が乱れた場合に心雑音として聴取される．正常では，Ⅰ音の直後に脈拍が触知される．安静時と運動時の心音を比較する．

> **※3　心音の種類**
> Ⅰ音：房室弁（三尖弁・僧帽弁）が閉じる音．Ⅱ音：動脈弁（肺動脈弁・大動脈弁）が閉じる音．Ⅲ音：Ⅱ音の直後に聴取される低い音．生理的に血液量が増えた状態では，健常者でも聴取されることもある．Ⅳ音：Ⅰ音の前に聴取される低い音．

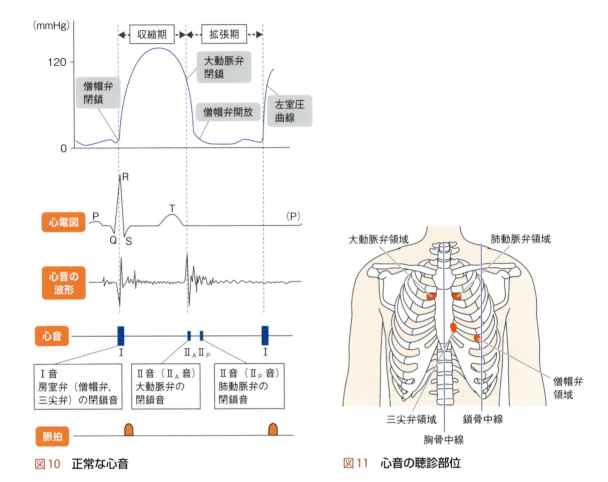

図10 正常な心音

図11 心音の聴診部位

表8 心雑音の強さの分類（Levine分類）

強さの段階	説明
第1度	非常に注意深く聴診することによってのみ聴こえる最も微弱な雑音
第2度	微弱だが，聴診器をあてるとすぐに聴こえるもの
第3度	2度と5度の中間で弱い雑音．振戦を触れない
第4度	2度と5度の中間で強い雑音．振戦を触れる
第5度	大きな雑音だが，聴診器を胸壁から離すと聴こえないもの．振戦を触れる
第6度	聴診器を胸壁から離しても十分聴こえる．振戦を触れる

振戦：震え．身体の触診において知覚される振動．文献5をもとに作成．

2 呼吸音

- 肺うっ血が生じると湿性の粗い断続性副雑音が聴取される（**3**を参照）．

7）打診

- 心臓の大きさを打診によっても評価できる．
- 左胸部において，第5肋間を左前腋窩線上から胸骨に向かって打診していく．肺胞共鳴音から心濁音に変化する箇所が肺と心臓の境界となる．

3 呼吸器疾患に関連する身体所見

1）呼吸数・吸気と呼気の比

- 一定の時間内に呼吸する回数を**呼吸数**という．通常は1分あたりの回数で示される．
- 安静時の呼吸数は12〜18回/分が正常とされる．運動時には呼吸数が増加する．特に無酸素性作業閾値を超えると増加が大きくなる．
- 吸気相と呼気相の時間的な割合を測定する．吸気のあとには吸気ポーズ，呼気のあとには呼気ポーズが存在し，吸気および呼気を行っている時間自体はほぼ等しい（図12）．
- 呼吸数が増加するとポーズが短くなる．
- 慢性閉塞性肺疾患では，呼気が延長する．
- 運動強度が高くなるにつれ，特に無酸素性作業閾値以降で呼吸数が増加する．

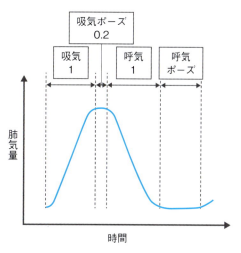

図12 吸気と呼気の時間配分
文献6をもとに作成．

2）経皮的酸素飽和度

1 経皮的酸素飽和度とは

- **経皮的酸素飽和度**は，動脈血中のヘモグロビンのうち酸素化ヘモグロビンが何％存在するかを示した値で，SpO_2（percutaneous oxygen saturation）と略される．低酸素血症を早期に発見するために，必須のモニタである．

  ▶ $SpO_2 =$〔酸素化ヘモグロビン/(酸素化ヘモグロビン＋還元ヘモグロビン)〕$\times 100$（％）

- 標準値は95％以上である．健常者では運動によって低下することはほとんどない．呼吸器疾患や心疾患を有する場合には，運動強度の増加に伴い低下する．運動によって90％を下回る場合には，いったん運動を中断し回復を待つ．

表9 パルスオキシメーターの測定値に影響する要因と対策

影響する要因	対策
体動	体動のない状態で計測をやり直す
不適切な装着	センサーと皮膚を密着させたり，発光部と受光部が向かい合いずれのないようにしたりするなど，装着し直す．または測定部位を変更する
光の影響	プローブの側面から光が入らないように，装着し直す．あるいは黒い布などでプローブを被って遮光する．粘着タイプのプローブへ変更することも考慮する
装着部の圧迫	圧迫を解除し，測定をやり直す．または測定部位を変更する
低灌流	測定部位を保温する，あるいは，温める．または測定部位を変更する．測定部位を心臓より低い位置に下げる．これらによっても異常値を示し，心不全やその増悪，ショックなどの病態が疑われる場合には，医師に連絡をする
末梢静脈のうっ血	耳朶など，末梢静脈のうっ血の影響が少ない部位で測定する
マニキュア・つけ爪・爪の変性	マニキュアやつけ爪をしていない部位，爪の変性がない部位で測定する．または，指を左右から挟むようにプローブを装着する

2 測定方法

- パルスオキシメーターを指尖や耳朶，鼻，前額部，足背などに装着して，測定する．
- 装着後，動脈拍動を検出してから20〜30秒後の値を読みとる．安静時だけでなく，体位や姿勢の変化したときや運動時にも測定し，その変化を評価する．

3 注意点

- パルスオキシメーターの測定値に影響する要因にはさまざまあり，これらによって異常値を示すことがある（表9）．この場合，それらを除去して再度測定する．

3）視診

- 気管や胸郭の構造，呼吸様式を評価する（表10）．
- 胸郭運動の左右差や優位な呼吸パターンなどを，正面からだけでなく，側方や上方，下方，後面からなど，多方向から観察する．
- 体位や姿勢を変えて，その変化を評価する．
- 呼吸運動に関与する筋の状態を評価する．呼吸補助筋が活動しているときには，換気が亢進していることを示す．慢性的に努力呼吸が持続している場合には，呼吸補助筋が硬く，浮き出て観察される（図13）．
- 運動時には安静時と呼吸様式が異なる．運動強度が高い場合など努力呼吸が強まるときには，呼吸補助筋の活動が著明となる．

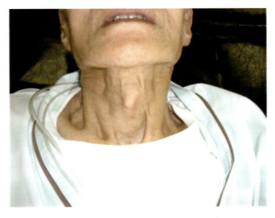

図13 胸鎖乳突筋および斜角筋の過活動

表10 代表的な呼吸の状態と型

	状態			呼吸の型
正常		【成人】呼吸数　　　：おおむね12〜18回/分 　　　　1回換気量：約500 mL 　　　　規則的である		1,000 mL 500 0
呼吸数と深さの異常	頻呼吸 (tachypnea)	呼吸数　　　：増加（25回/分以上） 呼吸の深さ：変化なし		
	徐呼吸 (bradypnea)	呼吸数　　　：減少（12回/分以下） 呼吸の深さ：変化なし		
	多呼吸 (polypnea)	呼吸数　　　：増加 呼吸の深さ：増加		
	少呼吸 (oligopnea)	呼吸数　　　：減少 呼吸の深さ：減少		
	過呼吸 (hyperpnea)	呼吸数　　　：変化なし 呼吸の深さ：増加 （ただし，実際には多少の呼吸数の増加あり）		
	減呼吸 (hypopnea)	呼吸数　　　：変化なし 呼吸の深さ：減少 （ただし，実際には多少の呼吸数の減少あり）		
	無呼吸 (apnea)	安静呼気位で，呼吸が一時的に停止した状態を指す		
リズム異常	Kussmaul呼吸	ゆっくりとした深い規則的な呼吸 〔$PaCO_2$を低下させることで，アシドーシス（pH↓）の補正を行うため〕		
	Cheyne-Stokes呼吸	呼吸数　　　：変化あり（増減する） 呼吸の深さ：周期的に変化 数秒〜数十秒の無呼吸→過呼吸→減呼吸→無呼吸を周期的にくり返す		
	Biot呼吸	不規則に速く深い呼吸が突然中断され無呼吸となり，また速く深い呼吸に戻る		
努力呼吸	鼻翼呼吸	気道を広げるために鼻翼が張り，鼻腔が大きくなる		
	口すぼめ呼吸	呼気時に口唇をすぼめる（口笛を吹くような感じ）呼吸 （このように呼吸をすれば，呼気時に末梢気道が閉塞する現象が少なくなる）		
	陥没呼吸	吸気時に胸壁が凹んだ状態になる（胸腔内の陰圧が大きくなるため）		

文献7をもとに作成．

4）触診

- 視診により得た所見を，触診により確認する．
- 胸郭の柔軟性・拡張性だけでなく，気管や胸郭の構造，呼吸筋の状態，皮下気腫の有無などについても評価することができる．左右差や部位による差，体位や姿勢による変化も確認する．
- 運動時には安静時と呼吸様式が異なることもある．特に運動強度が高い場合には，胸式呼吸優位になりやすい．

5）聴診

- 聴診器を用い，呼吸音を聴取する[※4]．聴診器のチェストピースは，膜型を選択する．
- 静穏な環境で行い，チェストピースは直接皮膚にあてる．左右交互に線対称に聴取し，1つの部位で1呼吸以上聴診する（図14）．
- 座位ではすべての部位の聴診が可能であるが，ベッド上の患者の評価では肢位が制限される場合もある．この場合であっても，聴診器を患者の体とベッドの間に入れるなどして，すべての部位での聴診を行う．
- 肺区域を体表面上からイメージしながら進める．
- 正常呼吸音である気管呼吸音，気管支呼吸音，気管支肺胞呼吸音，肺胞呼吸音が，聴取されるべき部位で聴取されるかどうか，異常呼吸音が聴取される部位はどこか，評価する．
- 異常呼吸音には，肺性の副雑音として，細かい断続性副雑音，粗い断続性副雑音，細かい（低調性）連続性副雑音，粗い（高調性）連続性副雑音の4種類があり，非肺性の副雑音として胸膜摩擦音がある（図15）．
- 体位や姿勢が変わることで，呼吸音の聴こえ方は異なる．その違いも評価する．

> **memo ※4　PTが行う聴診**
> 医師が行う聴診と，PTが行う聴診とはその目的が異なる．医師が行う聴診は診断のための聴診であり，ゼロからの探索といえる．一方，PTが聴診を行う場合には，多くの場合すでに診断がなされており，各種画像所見や検査データを確認したうえで行う，主に理学療法介入の方法を決めるための聴診である．ただし，PTやOTが患者の急変に遭遇することも少なくないため，聴診のスキルを高めておくことが望ましい．

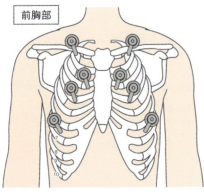
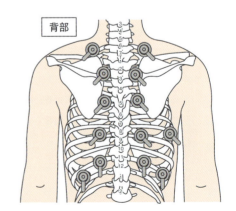

図14　聴診する部位

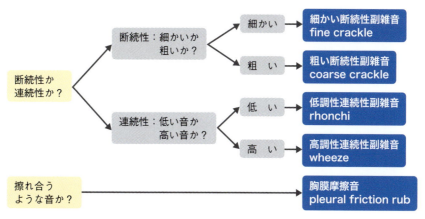

図15 異常呼吸音（副雑音）の判断
文献5をもとに作成．

6) 打診

- 指などで身体表面を叩いたときの音の性状から，打診部位の下の状態を推定する．
- 非利き手の第Ⅲ指を肋間に密着させ，その遠位指節間関節または中節骨を利き手の第Ⅲ指先端で1〜2回叩く．手関節のスナップを利かせて叩き，叩いたあとはすぐに利き手は離す．
- 打診音は清音，鼓音，濁音と表現され，正常な打診音は図16で示す部位で聴取される．

7) 呼吸困難

- 呼吸器疾患の主症状である**呼吸困難**を評価する方法として，間接的な方法と直接的な方法とがある[※5]．

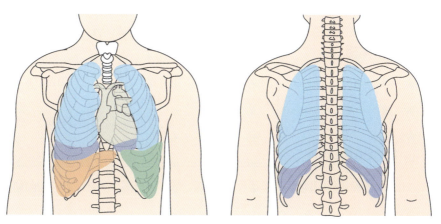

図16 正常な打診音の所見
■清音：正常な呼吸中の打診音．■絶対的濁音：含気がない部位の打診音．■比較的濁音：やや含気空間のある部位の打診音．■鼓音：胃泡のある部位（トラウベの三角）の打診音．文献8をもとに作成．

> **memo** ※5　呼吸困難の評価法
>
> 間接的評価法：専門職が評価する方法．mMRC（modified Medical Research Council：修正MRC）質問票が代表的で，0～4までの5段階で評価する（表）．このほか，Baseline Dyspnea Index（BDI），Transition Dyspnea Index（TDI），Oxygen Cost Diagram（OCD）などがある．MRCスケールは，いくつかのバージョンがあり判断に苦しむ．特に，国家試験問題の選択肢としては，非常に混乱が生じる．COPD診断と治療のガイドライン（日本呼吸器学会），呼吸リハビリテーションマニュアル運動療法（日本呼吸ケア・リハビリテーション学会，日本呼吸器学会，日本リハビリテーション医学会，日本理学療法士協会）に準ずると，グレード0～4の5段階のものが推奨されている（息切れを感じないをグレード0とし，その後はもとにずらしたグレード0～5の6段階のものもある）．直接的評価法：患者が直接呼吸困難の程度を評価する方法．自覚的運動強度（Rating of Perceived Exertion：RPE）として，ボルグスケールが代表的である．Visual Analogue Scale（VAS）も直接的評価法として用いられる．
>
> **表　息切れの重症度を評価するための修正MRC質問票**
>
> あてはまるものにチェックして下さい（1つだけ）
> - 修正MRCグレード0　激しい運動をしたときだけ息切れがある．☐
> - 修正MRCグレード1　平坦な道を早足で歩いたり，穏やかな上り坂を歩いたりするときに息切れがある．☐
> - 修正MRCグレード2　息切れがあるので，同年代の人よりも平坦な道を歩くのが遅い．あるいは平坦な道を自分のペースで歩いているとき，息切れのために立ち止まることがある．☐
> - 修正MRCグレード3　平坦な道を約100mあるいは数分歩くと息切れのために立ち止まる．☐
> - 修正MRCグレード4　息切れがひどく家から出られない，あるいは衣服の着替えをするときにも息切れがある．☐
>
> 文献9より引用．

4　代謝疾患に関連する身体所見

1）体格

- BMIが高くなるに従い，インスリン抵抗性が増加するとの報告がある．日本人においては，BMIが高くなくとも糖尿病となることが特徴的である．
- ウェストヒップ比1.0以上を上半身肥満，1.0未満を下半身肥満と判断する．

2）視診

- 糖尿病に関連した足部変形として，図17が生じやすい．他にも足底筋の萎縮や肥厚によってクロウトゥが生じる場合がある．
- 糖尿病神経障害[※6]による感覚低下から足病変があっても自覚していない，または気にしていない方もいるため，訴えがなくても確認する．
- 糖尿病性の腎障害によって，浮腫を生じる．
- 血液透析を行っている患者では，非利き手の前腕にシャントが作成される．

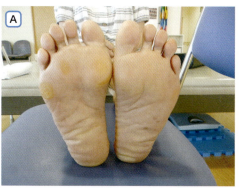
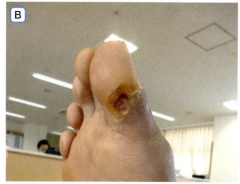
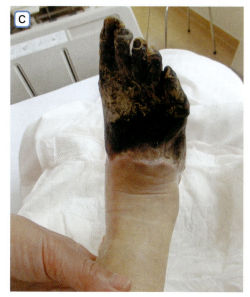

図17　糖尿病に関連した足病変
A）胼胝．圧迫がくり返される部位に起き，過度に皮膚が肥厚する．B）潰瘍．感覚低下によって痛覚が減弱・消失した部位がくり返し圧迫されることで生じる．C）壊疽．潰瘍が増悪し壊死して回復しなくなることで生じる．

> **memo　※6　糖尿病神経障害**
> 糖尿病による三大合併症（糖尿病神経障害，糖尿病網膜症，糖尿病腎症）のうち，発症頻度が最も高い障害．多発神経障害と単神経障害とに分類される．多発神経障害では，感覚神経，運動神経，自律神経のいずれもが障害される（詳細は第6章参照）．

5　身体機能の評価

1）関節可動域検査

- 内部障害を有する患者に対しても，関節可動域の評価は必要である．
- 慢性閉塞性肺疾患では，胸郭可動性の低下がみられる．
- 糖尿病のアキレス腱肥厚は，足関節の背屈制限をきたす．クロウトゥでは，足趾の伸展制限が生じる．

2）筋力検査

- 筋力の評価は，ADLとの関連において必要な評価である．生命予後との関連を示す報告も多い．**徒手筋力検査法**（Manual Muscle Testing：MMT）が代表的な検査方法である．
- 集中治療の領域では，Intensive Care Unit-Acquired Weakness（ICU-AW）の評価項目の1つとして，左右12関節のMMTに基づく**Medical Research Council score**（MRC score，表11）が用いられる．
- 握力計や筋力測定器による評価は，結果が数値化できる点で有用である．握力は全身の筋力を反映するとされ，等尺性膝伸展筋力体重比はADL障害との関連が報告されている．

表11 Medical Research Council score

	右	左
肩関節外転		
肘関節屈曲		
手関節背屈		
股関節屈曲		
膝関節伸展		
足関節背屈		
合計		
平均		

0＝筋収縮がみられない
1＝筋収縮はみられるが，四肢の動きはない
2＝四肢の動きはあるが，重力に抗することはできない
3＝重力に抗してほぼ全可動域動かすことができる
4＝重力と抵抗に抗して動かすことができる
5＝正常

座位または背臥位で実施する．

3）感覚検査

- 糖尿病神経障害を有する場合には，四肢の感覚検査を行う．
- 振動覚の検査では，128 Hzの音叉を用い足関節内果で計測する．10秒以上振動を感知することができれば，正常と判断する．
- モノフィラメントを用いた触圧覚検査が行われる（図18）．

4）バランス検査

- ADLに関連する要因として**バランス**も評価する．
- 静的な評価として，片脚立位保持時間の計測や重心動揺計による方法が用いられる．
- 動的な評価方法には，ファンクショナルリーチテストやTimed up and goテストなどがある（図19）．
- 複合した評価法として，Short Physical Performance Battery（SPPB）も用いられる（詳細は第7章を参照）．

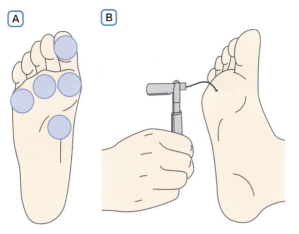

図18 触圧覚検査
A）評価ポイント．複数力所の無感覚で異常ととらえる．B）検査方法．5.07モノフィラメントを90°に曲げて圧迫した際，10 gの圧がかかる．文献10をもとに作成．

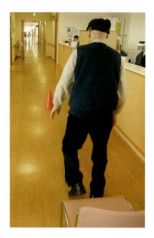

図19 Timed up and go テスト
椅子に座った姿勢から立ち上がり，3 m前方の印でターンし，再び椅子に座るまでの時間を計測する．

国家試験頻出キーワード

- 心拍数（p42）
- 起座呼吸（p43）
- 心不全（p43）
- 浮腫（p44）
- 呼吸困難（p51）
- 糖尿病神経障害（p53）

文献

1）「肥満症診断基準2011」（日本肥満学会／編），日本肥満学会，2011
2）「理学療法評価学テキスト」（細田多穂／監，星文彦／編），南江堂，2010
3）Franklin SS, et al：Circulation, 96：308-315, 1997
4）「高血圧治療ガイドライン2014」（日本高血圧学会高血圧治療ガイドライン作成委員会／編），ライフサイエンス出版，2014
5）「フィジカルアセスメント ガイドブック（第2版）」（山内豊明／著），医学書院，2011
6）「ビジュアル実践リハ 呼吸・心臓リハビリテーション 改訂第2版」（居村茂幸／監，高橋哲也，間瀬教史／編著），羊土社，2015
7）「診察と手技がみえる 第2版」（古谷伸之／編），メディックメディア，2007
8）「呼吸 フィジカルアセスメント徹底ガイド」（高橋仁美，佐藤一洋／編著），中山書店，2009
9）「GOLD Report 2011 日本語版 慢性閉塞性肺疾患のためのグローバルイニシアティブ」（GOLD日本委員会／監），メディカルレビュー社，2011
10）「糖尿病の理学療法」（清野裕，他／監，大平雅美，他／編），メジカルビュー社，2015

第2章 検査測定

2 呼吸機能検査

学習のポイント
- 呼吸機能検査の意義を学ぶ
- 肺気量分画を学ぶ
- スパイロメトリーの結果の解釈を学ぶ
- フローボリューム曲線をみて病態に特徴的なパターンを学ぶ

1 呼吸機能検査

1) 呼吸機能検査の目的および種類

- 呼吸機能検査は主には肺の容積や空気を出し入れする換気機能を評価する検査法であり，呼吸器疾患の鑑別診断や重症度判定，さらには治療効果の判定に用いられるほか，手術侵襲における危険度の診断などにおいて必要不可欠なものである．
- 呼吸機能検査には，スパイロメトリー，フローボリューム曲線，肺気量分画，肺拡散能検査だけではなく，ガス交換や運動負荷試験，呼吸筋力検査，咳嗽能力検査，胸郭柔軟性をみる検査なども含まれる．
- 本項では特に呼吸理学療法に必要な呼吸機能検査について記載する．

基礎医学への振り返り

肺胞換気量

1回換気量（TV）は，成人において安静呼吸時には約500 mLであり，TVに1分間の呼吸数を乗じたものを分時換気量とよぶ．TVにはガス交換に直接関与しない鼻腔・口腔・気管（解剖学的死腔）に存在する空気が約150 mL含まれる．よって，ガス交換に関与する空気量は350 mL（TV－解剖学的死腔）×呼吸数となり，これを肺胞換気量とよぶ．例えば，TVが500 mLで呼吸数が15回の場合，分時換気量は7,500 mL（500 mL×15回），肺胞換気量は5,250 mL（350 mL×15回）となる．一方，TVが300 mL，呼吸数が25回の場合，分時換気量は7,500 mL（300 mL×25回），肺胞換気量は3,750 mL（150 mL×25回）となる．このように分時換気量が同じでもTVが低値であれば肺胞換気量に差があることを理解しておく必要がある．

2）呼吸機能検査の注意点

- 呼吸機能検査は侵襲の少ない検査であるが，検査結果は被験者の最大努力などその協力により左右される．よって被験者の努力が不十分であった場合は，検査結果に妥当性がない可能性があるため，注意が必要である．

2 スパイロメトリー

1）スパイロメトリーとは

- スパイロメトリーとは，被験者の肺気量（気道，肺胞を含む口から肺胞までの気腔量）の変化をその時間経過とともに記録（時間―気量曲線）し測定するものであり，測定装置をスパイロメーター（図1），記録されるグラフをスパイログラムという．

- 最大限に呼出しても肺内には空気が残り，これを残気量（RV）といい，このRVを含めた肺気量を模式的に示したものを**肺気量分画**という（図2）．しかし，**スパイロメトリーでは残気量を測定することができない**．残気量を含む項目は，ヘリウムガスを用いたガス希釈法，あるいはボディボックスを用いた体プレスチモグラフ法により測定する[1]．

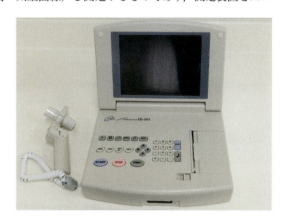

図1　スパイロメーター

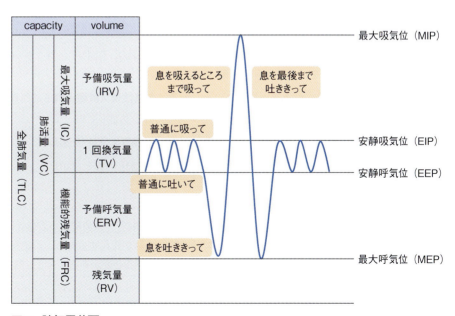

図2　肺気量分画

表1 肺気量分画における項目

肺気量位（4つ）	
安静呼気位（End Expiratory Position：EEP）	安静呼気時の呼気終末の位置．
安静吸気位（End Inspiratory Position：EIP）	安静吸気時の吸気終末の位置．
最大呼気位（Maximal Expiratory Position：MEP）	生理的最大呼気時の呼気終末の位置．
最大吸気位（Maximal Inspiratory Position：MIP）	生理的最大吸気時の吸気終末の位置．
volume（4つ）	
1回換気量（Tidal Volume：TV）	安静呼吸時の1回の呼吸により出入りする空気量．
予備吸気量（Inspiratory Reserve Volume：IRV）	安静吸気時から最大限に吸うことができる空気量．
予備呼気量（Expiratory Reserve Volume：ERV）	安静呼気時から最大限に吐くことができる空気量．
残気量（Residual Volume：RV）	最大限に吐き切った（最大呼気）後に肺の中に残っている空気量．
capacity（4つ）	
最大吸気量（Inspiratory Capacity：IC）	安静呼気時から最大限に吸うことができる空気量．TVとIRVを合わせた空気量．
機能的残気量 （Functional Residual Capacity：FRC）	安静呼気時に肺の中に残っている空気量．RVとERVを合わせた空気量．
肺活量（Vital Capacity：VC）	肺内で随意的に換気できる最大の空気量（最大に吸気した状態から最大限に呼出させて得られる肺容量変化）．予備吸気量（IRV），TV，ERVを合わせた空気量．
全肺気量（Total Lung Capacity：TLC）	最大吸息したときに肺内にある空気量．IRV，TV，ERV，RVを合わせた空気量．

- 肺気量分画における項目については表1にまとめた．

2）肺活量（VC），パーセント肺活量（%VC）

- 息をゆっくりと最大に吸気してから最大に呼気することによって通常の**肺活量**（VC，またはslow VC）が測定できる．
- VCは性，年齢，身長により標準値が定められており，予測VCに対するVCの比率（実測VC／予測VC）を**パーセント肺活量**（%VC）という．
- **%VCが80%以上を正常とし，それ未満は拘束性換気障害**と判定される．
- VCの予測式を以下に記載する（ボールドウィンの式）．
  - ▶成人男性：VC予測値＝（27.63－0.112×年齢）×身長（cm）
  - ▶成人女性：VC予測値＝（21.78－0.101×年齢）×身長（cm）

3）VCの測定方法（図3）

- VCの検査は，基本的に座位あるいは立位（高齢者では姿勢が不安定になるので注意を要する）にて実施する．姿勢によって呼吸機能の値が変化するため（詳細は7）参照），被験者の経過を比較したい場合は，同じ姿勢で測定する必要がある．もし，異なる姿勢で測定する場合は，測定姿勢の記載が必要である．
- 一般的には測定を3回程度実施し，最も大きな値を採用する．

① 測定値は被験者の努力に依存するため，最大限努力するように説明する．
② ノーズクリップを使用し鼻腔を閉鎖し，空気が口から漏れないようにマウスピースをしっかりとくわえる．
③ 安静呼吸を少なくとも3回以上行った後，MEP（残気量位）までゆっくりと息を吐き出させる．
④ MEPに達すると，次にMIP（全肺気量位）まで吸気を行わせる．
⑤ MIPに達すると，再び最大呼出させプラトーを確認して，再度安静呼吸を行わせ終了する．体調の変化など気分不良などに十分な配慮をする．

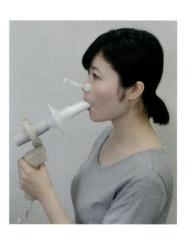

図3 肺活量（VC）の測定

4）努力呼気曲線，1秒量（$FEV_{1.0}$），1秒率（$FEV_{1.0}\%$）

- MIPからMEPまでできるだけ速く呼出して描かれるグラフを**努力呼気曲線**とよび（図4），最大努力呼出によって得られるVCを**努力肺活量**（Forced Vital Capacity：**FVC**）とよぶ．
- 呼出開始から最初の1秒間に呼出した気量を**1秒量**（Forced Expiratory Volume in one second：$\mathbf{FEV_{1.0}}$），FVCに対する$FEV_{1.0}$の割合（$FEV_{1.0}/FVC$）を百分率で示したものを**1秒率**（Forced Expiratory Volume in one second percent：$\mathbf{FEV_{1.0}\%}$）とよぶ．
- $FEV_{1.0}$は気道の狭窄があると減少するが，VCにも影響を受け，VCが減少する場合も減少する．
- $FEV_{1.0}\%$はVCの変化による影響を除外しているため，この値が**70％未満**になると気道狭窄の病変があると考えられ，**閉塞性換気障害**と判定される．
- FVCの測定では，1回の検査で努力呼気曲線とフローボリューム曲線を同時に測定可能である（FVCの測定方法については3 3）参照）．

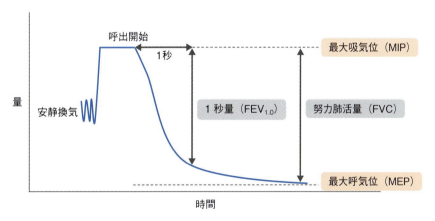

図4 努力呼気曲線

5）ATI指数

- 健常者ではVCとFVCはVC≧FVCでほぼ同じ値となる．しかし，肺気腫や気管支喘息などの閉塞性換気障害があると努力呼気が不十分な状態のためFVCはVCに比べて減少する．この現象を**空気のとらえこみ**（air trapping）とよび**ATI指数**（Air Trapping Index）であらわされる．
- ATI指数は以下の式で計算され，**5%以上**では問題があると判断し，閉塞性換気障害の指標として用いられる．
  - ▶ ATI指数（%）＝［VC－FVC］／ VC × 100

6）換気障害の分類

- 換気障害の分類を図5に示す．換気障害は閉塞性換気障害，拘束性換気障害，混合性換気障害に分類される．
- 代表的な疾患を表2に示す．

1 閉塞性換気障害

- 気道の狭窄，閉塞により，呼気が障害されている状態である．
  - ▶ 判定基準：%VCは80%以上，かつ$FEV_{1.0}$%が70%未満．

2 拘束性換気障害

- 肺そのものあるいは肺周囲組織が硬くなったり，呼吸筋が機能しにくくなったりするため

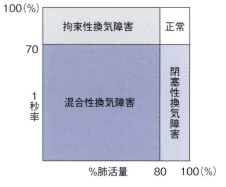

図5　換気障害の分類
文献2より引用．

表2　換気障害における代表的疾患

障害のパターン	病態		代表的疾患
閉塞性換気障害	気道閉塞	上気道	口腔内腫瘍，咽頭・喉頭腫瘍，咽頭（蓋）炎
		下気道	気管支喘息，COPD，びまん性汎細気管支炎，再発性多発軟骨炎，気管異物，気管腫瘍，肺リンパ脈管筋腫症，閉塞性細気管支炎（特発性，続発性），肺水腫
	支持組織の脆弱性		COPD
拘束性換気障害	肺の弾性低下		特発性肺線維症，間質性肺炎，放射線肺臓炎，過敏性肺臓炎，肺好酸球性肉芽腫症，じん肺症，サルコイドーシス，肺胞蛋白質症，肺胞微石症，筋アミロイドーシス
	肺容量の減少		肺葉切除後，肺腫瘍
	胸郭，胸膜病変		胸膜炎，胸膜肥厚，胸膜中皮腫，気胸，血胸
	呼吸運動，呼吸筋力の障害		重症筋無力症，神経筋疾患，肥満による低換気症候群
	高度の胸郭の変形		後側弯症，横隔神経麻痺
	浮腫		筋水腫
	そのほか		肥満

文献2より引用．

に，肺を膨らませることが障害されている状態である．
▶ 判定基準：$FEV_{1.0}\%$ は70%以上，かつ%VCが80%未満．

3 混合性換気障害

- 進行した肺気腫でみられることが多く，%VCおよび$FEV_{1.0}\%$ の両方が低下した状態である．
  ▶ 判定基準：$FEV_{1.0}\%$ が70%未満，かつ%VCが80%未満．

7）呼吸機能における姿勢の影響（図6）

- 肺気量分画は姿勢による影響を大きく受ける．
- 立位，座位，背臥位のいずれの体位でもRVはほとんど変化しないが，FRCは背臥位で減少する．
- VCにおいても立位と比べ背臥位では低下を認め，背臥位になることで胸郭の運動が制限されると同時に，背側に多くの圧力が加わるため，下肺野は拡張しづらい状態となることや，腹部内臓器が横隔膜を押し上げ，吸気を困難とするために，横隔膜機能効率が低下するとされている．

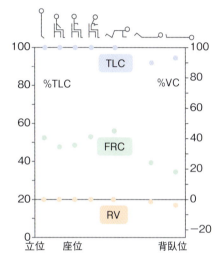

図6　姿勢による肺気量分画の変化
文献3をもとに作成．

8）スパイロメトリーで測定可能であるその他の指標

1 最大換気量（MVV）

- MVV（Maximal Voluntary Ventilation）は一定の時間内にどれだけの量の空気を換気できるかをみる検査であり，運動耐容能との関係で重要とされている．
- 安静換気後，被験者に12秒間できるだけ大きなTVでできるだけ早く換気を行わせた際の換気量を測定し，これを1分間に換算する．
- 予測値よりも低下している場合は，閉塞性換気障害を疑うが，閉塞性換気障害を認めない場合は，呼吸筋の障害を疑う．

2 気道閉塞の可逆性

- 気管支拡張薬を吸入させる前後でスパイロメトリーを実施する．
- 一般的には$FEV_{1.0}$の改善率を以下の式により計算する．
  ▶ 改善率（%）＝［（吸入後の$FEV_{1.0}$ − 吸入前の$FEV_{1.0}$）/ 吸入前の$FEV_{1.0}$］× 100
- **12%以上，かつ$FEV_{1.0}$の絶対値で200 mL以上の改善**があれば，可逆性があると判定する[4]．
- 閉塞性換気障害に可逆性がある場合は気管支喘息，可逆性を認めない場合は，COPDであることが多いが，慢性的な喘息では可逆性が失われていることがあり，これだけの結果で気管支喘息とCOPDの鑑別にはならない．

3 咳嗽力測定

- 随意的な咳嗽力の客観的指標として近年，**咳の最大流量**（Cough Peak Flow：**CPF**）が用いられている．咳は気道内分泌物や誤嚥による異物を除去するために必要であり，健常成人のCPFはおおむね360～960 L/分である[5]．
- CPFはスパイロメーターやピークフローメーターにて測定し（図7），最大限に息を吸った状態から随意的に咳嗽を行い，そのときの最大呼気流量（ピークフロー）を記録する[5]．
- 有効なCPFが得られていない場合には，分泌物が気道内から除去できないため，肺炎，無気肺，呼吸不全※1の急性増悪，誤嚥による窒息を起こす危険性が高くなる．

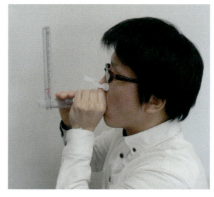

図7　ピークフローメーターによる咳嗽力測定

- 神経筋疾患患者においては**CPFが270 L/分以下**では上気道感染時に分泌物の喀出不全となり，**160 L/分以下**では日常的に分泌物の喀出が困難になるとされる．

> **memo**
> ※1　呼吸不全
> 呼吸不全とは，「PaO_2が60 mmHg未満になること．さらに，$PaCO_2$上昇を伴わないものをⅠ型，上昇を伴うものをⅡ型とする．そして呼吸不全の状態が，1カ月以上続くこと」と定義する．mmHg（ミリメートルエッチジー）とtorr（トル）は同じ圧をあらわす単位である．torrは，トリチェリ博士の名前に由来した標記のしかたである．

3 フローボリューム曲線

- スパイロメトリーで努力呼気曲線を記録する際に，呼気量をX軸，各肺気量での呼気気流速度（V_1）をY軸に配し，XY軸上に気流と肺気量の関係を曲線として図示したものが**フローボリューム曲線**である（図8）．通常は，MIPから努力呼出した最大呼気流量曲線のことを示す．

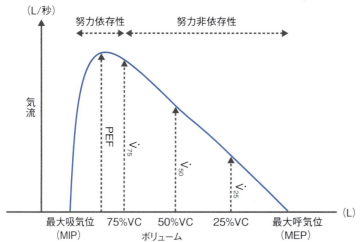

図8　フローボリューム曲線

- 一般的に呼出障害をFEV$_{1.0}$%で判別できるが，どの部位が閉塞しているかは判別できない．フローボリューム曲線は各肺気量レベルでの呼出障害を検出でき，末梢気道から上気道までの情報をパターンとして認識できることが特徴であり，**気道閉塞部位を判定**することができる．

1) ピークフロー（PEF）

- フローボリューム曲線上で$\dot{V}$の最大値をピークフロー（Peak Expiratory Flow：PEF）という．
- 呼気努力に依存するが，この低下は**中枢気道の閉塞性病変を反映**する[4]．

2) $\dot{V}_{75}$，$\dot{V}_{50}$，$\dot{V}_{25}$，$\dot{V}_{50}/\dot{V}_{25}$

- MIPを100%，MEPを0%としたとき，75%に相当する肺気量位（FVCの25%を呼出した瞬間）の呼気流速を$\dot{V}_{75}$，50%に相当する肺気量位（FVCの50%を呼出した瞬間）の呼気流速を$\dot{V}_{50}$，そして25%肺気量位（FVCの75%を呼出した瞬間）の呼気流速を$\dot{V}_{25}$とよび，$\dot{V}_{50}/\dot{V}_{25}$は曲線の勾配をあらわす．
- MIPからFVCの80〜75%までの範囲の流量は被験者の呼気努力により値が変動する．したがって，この部分の曲線を**努力依存性**（effort dependent portion）という．またそれ以下の部分は呼気努力の影響をほとんど受けないため，**努力非依存性**（effort independent portion）とよばれている[1]．
- $\dot{V}_{50}$・$\dot{V}_{25}$および$\dot{V}_{50}/\dot{V}_{25}$は比較的末梢気道の閉塞性病変を反映し，$\dot{V}_{50}/\dot{V}_{25}$が3.0〜4.0以上となる場合は，**末梢気道の閉塞性換気障害の病態を疑う**．
- 強い閉塞性換気障害を認める場合は，PEF，$\dot{V}_{75}$，$\dot{V}_{50}$，$\dot{V}_{25}$の低下を認める．また$\dot{V}_{50}$・$\dot{V}_{25}$の低下は，FEV$_{1.0}$%の低下よりも鋭敏であり，閉塞性換気障害の早期発見に役立つ[6]．

3) フローボリューム曲線およびFVCの測定方法（図9，表3）

- 測定は，基本的に座位あるいは立位にて実施する．姿勢によって呼吸機能の値が変化するため，被験者の経過を比較したい場合は，同じ姿勢で測定する必要がある．もし，異なる姿勢で測定する場合は，測定姿勢の記載が必要である．

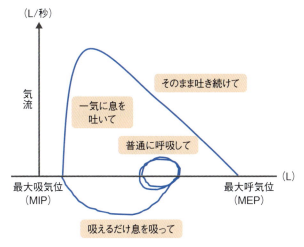

図9 フローボリューム曲線測定モニター

表3 努力性肺活量の測定方法

① 測定値は被験者の努力に依存するため，最大限努力するように説明する．
② ノーズクリップを使用し鼻腔を閉鎖し，空気が口から漏れないようにマウスピースをしっかりとくわえる．
③ 安静呼吸を3〜4回行った後，EEPからMIPまで吸気させる．
④ MIPまで吸気すると，一気に最大努力でMEPまで息を吐き出させる．
⑤ 最低6秒以上呼気努力を続けるように声をかけ，最低2秒以上呼気量が変化しないことを確認し，検査を終了する．

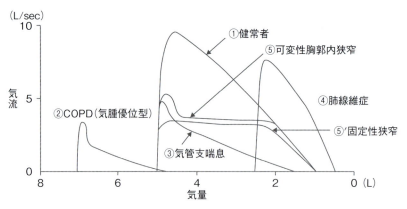

図10 疾患別フローボリューム曲線
①正常パターン：肺気量が十分あり呼気流速が最高値になったところから波形が直線に低下するのが特徴である．②，③末梢気道の病変：初期の病態では，VCは低下しないが，気流速度が低下するためにグラフが下降するときにやや下に凸となる．気管支喘息では，呼気時に抵抗がかかるためピークフローが明らかに低下し，グラフが下降するときに下に凸となる．COPDでは，ピークフローが著しく低下し，VCも低下する．さらにグラフが下降するときは，下に凸になる．④拘束性病変：拘束では，病態が進行するに伴いVCが低下するため気量が低下する．曲線の形は，健常者と変わらないが，重症になるとグラフの形状も変化する．⑤，⑤′上気道の病変：上気道の閉塞により，呼気時に抵抗がかかるため，気流速度は一定以上に上昇せず台形の曲線となる．文献2より引用．

- フローボリューム曲線の形から大まかな気道の状態を知ることができる（図10）．

4 呼吸筋力

- 呼吸筋力は呼吸運動には欠かすことのできない要素である．呼吸筋の疲労，胸郭の変形，侵襲，低栄養，神経筋疾患などにより呼吸筋力の低下が生じるため，呼吸筋力の評価は重要である．
- 各呼吸筋の筋力を単独で測定することは困難であることから，**吸気時および呼気時の口腔内圧〔吸気筋力（最大吸気口腔内圧：maximal Inspiratory Pressure：PImax），呼気筋力（最大呼気口腔内圧：maximal Expiratory Pressure：PEmax）〕**を呼吸筋力の指標とする方法が一般的である．
- PImaxおよびPEmaxは肺気量に依存し，PImaxはMEP，PEmaxはMIPでの値が最も高くなる．呼吸筋力の予測式を以下に記載する（鈴木らの日本人を対象とした予測式）[7]．
  - ▶PImaxの予測式：（男性）45.0 − 0.74 × 年齢 + 0.27 × 身長（cm）+ 0.60 × 体重（kg）
    　　　　　　　　（女性）− 1.5 − 0.41 × 年齢 + 0.48 × 身長（cm）+ 0.12 × 体重（kg）
  - ▶PEmaxの予測式：（男性）25.1 − 0.37 × 年齢 + 0.20 × 身長（cm）+ 1.20 × 体重（kg）
    　　　　　　　　（女性）− 19.1 − 0.18 × 年齢 + 0.43 × 身長（cm）+ 0.56 × 体重（kg）
- 正常値にはさまざまな報告があり，ばらつきが比較的大きい．COPDでは，横隔膜の平定化によって横隔膜が十分に働かないことから[8]，PImaxは特に低下する．

- 呼吸筋力は口腔内圧計を用いて測定する（表4）．基本的に座位および立位にて実施する．一般的には測定を3回程度実施し，最も良好な値を採用する．

表4 呼吸筋力の測定方法

① 測定値は被験者の努力に依存するため，最大限努力するように説明する．
② ノーズクリップを使用し鼻腔を閉鎖し，空気が口から漏れないようにマウスピースをしっかりとくわえる．
③ 最大吸気口腔内圧（PImax）を測定する場合は，MEPから最大吸気努力を行う．
④ 最大呼気口腔内圧（PEmax）を測定する場合は，MIPから最大呼気努力を行う．

③および④において，努力は最低1.5秒以上維持し，1秒間安定した圧を最大圧として用いる．

5 肺年齢

- **肺年齢**とは，一般の市民に対して肺の健康状態を示す最もわかりやすい指標である．同性・同世代と比較して自分の呼吸機能がどの程度であるかを確認できる．
- 患者や家族にも理解されやすく，健康意識を高めることや禁煙の指導などに役立つ[6]．
- 肺年齢の計算式（18〜95歳）を以下に記載する．
  - 男性：肺年齢＝〔$0.036 ×$ 身長（cm）$- 1.178 - FEV_{1.0}$（L）〕$/0.028$
  - 女性：肺年齢＝〔$0.022 ×$ 身長（cm）$- 0.005 - FEV_{1.0}$（L）〕$/0.022$

> **国家試験頻出キーワード**
> ・肺気量分画（p57）　・スパイロメトリーで測定できる項目（p57）　・換気障害の分類（p60）
> ・フローボリューム曲線の形（気道閉塞部位）（p62, 64）

文献

1) 「ビジュアルレクチャー 内部障害理学療法学」（高橋哲也/編），医歯薬出版，2014
2) 「呼吸機能検査ガイドライン」（日本呼吸器学会肺生理専門委員会/編），メディカルレビュー社，2004
3) 「コメディカルのための呼吸理学療法 最新マニュアル」（神津玲/監），メディカ出版，2005
4) 「呼吸ケアエッセンス」（石原英樹/編），MCメディカ出版，2006
5) 「シンプル理学療法学シリーズ 内部障害理学療法テキスト」（細田多穂/監），南江堂，2009
6) 「フィジカルアセスメント徹底ガイド 呼吸」（高橋仁美，佐藤一洋/編著），中山書店，2009
7) 鈴木正史，他：日胸疾会誌，35：1305-1311，1997
8) 「ビジュアル実践リハ 呼吸・心臓リハビリテーション 改訂第2版」（居村茂幸/監，高橋哲也，間瀬教史/編著），羊土社，2015

第2章 検査測定

3 運動負荷試験と運動処方

> **学習のポイント**
> - 運動負荷試験の目的を学ぶ
> - 運動負荷試験の種類と方法を学ぶ
> - 運動処方の基本を学ぶ
> - 運動時エネルギー消費量の意義と算出方法を学ぶ

1 運動負荷試験とは

- **運動負荷試験**とは，運動負荷をかけることによって心血管系や呼吸系の状態の変化を確認する，耐えられる運動量の程度を評価する，などを目的とした試験である．
- 運動負荷試験には，歩行や走行といった大きい筋肉を動かす動的な試験と握力計を用いるハンドグリップ法といった静的な試験がある．一般に運動負荷試験といえば，動的運動負荷試験を示すことが多い．
- **動的運動負荷試験**は，自転車エルゴメーターやトレッドミルといった機器を使用して運動負荷をかける方法と，運動負荷のための機器を使用せずに，平地を利用し，一定条件下の歩行距離を測定する方法がある．

> **基礎医学への振り返り**
>
> **運動時エネルギー供給機構**
> 身体運動は，運動筋の収縮によってなされる．運動筋収縮のためのエネルギー源の供給は，筋細胞内にあるATPの分解による．筋線維中のATP量はわずかであるため，運動を継続するためにはATPを絶えず供給しなければならない．このATPを供給する主要な経路としくみをエネルギー供給機構とよぶ．エネルギー供給機構には，酸素を必要としない無酸素性代謝機構（クレアチンリン酸機構と解糖系機構に分類）と酸素を必要とする有酸素性代謝機構があり，運動時間と運動強度によって動員される機構が変化する．

2 運動負荷試験の目的

- 運動負荷試験の目的は，大きく分けると1) 臨床診断，2) 全身持久力の判定，3) 運動処方のための情報収集の3つである．

1) 臨床診断

- 運動療法を安全に実施するためには，安静時の検査では検出できない潜在性の異常を検出することが必要である．運動負荷試験によって，虚血性心疾患などの疾患の診断や，症状の程度を判定して運動の安全性を確認することができる．
- 運動の前後だけでなく運動中に心電図や血圧といった循環機能のモニタリングを行い，運動時に心臓の機能が維持されているか，狭心症発作を起こさないかどうかを医師の立ち会いのもと判断する．

2) 全身持久力の判定

- 身体運動負荷に耐えるために必要な呼吸や心血管系能力に関する機能を，**運動耐容能**とよぶ．
- 運動耐容能の全身レベルや持久力に関する機能を**全身持久力**とよぶ．
- 動的運動負荷試験では全身持久力を判定することができる．全身持久力の指標として**最大酸素摂取量**（$\dot{V}O_2max$），**最高酸素摂取量**（peak$\dot{V}O_2$）がある．

3) 運動処方のための情報収集

- 健康の維持増進や体力の低下予防および向上を目的とする運動（療法）は，安全で効果が高いことが第一の条件である．
- 心疾患や呼吸器疾患など内部障害患者における運動療法においても，安全かつ効果的な**運動プログラム**を立案する必要がある．
- 運動負荷試験の実施は，心疾患のスクリーニングだけでなく，全身持久力を客観的に評価し，個々に最も適した運動プログラムの立案，つまり運動処方作成という点で有用である．

3 運動負荷試験の実施前チェック

- 運動負荷試験に伴うリスクは比較的低いとされているが，その高い安全性を維持するためには，メディカルチェックをもとに運動負荷が可能であると判定された者に対して実施する．そのためには運動負荷試験が禁忌となる疾患や状態について十分に考慮する必要がある（表1）．
- 運動負荷試験の禁忌は絶対禁忌と相対禁忌に分けられる．絶対禁忌となる者には，これらの症状が安定するか，十分に治療されるまで運動負荷試験を実施しない．

表1　運動負荷試験の禁忌事項

絶対的禁忌
重篤な心筋虚血や急性心筋梗塞（発症後2日以内），他の急性心イベントを示唆する最近の有意でない安静時心電図変化
不安定狭心症
症候性や血行動態に異常をもたらすコントロール不良の不整脈
症候性の重症大動脈弁狭窄症
コントロール不良の症候性心不全
急性肺塞栓または肺梗塞
急性心筋炎または心膜炎
解離性動脈瘤あるいはその疑いがある場合
熱，身体の痛み，リンパ腺腫脹を伴う急性感染症

相対的禁忌※
左（冠動脈）主幹部狭窄
中等度の心臓弁狭窄
電解質異常（低カリウム血症，低マグネシウム血症など）
重篤な安静時高血圧（収縮期血圧＞200 mmHgあるいは拡張期血圧＞110 mmHg）
頻脈性または徐脈性不整脈
肥大型心筋症およびその他の流出路閉塞
運動負荷によって増悪する可能性のある神経筋障害や筋骨格障害，リウマチ様障害
高度房室ブロック
心室瘤
コントロール不良の代謝系疾患（糖尿病，甲状腺中毒症，粘性水腫など）
慢性感染症（伝染性単核球症，肝炎，AIDSなど）
十分に運動を行うことができなくなる心的・身体的ダメージ

※相対的禁忌においては，運動負荷によって得られる利益がリスクを上回る場合には適応にならない．その場合，特に安静時に無症候の例では慎重に低いレベルのエンドポイントを設定して運動負荷を行う．文献1より引用.

4 運動負荷試験の実際

1）運動負荷機器を使用する場合：自転車エルゴメーターテスト，トレッドミルテスト

1 方法

- 運動負荷機器を使用したテストの最大の利点は，運動負荷の強度やかけ方を定量化できることである．
- **自転車エルゴメーターテスト**は，いわゆる固定式自転車を使用した運動負荷試験であり，車輪を回転するペダルにかかる負荷により運動負荷の強度やかけ方が決定される．
- **トレッドミルテスト**は，電動により動くベルトの上を，歩行もしくは走行して負荷をかける方法であり，傾斜とベルトの速度により運動負荷の強度やかけ方が決定される．

- 運動負荷のかけ方には,徐々に運動強度を増す漸増負荷法,運動強度を一定にする一定負荷法などがある.運動トレーニング法としてインターバル法があるが,運動負荷試験としては一般的でない.
- 漸増負荷法には,一定時間ごとに負荷量を増加する多段階的負荷法と,運動強度の増加を連続的・直線的に増加していく連続的負荷法(ランプ法)がある.

2 運動負荷試験中のモニタリング

〈呼吸・循環・代謝機能〉

- 運動負荷装置を使用する運動負荷試験では,各種機器を用いて運動による呼吸・循環・代謝機能をモニタリングする.
- 循環機能は,心電図,血圧および心拍数より判定する.特に心電図では,不整脈やST変化などの異常心電図を観察する(心電図については第2章-4参照).
- 呼吸機能には,換気機能および酸素化能がある.運動時換気機能は,呼気ガス分析装置を使用して,分時換気量,1回換気量,呼吸数を測定する.
- 呼気ガス分析装置は,呼吸中の酸素,二酸化炭素の濃度を計測しながら酸素摂取量($\dot{V}O_2$),二酸化炭酸素排出量といった代謝機能を解析する.
- 酸素化能は,パルスオキシメーターによりSpO_2を測定する.
- 運動中に循環機能のみならず,呼気ガス分析装置を併用して呼吸・循環・代謝機能の解析により運動制限因子を判定する運動負荷試験を,心肺運動負荷試験とよぶ(図1).
- 代謝機能の解析では,増加する運動強度において有酸素性エネルギー産生に無酸素性代謝機構によるエネルギー産生が加わる直前の運動強度を判定することができる.これを**嫌気性代謝閾値(AT)**[※1]とよび,運動処方に応用する.

> **memo** ※1 嫌気性代謝閾値
> 有酸素性エネルギー産生に無酸素性代謝機構によるエネルギー産生が加わる直前の運動強度.運動能力の指標としても使用される.

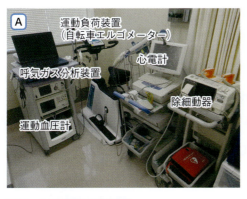
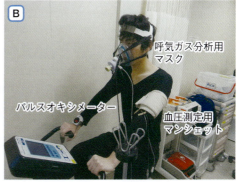

図1 心肺運動負荷試験
運動負荷装置および各種機器を使用して,総合的に運動中の呼吸循環代謝機能を解析する.
A)測定機器,B)被験者に機器を装着した様子.

〈全身持久力〉
- 通常，$\dot{V}O_2$，心拍数，血圧および自覚的運動強度は，運動強度が増加するにつれて増大し，あるところで最大に達する．これらの測定によって各人の運動耐容能を把握することができる．
- 全身持久力の指標である$\dot{V}O_2max$やpeak$\dot{V}O_2$は，呼気ガス分析装置を使用すれば実測できる．
  ▶ $\dot{V}O_2max$は，運動時に達し得る$\dot{V}O_2$の最大値のことで，これは運動強度を増加しても$\dot{V}O_2$が変化しない値である．
  ▶ peak$\dot{V}O_2$は漸増運動負荷試験で最大努力が行われたときに達した$\dot{V}O_2$の最高値であり，必ずしも$\dot{V}O_2max$と一致しない．
- 運動の際に個人が「きつい」と感じる段階をあらわした**主観的運動強度**を把握する．主観的運動強度の判定は，ボルグスケールを用いて，運動中もしくは運動終了直後に指示させながら行う．
- ボルグスケールには，2通りある（表2）．6〜20の15段階のボルグスケールは，指数を10倍すると心拍数に近似する．0〜10段階に0.5を加えた12段階の修正ボルグスケールは，呼吸器疾患における呼吸困難感や下肢疲労感を表現するのに使用されている．

表2 ボルグスケール

ボルグスケール		修正ボルグスケール	
指数	表現	指数	表現
6	全く疲労なし	0	感じない
7	非常に楽	0.5	非常に弱い
8		1	やや弱い
9	かなり楽	2	弱い
10		3	
11	楽	4	多少強い
12		5	強い
13	ややきつい	6	
14		7	とても強い
15	きつい	8	
16		9	
17	かなりきつい	10	非常に強い
18			
19	非常にきつい		
20	疲労困憊		

3 運動負荷試験の終了

- スポーツ選手や健康若年者を対象とする運動負荷試験では，$\dot{V}O_2$がこれ以上増加しない，いわゆる$\dot{V}O_2max$に達した状態，心拍数が年齢予測最大心拍数に達した状態，もうこれ以上継続できないと感じるオールアウト状態など最大（maximal）負荷までで終了する．
- これに対して，初心者のメディカルチェックの一環や有疾患患者では，何らかの理由により最大以下のレベルで負荷を中止する最大下（submaximal）負荷を用いる．この場合の負荷は，年齢予測最大心拍数の80〜85％に到達する時点で終了とする．
- 目標とする心拍数に達しなくても表3に示す症状や徴候が出現すれば，それ以上に負荷レベルを高めることが危険かつ困難と判断し，運動負荷を終了する．
- 症状や徴候が出現すれば運動負荷を中止する方法を，**症候限界性運動負荷試験**とよぶ．

2）運動負荷機器を使用しない場合：歩行テスト

- 歩行テストは，自転車エルゴメーターやトレッドミルといった運動負荷装置を使用せずに平地を歩行させる方法である．時間内歩行テスト（6分間もしくは12分間）とシャトルウォーキングテストがある．
- 歩行テストは，虚血性心疾患などの疾患の診断を行うためではなく，peak$\dot{V}O_2$といった全身持久力を決定することや，運動処方のための負荷量を判定するために使用する．

表3　運動負荷試験の中止基準

絶対適応
他の虚血の証拠が伴っており，仕事量の増大に反して収縮期血圧がベースライン値※から10 mmHg＞低下
中等度から高度の狭心症（標準スケール3として定義）
中枢神経症状の増大（運動失調，めまい，失神類似など）
灌流不良所見（チアノーゼまたは蒼白）
心電図または収縮期血圧のモニタリングが技術的に困難
被験者が中止を要請
持続性心室頻拍
異常Q波を伴わないST上昇（1.0 mm以上）（V_1あるいはaV_Rを除く）
相対適応
他の虚血の証拠がなく，仕事量の増大に反して収縮期血圧がベースライン値※から10 mmHg＞低下
STあるいはQRS変化（2 mm＞の水平または下降型）または著明な軸偏位
多源PVC，三連発PVC，上室性頻拍症，心ブロック，徐脈を含む持続性心室頻拍以外の不整脈
疲労，息切れ，喘鳴，こむら返り，跛行
心室頻拍とは識別できない脚ブロックや心室内伝導障害
増強する胸痛
血圧の過度の上昇（収縮期血圧250 mmHg＞あるいは拡張期血圧115 mmHg＞）

PVC：心室性期外収縮．※ベースラインは運動負荷試験の直前に負荷試験と同じ姿勢で測定した値．文献1より引用．

1　6分間歩行テスト（6MWT）

- 6分間歩行テスト（6MWT）は，6分間，最大限の努力で歩いてもらい，その歩行距離を測定するテストである（図2）．中等度から重症の呼吸器疾患や心疾患患者への医療介入の効果を測定することを目的とする．
- 絶対禁忌としては，1カ月以内の不安定狭心症，前月からの心筋梗塞，相対禁忌としては，安静時心拍数が120 bpm/以上，安静時血圧180/100 mmHg以上などである．
- 6MWTを行うためには，適切な歩行トラックとコーン2つ，距離メーター，カウンター，パルスオキシメーター，ボルグスケール表が必要である．
- パルスオキシメーターは，SpO_2を測定し，運動に対する低酸素血症の出現有無を検討するために用いられる．
- 歩行トラックは片道30 mが望ましいが，施設によって距離確保が困難な場合には20 mとする．歩行トラックの直線距離が短くなると，方向転換するためにペースを落とすことが多くなり，歩行距離が本来の運動能力に関係なく，少なくなる．
- テスト中は，歩行ペースを設定することを避けるために原則，患者とともに歩いてはいけない．しかし，転倒の危険性のある患者を対象にテストを実施する場合，検者による歩行ペースを設定することを避けるために患者の少し後ろを歩くことを試みる．
- テスト中のパルスオキシメーター装着は必須でないが，場合によってはテスト前，中，後に装着しておく．

```
周回カウンター：__ __ __ __ __    __ __ __ __ __    __ __ __ __ __

患者氏名：_____        患者ID：_____

歩行：_____    検者ID：_____    日付：_____

性別：    男    女        年齢：_____    身長：_____

体重：_____    血圧：_____ / _____

試験前の薬物治療（吸入量，時刻）：_____

試験中の酸素吸入：なし　あり，_____ L／分，型 _____

                           試験前                     試験後
時刻           ____：____               ____：____
脈拍数         _____              _____
呼吸困難       _____              _____  （Borg CR-10 スケール）
疲労感         _____              _____  （Borg CR-10 スケール）
SpO₂           _____％            _____％

試験中の歩行停止あるいは休憩    いいえ　はい，理由：_____

試験終了後における他の症状の有無：狭心症　めまい　臀部，脚，ふくらはぎの疼痛

_____ 周（×60 m）＋途中で終了した距離 _____ m ＝

6MWD：_____ m

予測値：_____ m    予測値に対する割合：_____％

コメント：

    解釈（介入前の6MWDとの比較を含めて）：
    _____
```

歩行距離（6MWD）の予測値
- 男性　$(7.57 \times 身長\,cm) - (5.02 \times 年齢) - (1.76 \times 体重\,kg) - 309\,m$
- 女性　$(2.11 \times 身長\,cm) - (2.29 \times 年齢) - (5.78 \times 体重\,kg) + 667\,m$

図2　6分間歩行テスト（6MWT）の記録
テスト前後には，脈拍，SpO₂を計測し，修正ボルグスケール（BorgCR-10）を使用して呼吸困難と疲労感を聴取する．6分間歩行距離（6MWD）を記録するとともに上記予測式を用いて予測値を計算する．文献2をもとに作成．

- 6MWTは，患者自身の歩行ペースを許容しているため，重症例や身体機能が低い患者に対しても適応可能である．しかし，本テストにより測定される歩行距離は，本来の最大運動能力だけでなく，モチベーションなどの影響を受ける．
- 運動能力が高い軽症例や壮年者などを対象に，運動療法の効果を検出するため6分間歩行距離（6MWD）を使用する場合に注意が必要である．これらの対象者では初回から6MWDが最大になってしまい，それ以上の歩行距離がのびず，運動療法の効果として検出できず，解釈が困難になることがある．

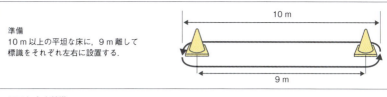

準備
10 m 以上の平坦な床に，9 m 離して標識をそれぞれ左右に設置する．

テスト中止基準
● 歩行継続危険因子
　① 強度な息切れや歩行速度の維持が困難
　② 経皮的動脈血酸素飽和度（SpO_2）が85％以下に低下
　③ 年齢予測最大心拍数の85％以上

● 信号音が鳴ったときに標識から50 cm 以上離れている場合，歩行速度の維持ができなくなった

※50 cm 以内であれば，その遅れを次の10 mで取り戻す機会を与える．もし，被験者がその距離を取り戻すことができなければ検査を終了

測定値	開始時	終了時
SpO_2	％	％
HR	bpm	bpm
ボルグ (C/L)	/	/

レベル数	シャトル数												速度 (km/h)	距離 (m)	$\dot{V}O_2$ (mL/kg/min)
1	1	2	3										1.80	0〜30	4.4〜4.9
2	4	5	6	7									2.41	40〜70	5.2〜5.9
3	8	9	10	11	12								3.03	80〜120	6.2〜7.2
4	13	14	15	16	17	18							3.63	130〜180	7.4〜8.7
5	19	20	21	22	23	24	25						4.25	190〜250	8.9〜10.4
6	26	27	28	29	30	31	32	33					4.86	260〜330	10.7〜12.4
7	34	35	36	37	38	39	40	41	42				5.47	340〜420	12.7〜14.7
8	43	44	45	46	47	48	49	50	51	52			6.08	430〜520	14.9〜17.2
9	53	54	55	56	57	58	59	60	61	62	63		6.69	530〜630	17.4〜19.9
10	64	65	66	67	68	69	70	71	72	73	74	75	7.31	640〜750	20.2〜22.9
11	76	77	78	79	80	81	82	83	84	85	86	87 88	7.92	760〜880	23.2〜26.2
12	89	90	91	92	93	94	95	96	97	98	99	100 101 102	8.53	890〜1020	26.4〜30.2

● 総歩行距離の計算
完全に終了したレベル数（　　）・シャトル数（　　　　）→総歩行距離（ a 　　　）m

● peak$\dot{V}O_2$ の計算
　予測 peak$\dot{V}O_2$ ＝4.19＋0.025×総歩行距離（m）
　　　　　　　　　＝4.19＋0.025×（ a 　　　　）
　　　　　　　　　＝（　　　　　）mL/kg/分

図3　漸増シャトルウォーキングテスト（ISWT）
テストは，図に示す徴候が現れた場合に終了する．完了したレベル数とシャトル数より総歩行距離を求め，予測 peak$\dot{V}O_2$ を算出する．文献2をもとに作成．

2 シャトルウォーキングテスト（SWT）

- シャトルウォーキングテスト（SWT）は，規則的な間隔の音のピッチに合わせて10 mの歩行路を行き来するテストであり，おもに慢性呼吸器疾患患者の運動能力を評価する運動負荷試験である．漸増負荷シャトルウォーキングテスト（ISWT）と一定負荷シャトルウォーキングテスト（ESWT）の2通りがある．

- ISWTでは，歩行路が，直線10 mと規定されており，2つのコーン（円錐形の標識）を用いて設置する（図3）．このテストは，検者へのテストの方法や被験者への説明と発信音が標準化されている．

- 歩行速度は時速1.8 kmからはじまり，1分ごとに時速0.6 kmずつ速まり歩行路を往復する．
- ISWTは，歩行距離とpeakVO_2がよく相関することから，最大運動能力の評価として優れている．
- ESWTは，ISWTと同じコース，中止基準で一定速度の信号音に合わせて最大20分歩行する．この場合，ISWTから得られた予測peakVO_2の85％に相当する歩行速度で実施する．
- ESWTは，対象者の許容可能な歩行速度での検査となるため，軽症から重症まで幅広く評価が可能で，呼吸器疾患や心不全での有用性が示されている．
- わが国において，ESWTの原法から負荷量の選択方法を一部改編したNagasaki University Endurance Shuttle Walking Test（NESWT）が開発されている．

5 運動処方

1）運動療法を安全に取り組むためのリスク管理

- 医学的問題をもった対象者が，運動療法を開始するにあたって，病態の重症度や合併症の有無といったメディカルチェックを行い，各人の病態評価と運動療法の禁忌となる病態，疾患を確認し，安全性への配慮（リスク管理）に留意する．
- 運動処方を行う前に，運動負荷試験を実施し，最大運動能力，運動時呼吸循環機能の異常の有無および応答特性を評価することが望ましい．
- 場合によっては，メディカルチェックを行い，運動療法が安全に実施できると判断される場合には，運動負荷試験を実施せずに運動処方を行うこともある．
- 虚血性心疾患患者では，心筋虚血，不整脈や心ポンプ機能といった疾患特有のリスクを有している場合があり，運動療法導入期ではリスク管理を中心とした監視下運動療法を行うことが推奨される．

2）運動処方の構成

- 運動処方の作成には，❶運動の種類，❷運動強度，❸運動の継続時間，❹運動の頻度が必須である．運動処方を作成するにあたり，この項目すべてについて適切かつ具体的に決定する．

❶ 運動の種類

- 運動の種類は大きく，全身運動と局所運動に分けられる．
- **全身運動**は，運動強度によって有酸素運動と無酸素運動に分けられ，さらにインターバルトレーニングといった有酸素運動と無酸素運動を組合わせた運動がある．
- 身体の持久性を向上させるための運動は，呼吸によってとり入れた酸素を利用してエネルギー供給する有酸素性エネルギー産生機構を伴う運動，すなわち全身を使う有酸素運動が適している．その例として，歩行，走行，自転車運動（サイクリング）がすすめられる．

❷ 運動強度

- 運動処方作成において**運動強度（運動の強さ）**を決定することは重要である．理由としては運動強度によって身体に及ぼす影響や運動療法の目的が決定され，運動時間もおのずと決定されるからである．

- 運動強度は，1分間に身体に取り込まれる酸素の量，つまり$\dot{V}O_2$（mL/分）で評価することができる．ただし，同じ運動をしていても体重によってエネルギー消費量が変わるため，一般には体重1 kgあたり，1分間に身体に取り込まれる$\dot{V}O_2$（mL/kg/分）を運動強度の目安としている．
- 運動強度の指標として，安静座位の$\dot{V}O_2$（3.5 mL/kg/分）を基準として，各身体活動がその何倍に相当するかをあらわす尺度があり，これを**代謝当量**（メッツ：METs）[※2]とよぶ．METs表（表4）を用いれば，各身体活動の運動強度を推定することができる．
- 運動強度の定量化には$\dot{V}O_2$のほかに，心拍数を用いた方法がある（表5）．
- $\dot{V}O_2$や心拍数の予備能を指標にした強度設定方法は，他の設定方法と比較して身体活動エネルギー消費量をより正確に反映する．したがって，運動強度を処方する際は可能ならばこれらの方法を用いることが推奨されている．
- 運動強度は通常，範囲として設定し，中等度（予備酸素摂取量もしくは予備心拍数が40〜60%）の運動強度がよいとされている．
- 最大心拍予備能による目標心拍数の設定は，**カルボーネン**（Karvonen）**法**[※3]として知られており，主に心疾患患者の運動処方強度の判定に使用されている．
- 設定する運動強度は，残存狭窄のある虚血性心疾患患者40〜60%，心不全軽症患者40〜50%，心不全重症30〜40%である．
- 6〜20までの15段階のボルグスケールは，運動強度を運動実践者の主観によってとらえようとするもので，運動実践者の主観と心拍数の関係をあらわす．このボルグスケールでは，若者の場合，カテゴリーの1指数を10倍するとおよその心拍数に相当する．
- しかし，心疾患や高齢者などで，心拍数が運動に対して正常な反応を示さない場合があるため，自覚的運動強度設定に際し注意を要する．
- 呼吸困難を呈する呼吸器疾患の場合，心拍数を指標に運動強度を決定するよりも，修正ボルグスケールを用いて患者が運動中に自覚する呼吸困難を指標に運動強度を設定する方法が有効的である．
- AT以下の強度で行われる運動は，運動に伴う危険度も低く，エネルギー源として炭水化物とともに脂質が使われることから，各種疾患，健康づくりや生活習慣病の予防・治療にふさわしい運動として推奨される．
- 各種歩行テストによる運動処方強度は，歩行速度として算出する．
- 6MWTでは，6MWDから求めた歩行速度を最大歩行速度と仮定し，最大歩行速度の相対的運動強度として算出する．
- ISWTでは，予測peak$\dot{V}O_2$を算出し，設定する運動強度に相当する$\dot{V}O_2$を判定し，歩行速度を設定する（図3）．

※2　代謝当量
ある運動・身体活動のエネルギー消費量が安静座位時の酸素消費量と比較して何倍になるかを示す運動強度の指標．

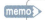

※3　カルボーネン法
最大心拍予備能より，運動処方における運動強度の目標心拍数を設定する方法．

表4 METs表

METs	3 METs 以上の生活活動の例
3.0	普通歩行（平地，67 m/分，犬を連れて），電動アシストつき自転車に乗る，家財道具の片づけ，子どもの世話（立位），台所の手伝い，大工仕事，梱包，ギター演奏（立位）
3.3	カーペット掃き，フロア掃き，掃除機，電気関係の仕事：配線工事，身体の動きを伴うスポーツ観戦
3.5	歩行（平地，75〜85 m/分，ほどほどの速さ，散歩など），楽に自転車に乗る（8.9 km/時），階段を下りる，軽い荷物運び，車の荷物の積み下ろし，荷づくり，モップがけ，床磨き，風呂掃除，庭の草むしり，子どもと遊ぶ（歩く/走る，中強度），車椅子を押す，釣り（全般），スクーター（原付）・オートバイの運転
4.0	自転車に乗る（≒16 km/時未満，通勤），階段を上る（ゆっくり），動物と遊ぶ（歩く/走る，中強度），高齢者や障害者の介護（身支度，風呂，ベッドの乗り降り），屋根の雪下ろし
4.3	やや速歩（平地，やや速めに＝93 m/分），苗木の植栽，農作業（家畜に餌を与える）
4.5	耕作，家の修繕
5.0	かなり速歩（平地，速く＝107 m/分），動物と遊ぶ（歩く/走る，活発に）
5.5	シャベルで土や泥をすくう
5.8	子どもと遊ぶ（歩く/走る，活発に），家具・家財道具の移動・運搬
6.0	スコップで雪かきをする
7.8	農作業（干し草をまとめる，納屋の掃除）
8.0	運搬（重い荷物）
8.3	荷物を上の階へ運ぶ
8.8	階段を上る（速く）

METs	3 METs 未満の生活活動の例
1.8	立位（会話，電話，読書），皿洗い
2.0	ゆっくりした歩行（平地，非常に遅い＝53 m/分未満，散歩または家の中），料理や食材の準備（立位，座位），洗濯，子どもを抱えながら立つ，洗車・ワックスがけ
2.2	子どもと遊ぶ（座位，軽度）
2.3	ガーデニング（コンテナを使用する），動物の世話，ピアノの演奏
2.5	植物への水やり，子どもの世話，仕立て作業
2.8	ゆっくりした歩行（平地，遅い＝53 m/分），子ども・動物と遊ぶ（立位，軽度）

METs	3 METs 以上の運動の例
3.0	ボウリング，バレーボール，社交ダンス（ワルツ，サンバ，タンゴ），ピラティス，太極拳
3.5	自転車エルゴメーター（30〜50ワット），自体重を使った軽い筋力トレーニング（軽・中等度），体操（家で，軽・中等度），ゴルフ（手引きカートを使って），カヌー
3.8	全身を使ったテレビゲーム（スポーツ・ダンス）
4.0	卓球，パワーヨガ，ラジオ体操第1
4.3	やや速歩（平地，やや速めに＝93 m/分），ゴルフ（クラブを担いで運ぶ）
4.5	テニス（ダブルス）※，水中歩行（中等度），ラジオ体操第2
4.8	水泳（ゆっくりとした背泳）
5.0	かなり速歩（平地，速く＝107 m/分），野球，ソフトボール，サーフィン，バレエ（モダン，ジャズ）
5.3	水泳（ゆっくりとした平泳ぎ），スキー，アクアビクス
5.5	バドミントン
6.0	ゆっくりとしたジョギング，ウェイトトレーニング（高強度，パワーリフティング，ボディビル），バスケットボール，水泳（のんびり泳ぐ）
6.5	山を登る（0〜4.1 kgの荷物を持って）
6.8	自転車エルゴメーター（90〜100ワット）
7.0	ジョギング，サッカー，スキー，スケート，ハンドボール※
7.3	エアロビクス，テニス（シングルス）※，山を登る（約4.5〜9.0 kgの荷物を持って）
8.0	サイクリング（約20 km/時）
8.3	ランニング（134 m/分），水泳（クロール，ふつうの速さ，46 m/分未満），ラグビー※
9.0	ランニング（139 m/分）
9.8	ランニング（161 m/分）
10.0	水泳（クロール，速い，69 m/分）
10.3	武道・武術（柔道，柔術，空手，キックボクシング，テコンドー）
11.0	ランニング（188 m/分），自転車エルゴメーター（161〜200ワット）

METs	3 METs 未満の運動の例
2.3	ストレッチング，全身を使ったテレビゲーム（バランス運動，ヨガ）
2.5	ヨガ，ビリヤード
2.8	座って行うラジオ体操

※試合の場合．文献3をもとに作成．

表5 運動生理学的指標に基づいた運動強度処方方法

指標	算出方法	例
$\dot{V}O_2$ %$\dot{V}O_2$max	$\dot{V}O_2$max[※1]×(目標運動強度)(%)	$\dot{V}O_2$max が 35 mL/kg/分 目標とする運動強度 60% 目標 $\dot{V}O_2$：21 mL/kg/分
最大酸素摂取予備能法	$\dot{V}O_2$max 予備×目標運動強度＋安静時心拍数 ＝[($\dot{V}O_2$max[※1]－安静時$\dot{V}O_2$)×目標運動強度(%)]＋安静時$\dot{V}O_2$	$\dot{V}O_2$max：30 mL/kg/分 安静時$\dot{V}O_2$：3.5 mL/kg/分 目標とする運動強度 40〜60% 目標$\dot{V}O_2$の範囲：14.1〜19.4 mL/kg/分 （4.1〜5.5METs）
心拍数 %最大心拍数法	年齢予測最大心拍数[※2]×目標運動強度(%)	年齢予測最大心拍数：150拍/分 設定する運動強度 60% 目標心拍数 90拍/分
最大心拍予備能法	最大心拍数予備×目標運動強度(%)＋安静時心拍数 ＝[(年齢予測最大心拍数[※2]－安静時心拍数)×目標運動強度(%)]＋安静時心拍数	安静時心拍数：70拍/分 年齢予測最大心拍数：180拍/分 目標とする運動強度 40〜60% 目標心拍数の範囲：114〜136拍/分
METs %METs法	[($\dot{V}O_2$max[※1])/3.5(mL/kg 分)]×目標運動強度(%)	$\dot{V}O_2$max が 35 mL/kg/分 目標とする運動強度 60% 目標METs数：6METs

※1 最大酸素摂取量は最大または最大下運動負荷試験で実測するか推定（推定$\dot{V}O_2$max）で求める．※2 年齢予測最大心拍数は，220－年齢で計算できる．処方運動強度（目標運動強度）は，疾患，年齢，体力レベルなどを考慮して決定する．文献1をもとに作成．

3 運動の継続時間

- 運動時間の設定は，各人の体力や運動の目的によって異なり，10〜60分と幅が広い．
- 有酸素運動を目的とする場合には，1回あたりの運動を少なくとも10分以上継続する必要がある．
- 運動を連続して20〜30分継続することができない場合は，2〜3分間の運動の間に同時間の休息をとり入れたインターバルトレーニング法を用いる．この場合，運動強度と運動時間を変えていき，最終的には，目標とする運動強度で20〜30分継続して行えるよう進めていく．

4 運動の頻度

- 疲労をもち越さず，前に行った運動の効果が消失しないうちに，次の運動を行える運動の頻度を設定する．これは，最低1日おき，できれば週3〜5回行うことが望ましい．

3）身体活動によるエネルギー消費量

- 健康づくりや減量，糖尿病の運動療法において，身体活動によりどのくらいエネルギーを消費できたかを検討することが重要である．
- 運動によるエネルギー消費量は運動の強度と時間，体重によって決定し，図4に示す方法で算出できる．

```
身体活動強度（METs）× 時間（hr）× 体重（kg）
```

> 例
>
> ①75 kg の人が卓球（4 METs）を 30 分行った場合
> 　　　4METs×0.5 時間 ×75 kg＝150 kcal
> 　　　　　1 回あたりの運動によって，150 kcal 消費する
>
> ②65 kg の人に運動処方「6METs の運動を 30 分」した場合
> 　　　6METs×0.5 時間 ×65 kg＝195 kcal
> 　　　　　1 回あたりの運動によって，195 kcal 消費する

図4　METsからエネルギー消費量を換算する

6 運動プログラム指針

- 各種疾患の予防，治療のために運動プログラムに関する指針が，多くの内部障害関連学会から報告されている．
- 学会ガイドラインにおける運動指針は，科学的根拠に基づき作成された推薦を含む運動療法の指針である（表6）．
- 必ずしも個々の患者の状況にあてはまるとは限らないが，ガイドラインに沿った運動プログラム立案が重要である．

表6　各種学会ガイドラインにおける運動指針

関連学会（出典）	運動療法に関する指針の概要
日本高血圧学会 （高血圧治療ガイドライン2009）※1	●中等度の強さの有酸素運動を中心に，定期的に（毎日30分以上を目標に）行う．
日本動脈硬化学会 （動脈硬化性疾患予防ガイドライン 2012年版）※2	●最大酸素摂取量の50％強度が効果と安全性の面から適している． ●1日30分以上を週3回以上（できれば毎日），または週180分以上をめざす．
日本糖尿病学会 （糖尿病治療ガイド 2012-2013）※3 （糖尿病治療のエッセンス2012）	●運動の種類：インスリン感受性を増大させる有酸素運動と筋肉量を増加し筋力増強効果のあるレジスタンス運動がある．肥満糖尿病患者では，両者を組み合わせた水中歩行が膝への負担も少なく安全で有効な運動である． ●運動強度：最大酸素摂取量の50％前後が推奨される．程度は心拍数で判定し，50歳未満では1分間に100～120拍，50歳以降は1分間100以内に留める．または「楽である」または「ややきつい」といった体感を目安にする． ●運動負荷量：歩行運動では1回15～30分，1日2回，1日の運動量として歩行は約1万歩，消費エネルギーとしてはほぼ160～240 kcal程度が適当とされる． ●運動の頻度：日常生活の中に組み入れ，できれば毎日，少なくとも1週間に3日以上の頻度で実施する． ●インスリンやスルホニル尿素薬（SU薬）を用いている人では低血糖に注意する．

※1 心血管病のない高血圧患者を対象者として設定されている．※2「運動療法の実施にあたっては，潜在性の動脈硬化疾患や骨関節疾患の合併を探索しておく必要がある」との記載あり．※3 運動療法を禁止した方がよい場合として，①糖尿病の代謝コントロールが極端に悪い場合（空腹時血糖値250 mg/dL以上，または尿ケトン体中等度以上陽性），②糖尿病網膜症（増殖網膜症・増殖前網膜症）による新鮮な眼底出血（眼科医に相談），③顕性腎症後期以降の腎症（血清クレアチニン：男性2.5 mg/dL以上，女性2.0 mg/dL以上），④虚血性心疾患や心肺機能障害（専門医の意見を求める），⑤急性感染症，⑥高度の糖尿病自律神経障害がある．運動を制限した方がよい場合として①骨・関節疾患（専門医の意見を求める），②糖尿病壊疽，③単純網膜症，④重症高血圧（収縮期180 mmHg以上，または拡張期血圧110 mg/dL以上）がある．文献3より引用．

国家試験頻出キーワード

- 嫌気性代謝閾値（AT）（p69）
- 代謝当量（メッツ・METs）（p75）
- カルボーネン法（p75）

■ **文献**

1) 「運動処方の指針原書第8版」（日本体力医学会体力科学編集委員会/監訳），南江堂，2011
2) 「呼吸リハビリテーションマニュアル－運動療法－第2版」（本呼吸ケア・リハビリテーション学会，他/編），照林社，2012
3) 「運動基準・運動指針の改定に関する検討会 報告書」，厚生労働省，2013 (http://www.mhlw.go.jp/stf/houdou/2r9852000002xple-att/2r9852000002xpqt.pdf)

第2章 検査測定

4 心電図

> **学習のポイント**
> - 心臓の標準12誘導心電図と刺激伝導系を学ぶ
> - 心電図の基本波形と異常波形を学ぶ
> - 不整脈（心房性，心室性，致死的）を学ぶ
> - 虚血性心疾患の心電図を学ぶ

1 心電図

1）心電図とは

- 心臓は収縮と拡張をくり返すことで生体のポンプとして機械的な拍動を続けるが，心臓の機械的な拍動を起こすのが心臓の電気的活動，つまり心筋の興奮状態である**脱分極**，回復状態である**再分極**である．**心電図**は，心筋の脱分極と再分極の総和を記録したものである．

2）心電図の種類と誘導法（測定方法）

■ 標準12誘導心電図（双極肢誘導，単極肢誘導，胸部誘導）

- 一般的な心電図検査法は，被験者を背臥位とし，前額面における心臓の電気活動を評価する**四肢誘導**〔右手首（赤），左手首（黄），右足首（黒），左足首（緑）〕と水平面を評価する**胸部誘導**〔V_1（赤），V_2（黄），V_3（緑），V_4（茶），V_5（黒），V_6（紫）〕，合計10個の電極導子より，**双極肢誘導**（Ⅰ誘導：左手首→右手首，Ⅱ誘導：左足首→右手首，Ⅲ誘導：左足首→左手首），**単極肢誘導**（aV_R誘導，aV_L誘導，aV_F誘導）と胸部誘導の6誘導，合計12誘導を**標準12誘導心電図**として検査を行う（図1）．

> **基礎医学への振り返り**
>
> **心電図からわかること**
> 心電図から得られる情報は，不整脈・心筋虚血・心筋梗塞の有無，心肥大・心拡大の有無である．心電図は非侵襲的検査で20秒程度の簡便な検査時間，テクニック的要因を除けば検者間誤差も少なく，再現性に優れ，心臓の電気的現象解析にとても優れる．しかし，心臓の形態に関しての情報（心房，心室の大きさ，心臓の壁厚，左室駆出率，拡張径，収縮径），心臓の動態情報（血圧，心拍出量）は得られない．

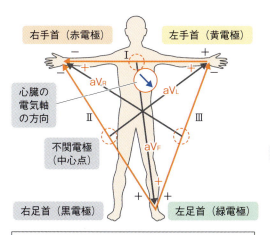
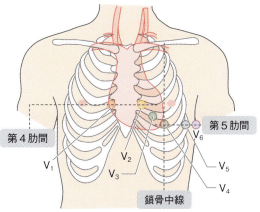

図1　標準12誘導心電図
左：文献1 p22図1，右：p23図2より改変して転載．

2 モニター心電図

- ベッドサイドやリハビリテーション施行中に心電図を監視する際に用いられる**モニター心電図**は，3つの電極から双極肢誘導1つを選択し表示する（図2）．双極肢誘導ではあるが，Ⅰ～Ⅲ誘導の他，図3に示すモニター心電図用の誘導がある．NASA誘導（アメリカ航空宇宙局が用いる誘導）は胸骨上に電極があるため，P波を明瞭に記録でき，かつ筋電図やノイズの混入が少なく，CC_5誘導は，心臓の前壁虚血の鑑別に有用かつ被験者の体位の影響を受けにくく，CM_5誘導〔CはCosta（肋骨），MはManubrium（胸骨柄）を示す〕は，双極肢誘導ではあるが胸部誘導V_5に近似した誘導をとることができる特徴がある．

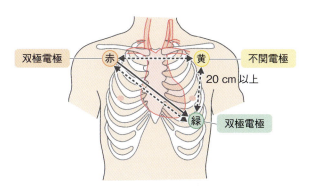
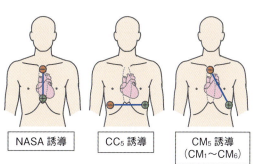

図2　モニター心電図（双極肢誘導）の電極の位置
→は双極電極の関係を表す．3つの電極はそれぞれ20 cm以上はなす（◀・▶）．文献1 p24図1より改変して転載．

図3　モニター心電図で用いられる誘導

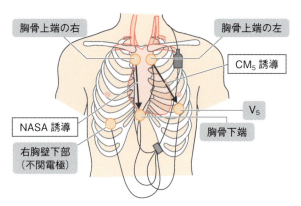

図4 ホルター心電図の電極の装着位置
文献1 p27 図2より改変して転載.

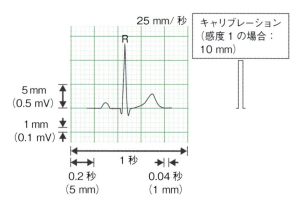

図5 心電図の標準的な記録条件
自動設定で心電図を取る場合，QRS波の振れが大きいときに感度が変更されることもあるので必ず10 mmのキャリブレーションを入れる.

- モニター心電図は簡便に心拍数や不整脈の監視に利用できるが，心筋虚血を監視する心電図としては，12誘導の1誘導のみの監視となるため，標準12誘導心電図よりも感度が落ちる.

3 ホルター心電図

- **ホルター心電図**は，24時間の日常生活の心電図変化を捉えることが主な目的で，小型の記録装置を身につけ心電図を記録し，解析する検査である．**ホルター**という名称はアメリカの物理学者で，24時間心電図記録法の発表者であるHolter博士の名前に由来している．
- ホルター心電図から不整脈や心筋虚血の有無の他，最高，最低心拍数や不整脈の発生時間を記録することができる．なお，ホルター心電図の誘導はNASA誘導とCM$_5$誘導の2誘導を用いて心電図を記録する（図4）．

3）心電図記録法と心拍数の計測

- 心電図は，1 mm×1 mm方眼記録紙を1秒間に25 mmの紙送り速度，電位は1 mVを1 cmとして記録する場合が一般的である．ただし，紙送り速度と感度は調整可能なため，必ず心電図の記録条件を確認すること（図5）.
- 電極の装着は，皮膚と電極との電気抵抗の減少を目的に電極装着用ペーストを電極装着部へ塗布し，四肢誘導と胸部誘導の電極を装着する．また，被験者が緊張を伴うと筋電図，周囲に交流電源（蛍光灯や電動ベッド，ラジオなど）が起動している場合は交流ノイズが心電図へ混入するため，心電図記録時には，これらの注意が必要である．加えて電極の装着部位を間違えると各誘導の波形が全く異なるため電極装着時の誘導ごとの心電図波形の確認は必須である（図6）.
- 心電図よりR波とR波の間隔を計測することで心拍数を計算することができる．計算式は，心拍数＝60÷R波とR波の間隔（秒），あるいは心拍数＝1,500÷R波とR波の間1 mmマス目数である〔心拍数＝60÷（RR mm×0.04）＝60÷0.04÷RR mm＝1,500÷RR mm〕．また，R波とR波の間隔に5 mmの太線が何本あるかによって，心拍数を目測する方法もある（図7）．ただし，心拍数とは心臓が収縮した回数であり，実際に心臓拍動が脈波として拍動しているのかについては，脈拍を触診して確認する必要がある．

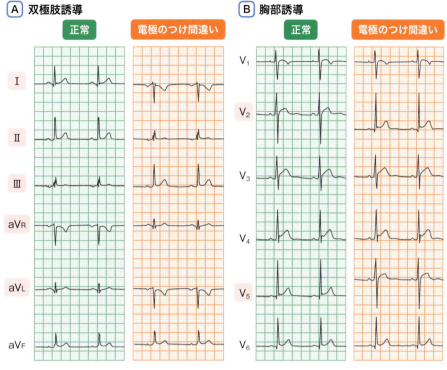

図6 正常心電図と電極をつけ間違えた心電図の比較
A）双極肢誘導における右手と左手の電極（赤と黄）のつけ間違い．B）胸部誘導におけるV₂電極とV₅電極のつけ間違い．文献1 p37図2より改変して転載．

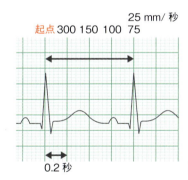

図7 RR間隔と心拍数の数え方

4）刺激伝導系と心電図の基本波形

- 心臓は，心房と心室の壁を構成する**固有心筋**と，自律的収縮を発生させる刺激を伝導する特殊心筋が構成する**刺激伝導系**が存在する．刺激伝導系の電気的興奮は右房の洞結節よりはじまり，右房内を伝導し房室結節に伝わる．この刺激により心房筋は興奮（脱分極）しP波を発生する．
- 房室結節は，心房より伝わった刺激を一定の間を置いてヒス束へ伝導する．これは，心房収縮により心室へ送られた血液が心室内へ充満するための時間で心電図上PQ時間となる．
- ヒス束へ伝導された刺激は，左脚右脚に分岐し心室内プルキンエ繊維へ伝導し心電図上の

QRS波を発生する．さらにすべての心筋が興奮（脱分極）後，心筋が収縮後不応期のST部分と心室の再分極を示すT波が出現する．
- 固有心筋と刺激伝導系が，洞結節からの刺激がこなくても固有のペースで興奮（脱分極）をくり返すことを異所性ペースメーカーとよぶ（図8）．
- 心電図の基本波形と基準値について，図9に示す．

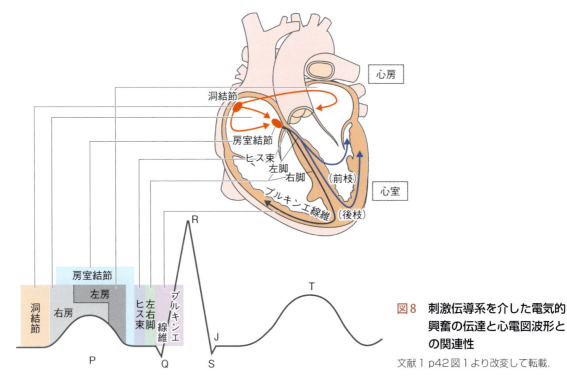

図8 刺激伝導系を介した電気的興奮の伝達と心電図波形との関連性

文献1 p42図1より改変して転載．

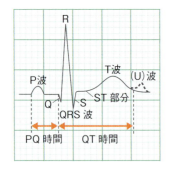

図9 基本波形と基準値
左図：文献1 p43図2，右表：p43表1より改変して転載．

波形	定義	基準値
P波	心房が興奮している時間帯（心房脱分極相） 正常な心房興奮を反映する波形	幅：0.06～0.10秒 高さ：1.0～2.5 mm
QRS波	心室が興奮している時間帯（心室脱分極相） 正常な心室興奮を反映する波形	幅：0.06～0.10秒 高さ：7.5～15 mm
T波	心室の興奮が冷める時間帯（心室再分極相） 正常な心室再分極を反映する波形	高さ：2.5～7.5 mm
(U波)	遅れて生じる心室再分極相 認められないことの方が多い	
ST部分	心室脱分極相から再分極相に移行する時間帯 心筋虚血，心膜炎，ブルガダ症候群の診断に有用	1 mm以上の偏位なし
RR(PP)間隔	心室（心房）が興奮する間隔を反映 徐脈，頻脈，不整脈の判断に有用	1.2～0.6秒
PQ(PR)時間	主に房室結節を伝導する時間を反映 房室ブロックの診断に有用	0.14～0.20秒
QT時間	主に心室の再分極時間を反映 心筋傷害や心室性不整脈易発現性の推察に有用	男性：0.34～0.44秒 女性：0.36～0.46秒

5）心電図が正常範囲を逸脱する場合

- P波が二峰性を示すあるいは増高する場合は，COPDや弁膜症による心臓弁の機能障害による心房圧上昇を考慮する（図10）．
- QRS波の増高は，心室の高電位（左室肥大）の可能性があり，幅が広いQRS波の場合は，心室内伝導速度遅延（脚ブロック）あるいはPVCを考慮し，Q波の振幅が大きい場合は，心筋梗塞を考慮する（図11）．
- T波の増高は，心筋梗塞の初期か高カリウム血症を疑い，陰転化は，心筋虚血，心筋内伝導速度障害，左室肥大を考慮し，陰性T波は，虚血性心疾患の特徴的波形である（図12）．
- ST部分の低下は心筋虚血，上昇は心筋梗塞を考慮する（図13）．
- RR間隔が1.2秒より延長している場合は徐脈，0.6秒未満の場合は頻脈である．また，RR間隔が等間隔ではない場合は不整脈である．
- PQ時間が0.2秒より延長している場合はⅠ度房室ブロック，0.14秒未満の場合は，WPW症候群を代表とする早期興奮症候群を考慮する（図14）．

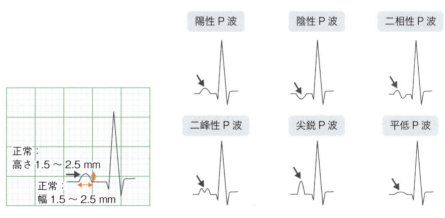

図10　P波形の種類

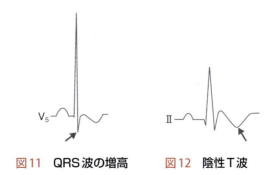

図11　QRS波の増高　　図12　陰性T波

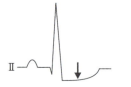 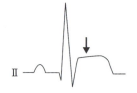 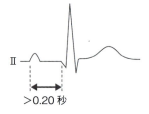

図13　ST部分の低下と上昇　　　　　　　　　　　　図14　PQ延長

6）電気軸判定

- 心臓の興奮は洞結節からはじまり心房と心室へ伝わる．その電気の流れを前額面より評価するのが**電気軸**である．左心室の興奮は右心室よりも大きいので心臓全体の電気の流れは右心房から左心室の方向へと流れる．電気軸を評価する誘導として適しているのは，誘導が直交している横向きのⅠ誘導と下向きのaV$_F$誘導である．電気軸の正常値は－30°～110°であるが0°より小さい場合，左軸偏位を示し，左室拡張や肥大，肺気腫，心筋症，下壁梗塞などが示唆され，90°を超えた場合，右軸偏位を示し右室拡張や肥大，急性肺性心，肺気腫などが示唆される．
- **心臓回転**は，胸部誘導による心臓の水平面の電気軸から評価することができる．胸部誘導のR波とS波の振幅がほぼ等しくなる誘導を移行帯とよび，標準的な移行帯は胸部誘導のV$_3$とV$_4$誘導の間にある．移行帯がV$_1$，V$_2$方向に偏位している場合を反時計方向回転といい左室肥大が示唆され，V$_5$，V$_6$方向に偏位している場合を時計方向回転といい右室肥大が示唆される（図15）．

2　不整脈

1）不整脈とは

- **不整脈**は，脈拍の乱れを触知するなどの自覚症状の他に，心電図検査により把握される正常洞調律以外の調律異常や伝導障害のすべてと定義される．
- **正常洞調律**とは，洞結節の自動能により刺激伝導系の電気刺激を通じて心臓が拍動している状態とされ，安静時の心拍数は毎分60～100の間である．
- 心電図上の正常洞調律は，P波とQRS波が規則正しく出現し，P波とQRS波が1対1の関係性であり，P波，QRS波，T波とPQ時間，QT時間の基本波形と基準値を満たすことである．

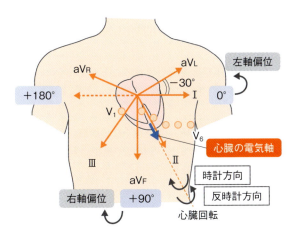

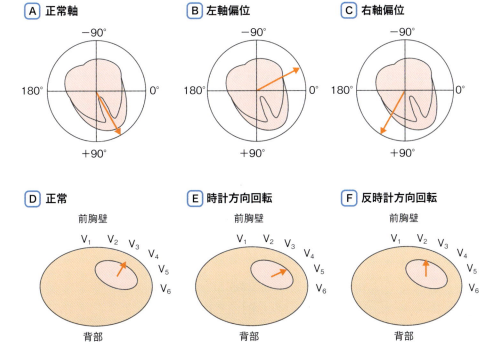

図15 電気軸
上図:文献1 p40図1,A〜C:p41図2,D〜F:p41図3より改変して転載.

2）不整脈発生メカニズムと自覚症状

- 不整脈の発生は，心筋の部分的損傷や刺激伝導系内での刺激の生成異常か刺激の伝導異常，あるいは双方の原因による．
- **刺激の生成異常**とは，洞結節に起因する不整脈である．刺激伝導系内の伝導に異常がある場合は，房室ブロックなどの伝導異常を生じる．また，心筋虚血や電解質異常，低酸素を併発している場合，洞結節以外の心房や心室内の自動能が亢進する異所性自動能により不整脈を認めることがある．
- 動悸や脈拍の欠滞などの自覚症状により不整脈を発見されることも少なくないが，多くの場合，明らかな自覚症状に乏しいことが多い．重症の場合，失神や突然死することもあるため，不整脈の判別には精通するべきである．
- 不整脈は大きく分類すると脈が欠滞する**期外収縮**，脈が遅くなる**徐脈**，さらに，速くなる**頻脈**の3種類がある．また，吸気にて脈拍は速くなり，呼気にて脈拍は遅くなり，運動や体温上昇でも脈拍は速くなるが，これらの脈拍変化は病的ではなく生理的な反応である．

3）期外収縮

- 期外収縮は洞結節以外の場所から洞調律よりも先行して刺激が発生するために起こる不整脈である．洞調律よりも先行する刺激が心房内から起こる場合は心房性期外収縮，心室内から起こる場合は心室性期外収縮とよぶ．
- **心房性期外収縮**（Premature Atrial Contraction：PAC）は，心房の異所性刺激が伴うため，洞調律のP波とは波形が異なる異所性P波を伴い，QRS波の形にかかわらずPACとよぶ．一般的に良性の不整脈として経過観察する場合が多い（図16）．
- **心室性期外収縮**（Premature Ventricular Contraction：PVC）は，洞調律に先行して心室内が興奮することにより発生するため，P波を伴うことはなくQRS波の波形の幅が0.12秒以上に幅広くなる特徴がある．健常者も不眠，ストレス，飲酒，喫煙によりPVCを発生することがあるが，PVCは心筋梗塞や心筋症などの器質的心疾患に伴う不整脈として出現することもあり，自覚症状や経過を確認する必要がある（図17）．
- 心室性不整脈の重症度の分類としてLown分類がある．Grade IV以上は，心室頻拍や心室細動などの致死的不整脈へ移行する可能性がきわめて高くなるため，注意深く観察する必要がある（図18）．

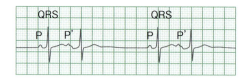

図16　心房性期外収縮

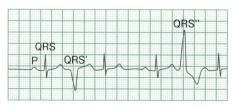

図17　心室性期外収縮

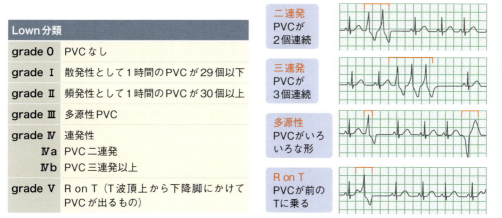

図18　Lown分類

文献2をもとに作成.

4) 徐脈性不整脈

- 徐脈性不整脈は，心拍数毎分60拍以下の遅い心拍動で，心臓の無収縮時間が2秒以上認める場合も含まれる．徐脈となる原因は，洞結節の刺激生成能低下や洞房伝導障害，房室伝導障害である．徐脈の病態は，洞性徐脈，洞不全症候群，房室ブロックとなり心房性の不整脈が主となる．自覚症状は無症状のことが多いが，めまい，疲労感，失神を認めることもある．
- **洞性徐脈**は，心電図上PP間隔が1.2秒以上延長しRR間隔も同様に延長する（図19）．
- **洞不全症候群**（Sick Sinus Syndrome：SSS）は，洞結節の機能障害により高度の徐脈を呈することがあり，アダムス・ストークス発作により失神発作を起こすこともある．SSSは，単純な洞性徐脈から洞停止，徐脈頻脈症候群の3群に分類され，洞停止を伴うSSSは緊急度が高い不整脈である（図20）．
- **房室ブロック**（AtrioVentricular block：AV block）は，刺激伝導系の房室接合部における刺激伝導障害による興奮伝導の遅延，途絶が起こるため，必ず心電図上のP波とQRS波との関連性に着目する．

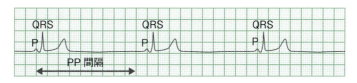

図19　洞性徐脈

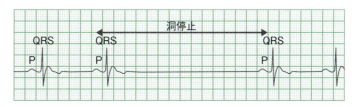

図20　洞停止

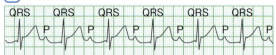

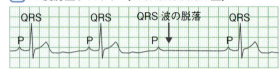

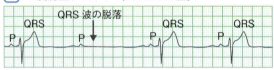

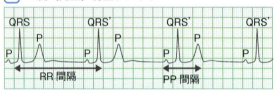

図21　房室ブロック

- Ⅰ度房室ブロックは，P波とQRS波の関連性は1対1で，PQ間隔が0.21秒以上延長した心電図である．自覚症状を認めることは少ないが経過観察が必要な不整脈である（図21A）．
- Ⅱ度房室ブロックは，時折，QRS波が脱落する不整脈で，PQ間隔の漸次延長した後にQRS波が脱落するWenckebach型（MobitzⅠ型）とPQ間隔の延長を認めず突然QRS波が脱落するMobitzⅡ型がある．MobitzⅡ型のⅡ度房室ブロックは，自覚症状の有無にかかわらず心臓ペースメーカーの適応となる（図21B，C）．
- Ⅲ度（完全）房室ブロックは，刺激伝導系の房室接合部において興奮伝導が完全に途絶した状態で，P波とQRS波との関連性は全くみられない．P波とQRS波がおのおの一定の周期で出現するため，PQ間隔は定まっておらず，房室解離している状態で自覚症状を認めなくても心臓ペースメーカーの絶対適応となる（図21D）．

5）頻脈性不整脈

- 頻脈は，洞結節や興奮発生部位の律動性亢進により興奮回数が多くなることや刺激伝導系の興奮伝導障害により刺激伝導系以外に異常な興奮伝導路が発生し，興奮が空転するため発生する．頻脈の病態は，心房性の洞性頻拍，発作性上室性頻拍，心房細動・粗動，心室性の心室頻拍，心室細動，症候群としてWPW症候群，QT延長症候群，ブルガダ症候群などがある．
- 心房性の頻脈として，洞性頻拍は，洞調律で心拍数毎分100拍以上（PP間隔0.6秒以下）を示し，精神的興奮や運動負荷によっても起こる現象で基本的に問題はない．しかし安静時に洞性頻拍を認める場合は，貧血や脱水，甲状腺機能亢進症などの合併症を確認する（図22）．

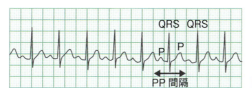

図22 洞性頻脈

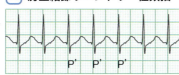

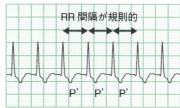

図23 発作性上室性頻拍

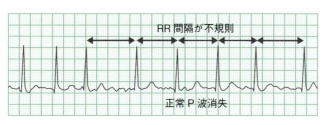

図24 心房細動

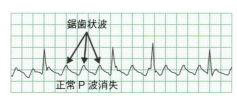

図25 心房粗動

- **発作性上室性頻拍**（Paroxysmal SupraVentricular Tachycardia：PSVT）は，心房や房室接合部を発生源とした3拍以上連続する頻拍のことを示し，心房と房室結節で興奮の発生が空転する**房室結節リエントリー性頻拍**と副伝導路による**房室回帰性頻拍**により起こることが多い．自覚症状は，突然の動悸や頻脈で自然に回復する場合もある（図23）．

- **心房細動**（Atrial Fibrillation：AF）は，心房内に複数の興奮が無秩序に発生するため，毎分300～600回の頻度で心房が興奮する不整脈で，心房に律動的な収縮はなく，小刻みに震えている状態となる．心電図上，P波をみつけることは困難であり，細動波とよばれる小刻みの波形が心電図の基線上に確認でき，RR間隔が不規則となる（図24）．

- AFは，心房に負荷がかかる病態（僧帽弁疾患，呼吸器疾患，高血圧症，虚血性心疾患，拡張型心筋症など）のときに出現しやすく，飲酒時や甲状腺機能亢進症もAFの誘引となる．自覚症状は，胸部不快感や動悸のほか，症状を認めないこともある不整脈である．また，AFが持続する場合，心房内に血栓が生じるため脳梗塞をはじめとした全身の血栓症を引き起こすことから，血栓塞栓予防が必要である．

- **心房粗動**（Atrial FLutter：AFL）は，心房内で興奮伝導が空転するために起こる不整脈であり，毎分250～400回の頻度で心房興奮が起こる．AFとは異なり規則性のある興奮伝導を示し，心電図上Ⅱ，Ⅲ，aV_F誘導で粗動波（鋸歯状波）を認める．虚血性心疾患，高血圧症，弁膜症，心筋症や甲状腺機能亢進症などの基礎心疾患を有する場合にAFLが発生しやすい（図25）．

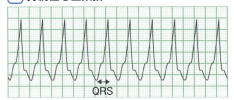
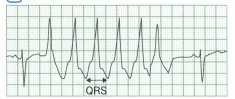

図26 心室頻拍

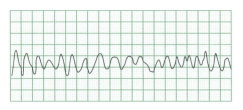

図27 心室細動

- 心室性の頻脈として，**心室頻拍**（Ventricular Tachycardia：VT）は，三連発以上の連続したPVCのことを示し，心電図上，幅の広いQRS波（0.12秒以上）で心拍数は毎分100拍以上を呈する．VTは，30秒以上持続する場合を**持続性VT**といい，30秒以内に自然停止するVTを**非持続性VT**と分類する（図26）．

- VTが発生する病態は，急性心筋梗塞や心筋症などの器質的心疾患を有する場合で，心室細動へ移行することを想定した対応が必須である．非持続性の数発のVTでは無症状のこともあるが，多くのVTは，血圧が低下するためにめまいや意識消失が起こる．

- **心室細動**（Ventricular Fibrillation：VF）は，心室内に不規則で無秩序な興奮が発生し，心室の収縮が失われ心室筋が小刻みに震える状態である．心拍出量がほぼ失われるきわめて重篤な致死的不整脈である（図27）．

- VFは，発生とほぼ同時に脳血流が途絶するため意識を消失する．そのため，救急処置として一刻も速くAEDを用いた電気的除細動を行う必要がある．

- VFを発生する病態として，虚血性心疾患，特に急性心筋梗塞や心筋症のほか，QT延長症候群，ブルガダ症候群など器質的心疾患を有さない無症状の健常者でも発生する．

6）伝導障害（脚ブロック）

- 刺激伝導系の右脚・左脚以下の心室内伝導路で伝導障害を生じている状態でQRS波が0.12秒以上の幅広い波形となり，**右脚ブロック**と**左脚ブロック**がある．

- **右脚ブロック**（Right Bundle Branch Block：RBBB）は健常者の数％程度に認められ，血行動態にはほとんど影響を及ぼさないため，経過観察となる．心電図は，右胸部誘導（V_1，V_2誘導）でrsR'パターンのQRS波，左胸部誘導（V_5，V_6誘導）で幅広いS波が特徴である．rsR'パターンとはQRS波形が上向きの小さいr波，下向きの大きいS波，上向きの大きいR波を示す波形のこと（図28）．

- **左脚ブロック**（Left Bundle Branch Block：LBBB）では，左室は右室に遅れて心室の収縮が起こるため心機能も低下する．LBBBは，虚血性心疾患，心筋症，先天性心疾患などさま

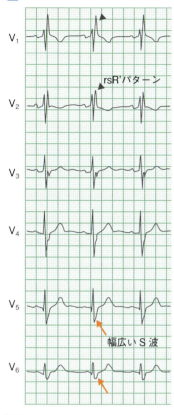
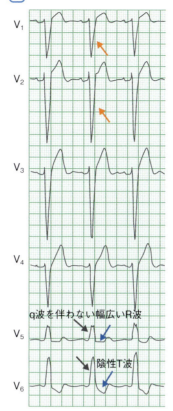
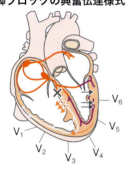
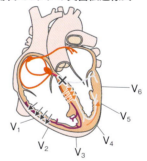

図 28　脚ブロックの心電図とメカニズム

A, B) 胸部誘導のみが呈示．C) 右脚の伝導が障害された状態．まず左脚を通り左室が興奮し，その後に右室が興奮する．D) 左脚の伝導が障害された状態．まず右脚を通り先に右室が興奮し，その後に左室が興奮する．文献1 p83 図1 より改変して転載．

ざまな病態により左脚の伝導障害が起こっている可能性が高いため，詳細な心臓の検査が必要とされる．心電図は，右胸部誘導（V_1，V_2誘導）で深く幅広いS波，左胸部誘導（V_5，V_6誘導）でq波を伴わない幅広いR波と陰性T波を認めることが特徴である（図28）．

7）虚血性心疾患の心電図

- 運動などの労作に伴い発生する心筋虚血を評価する心電図指標は，不応期で本来心電図の基線上にあるST部分の偏位である．心内膜下の心筋虚血は，ST部分が低下し，冠動脈の攣縮により心内膜から心外膜まで貫壁性の心筋虚血が起こる場合，ST部分は上昇する（図29，30）．

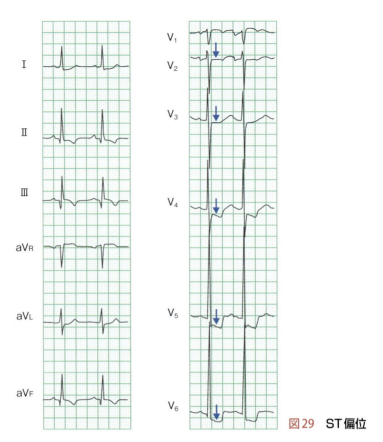

図29 ST偏位

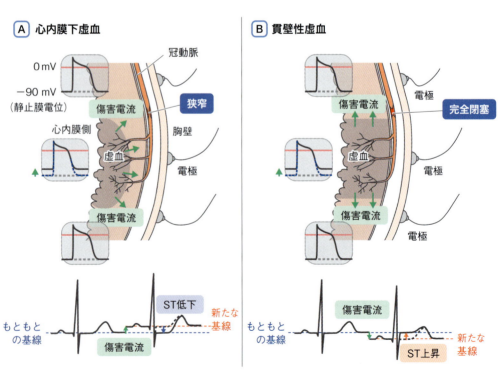

図30 ST偏位の機序

文献3をもとに作成.

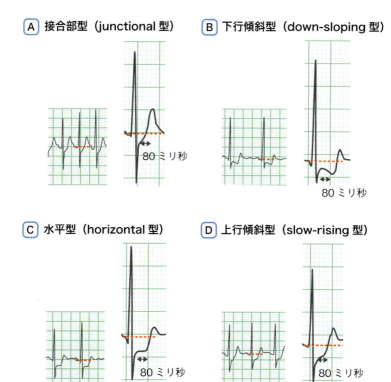

図31　ST低下の分類

-----は基線（等電位線）．文献3をもとに作成．

- ST部分の低下は，**接合部型，下降傾斜型，水平型，上行傾斜型**に分類され，心筋虚血と評価されるST部分の偏位は，水平型と下降傾斜型で心電図のJ点より0.08秒のST部分が基線より1 mm以上低下を認める場合である（図31）．
- ST部分の偏位は，安定した労作性狭心症の場合，発症後数分間の安静にて正常化する．安静時心電図においてST部分の偏位を認める場合は，安静時狭心症と判断され，急性冠症候群として扱い検査，治療の対象となる．
- 急性心筋梗塞の心電図は，発症後30分程度でT波の増高からはじまり，ST上昇（発症から1〜2時間），異常Q波出現（発症から3〜4時間），冠性T波出現，異常Q波は生涯残存と経時的に心電図が変化する（図32）．
- 心筋梗塞の責任冠動脈病変は，心電図に異常Q波を認める誘導を確認することによって評価することができる．Ⅱ，Ⅲ，aV_F誘導で異常Q波を認める場合の責任冠動脈は，右冠状動脈において，V_2〜V_5誘導で異常Q波を認める場合は，左冠動脈の前下行枝近位部以下，Ⅰ，aV_L誘導とV_2〜V_5誘導で異常Q波を認める場合は，左冠動脈主幹部が疑われる（表1）．

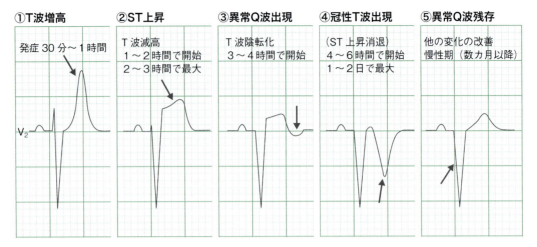

図32 急性心筋梗塞心電図の経時的変化
文献1 p92図1より改変して転載.

表1 梗塞領域と心電図変化をきたす誘導の関係

	I	II	III	aV$_R$	aV$_L$	aV$_F$	V$_1$	V$_2$	V$_3$	V$_4$	V$_5$	V$_6$	V$_3$R～V$_4$R
前壁中隔							(○)	○	○	○	(○)		
前壁								(○)	○	○	(○)		
下壁		○	○			○							
側壁	○				○						(○)	○	
後壁		(○)	(○)			(○)	○	○					
右室		(○)	(○)			(○)							○

文献1 p93表1より転載.

国家試験頻出キーワード

- RR間隔（p83） ・不整脈（p86） ・Lown分類（p89） ・房室ブロック（p89） ・心房細動（p91）
- 心房粗動（p91） ・心室頻拍（p92） ・心室細動（p92）

文献

1) 「そうだったのか！絶対読める心電図」（池田隆徳/著），羊土社，2011
2) 「Navigate 循環器疾患」（石橋賢一/著），医学書院，2014
3) 高木洋：レジデントノート，15：50-59, 2013

第3章 内部障害理学療法

1 根拠に基づいた理学療法の実践

学習のポイント
- 科学的根拠について学ぶ
- 根拠に基づいた理学療法の実践について学ぶ
- ベストプラクティスについて学ぶ

1 科学的根拠とは

- 患者に対し効果的な介入をするためには，経験則だけに頼り，理学療法を実践してはいけない．内部障害に限らず，すべての患者に対し**科学的根拠**に基づいて理学療法を実践しなければならない．
- 科学的根拠（エビデンス）とは，質の高い臨床研究で得られた結果によって規定される．主として，これまでに英語論文で発表された**無作為**（ランダム）**化比較対照試験**（Randomized Controlled Trial：RCT）[※1]を実施した論文を複数まとめた**メタアナリシス**[※2]が最もエビデンスレベルが高い（図1）．
- 理学療法関連のメタアナリシスについてはコクラン・ライブラリーに多数収載されている．コクラン・ライブラリーはコクラン共同計画が行っているメタアナリシスであり，RCTの行われたデータをすべて集め，そのなかから信頼できるものを選び，総合評価を行っている．

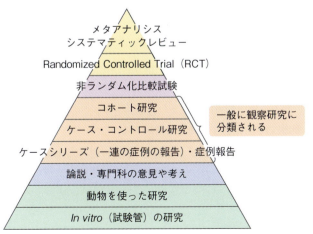

図1　エビデンス・ピラミッド

※1 RCT
RCTは，ある治療法の効果が従来のものより優れていることを証明したいときに，まず従来のものと調べたい新しい治療法を比較することからはじまる．研究の対象者をランダムに2つのグループに分け（ランダム化），一方には評価しようとしている治療や予防のための介入を行い（介入群），もう一方〔対照群（コントロール群）〕には介入群と異なる治療（以前から行われている治療など）を実施する研究である．一定期間後にあらかじめ決められた指標を比較し，介入の効果を検証する（図）．プラセボ（偽薬）によるプラシーボ効果（思い込み効果）を除去するために，観察者にも患者にもどちらが効果のある介入で，どちらが効果のないプラセボであるかをわからないように（盲検化）する二重盲検法（Double-Blind Trial：DBT）および患者のみを盲検化する単純盲検法（Single-Blind Trial）がある．DBTがバイアス（最も誤った結論を導きやすい要素）などの影響を受けにくい．二重盲検RCTは，盲検化，無作為化を行っているので，バイアスを排除するための有効な手段であり，質の高い臨床研究である．

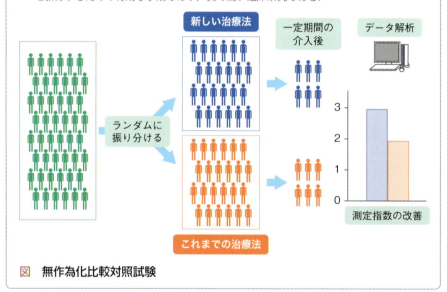

図　無作為化比較対照試験

 ※2　メタアナリシス
メタアナリシスとは，過去に独立して行われた複数の臨床研究のデータを収集・統合し，統計的方法を用いて解析した系統的総説をいう．

2 根拠に基づいた医療

- **根拠に基づいた医療**（Evidence-Based Medicine：EBM）とは，個々の患者の臨床判断において，最新最良のエビデンスを明示的に良心的に一貫して用いることである．
- EBMの実践は，個人の臨床的専門スキル（技能）と系統的研究から得られる最良の入手可能な外部の臨床的根拠とを統合することを意味する．
- EBMは提唱されて久しい．本邦でも少子高齢化で団塊の世代が後期高齢者になる2025年以降に医療費の急増が予測されており，公的保険はより効果的な治療に対する支払いにシフトする可能性が高い．リハビリテーション医療も例外ではなく，すでに医療保険の診療報酬に反映されている．

- 理学療法の質が問われる時代になっており，成果の上がらない（結果の出ない）介入には公的保険では厳しい判断がくだされる時代に突入している．
- そのような背景から理学療法に対する成果（効果）を出すことが求められている．究極はRCTにより理学療法の効果を証明できるとよいが，理学療法の研究手法として標準治療やプラセボ（偽薬）の設定が困難な場合が多い．

3 根拠に基づいた理学療法

- **根拠に基づいた理学療法**（Evidence-Based PhysioTherapy：EBPT）は，適切な質の高い臨床研究，患者の意向，PTの技量を通じて実践する（図2）．
- 質の高い臨床研究が利用できない場合には，EBPTを専門家の意見，ガイドライン，実践に必要な知識および他の質の低い研究といった他の情報源を利用し，実践する必要がある．
- EBPTの実践は，PTの専門的スキルの水準（技術水準）とエビデンスの取得・理解能力（知識水準）とのバランスが重要であり，どちらが欠けてもよくない．PTは生涯学習を通じ，どちらかに偏ることなく，個々の能力を発展させなければならない．
- EBPTの実践では，図3の5ステップに従う．

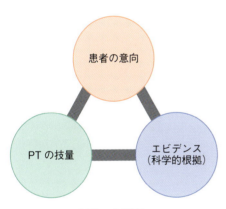

図2　EBPT実践の3要素

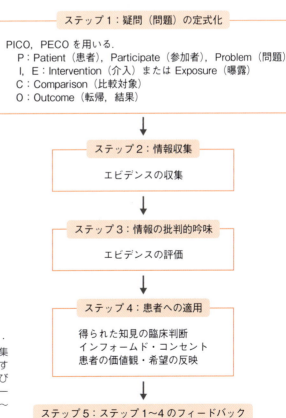

図3　EBPTのプロセス

ステップ1の疑問（問題）の定式化からスタートし，PICO・PECOを用いる．ステップ2の情報収集でエビデンスを収集する．ステップ3の情報の批判的吟味でエビデンスを評価する．ステップ4の情報の患者への適用で得られた知見および患者の価値観・希望を反映させた臨床判断を行い，インフォームド・コンセントを実施する．ステップ5ではステップ1～4のフィードバックを順に行っていく．

- EBPT実践のステップに照らすと，PTは新しい評価ツールの選択，機能的予後の明確化，治療介入法の選別に際して，研究知見を考慮し，EBPTを行う．
- 日本理学療法士協会はEBPTチュートリアルをホームページに公開しており，参考にされたい[1]．

4 ベストプラクティス

- ベストプラクティス（Best Practice）とは，ある結果を得るのに最も効率のよい技法，手法，プロセス，活動などのことをいい，単に最良の治療行為を指すのではない．医療のみならず，販売，製造業などのさまざまな業種で使われている．
- エビデンスに基づいたベストプラクティス（Evidence-Based Best Practice）とは，患者やクライエントにベストプラクティスを提供する臨床意思決定をガイドするエビデンスにアクセスし，その適用と統合をはかることである．
- エビデンスに基づいた実践を率先して実践することは，コストが高い医学領域において立証されている臨床ガイドラインを一貫して使用することを通じて，コストを削減し，患者の生活の質（Quality Of Life：QOL）を改善させる．
- 世界そしてわが国の医療経済が厳しくなるなか，今後考慮する必要があるのは，エビデンスに基づいたベストプラクティスである．

文献

1) 「EBPTチュートリアル」，日本理学療法士協会（http://jspt.japanpt.or.jp/ebpt/index.html）

第3章 内部障害理学療法

2 理学療法の進め方

> **学習のポイント**
> - 内部障害には必須である身体活動性の向上を学ぶ
> - 基本原則に則った理学療法を学ぶ
> - 疾病に関連した診療ガイドラインを学ぶ
> - 重複障害や高齢者のサルコペニア・フレイルを学ぶ
> - ペーパーシミュレーションを用いた症例検討の実施を学ぶ

1 日本人の疾病動向と理学療法

1）生活習慣病と身体活動性

- 日本人の**死亡原因**は，第1位：悪性新生物，第2位：心疾患，第3位：肺炎，第4位：脳血管疾患，第5位：不慮の事故，第6位：老衰，第7位：自殺，であり，第1〜3位まで内部障害である．
- 第2位心疾患に第4位脳血管疾患を加えると心血管疾患となる．これらは動脈硬化を発症の基礎とする疾病であり，また，身体活動性の低下が大きくかかわっている．このように，近年好ましくない生活習慣により**生活習慣病**を発症する方が少なくない．50歳代では，国民の2人に1人が高血圧である．40歳以上の4人に1人は予備軍を含む糖尿病といわれている．
- 悪性新生物の一部においては，身体活動の増加が疾病発症リスクを下げるという報告もあり，内部障害では身体活動の重要性が増している．このように，内部障害に対する理学療法は生活習慣病の増加や高齢化に伴って，以前より罹患する患者数が激増し，重要な役割を担っている．

2）運動療法の重要性

- 心臓リハビリテーション，呼吸リハビリテーション，がんリハビリテーションなどにおける柱として**運動療法**が位置づけられており，それを担うのはPTである．
- 理学療法は内部障害を有する患者に対する再発（二次）予防までを期待されており，それに関係する危険因子についても把握し，身体活動性を改善することが重要なテーマになっている．

3）慢性患者の急増とチームアプローチ

- 先進国では**慢性患者**が急増している．そのなかでも，高齢化社会のなかで心不全パンデミック（世界的大流行）とよばれるように，爆発的に心不全患者数が増加している．
- このような疾病には，継続した**疾病管理**が必要である．多職種で介入すると予後がよいとの研究結果もあり，理学療法のみで解決するのではなく，他専門職と連携し，医療チーム一丸となって成果を上げる時代である（チーム医療については第1章–3を参照）．

2　理学療法の基本原則

1）基本原則

- PTは基本的に**理学療法評価**を実施し，**理学療法計画**を作成したうえで理学療法を実施するのが原則である．
- その疾病特有の病態を理解したうえで，その病態の今後の推移（疾病に侵された臓器の機能が回復する，臓器の機能は不変である，臓器の機能が悪化する）である機能的予後を考慮し，患者に必要な理学療法を実施する．
- 理学療法を適切に実施することを目的として，医師により診断された診断名を確認し，現病歴，既往歴，現在の病態を正確に理解するために，診療録，画像診断・検査結果，治療経過などから必要な情報を抽出し，病態の重症度および現在の医学的問題と治療方針について理解する．
- **臨床判断**（臨床意思決定）の基礎となる原則を表1に示す．効果的な治療のためには，主となる指針としての経験主義を捨てることが必要である．
- 経験のみに頼り，臨床判断を行うのは，本末転倒であることを意味しており，臨床判断をするためには①病態の正確な理解，②意味のある臨床経験，③治療エビデンスの3因子が重要である．
- 知識の習得を継続すること，およびエビデンスの入手と利用，さらに価値のある臨床経験がわれわれPTの成長には不可欠である．

表1　臨床判断の基礎となる原則

1. 効果的な治療は，治療計画に基づいていなければならない
2. 効果的な治療のためには，主となる指針としての経験主義を捨てる
3. 効果的な臨床判断に不可欠なものは，継続する知識の習得である
4. 効果的な治療は統合的で，多くの場合複合的な治療に基づく
5. 治療効果の再評価は，進行形の過程において実施しなければならない
6. 理学療法に関連する知識は，飛躍的に発展させることができ，さらに専門化を促進する
7. 臨床的専門的知識は，無知を知ることからもたらされる．すなわち，臨床の英知は助言を求める人や最適な治療を効果的にするタイミングを知ることから生まれる
8. 患者の状態が慢性的であればあるほど，効果的に判断や治療を行うのに時間が必要である

文献1をもとに作成．

- 効果的な治療は統合的で，多くの場合，複合的な治療に基づくとされており，数種の治療を組合わせながら，治療効果を上げることが頻繁である．

2）評価における国際生活機能分類（ICF）の利用

- 理学療法評価は基本的には機能障害に偏ってはならず，**国際生活機能分類**（International Classification of Functioning, Disability and Health：ICF，図1）に基づく必要がある．ただし，これは病期に留意して考えるとわかりやすい．
- 患者が今急性期，回復期，慢性期のいずれの病期にあるのかが重要であり，その病期に合わせて評価を実施する．
- 例として，外科手術を行って間もない患者で回復に一定の時間を要す場合には，理学療法初期評価で退院後の家族構造を聴取するよりも合併症などの医学的情報を優先して情報を収集し，早期に離床，自立する方向をめざして関与する．
- 退院近くになるともちろんICFの個人因子，環境因子に関係する情報も評価に加えることになる．
- 回復期後期以降になると，社会的要因を踏まえる重要性は高くなる．
- ある特定の心血管・呼吸器・代謝疾患により内部障害を有す患者に対しては，その疾患固有の理学療法評価において，すでに標準化されている指標を利用すると便利である．特に，ICFでの心身機能・生体構造，活動の領域がそれに該当する．
- 例として，日本心血管理学療法学会が作成した**診療ガイドライン**でPTが測定・調査評価し得るもの，病態の把握ならびに理学療法の効果判定のために参考とする指標を紹介する（表2）．それらは通常アウトカム（理学療法効果）の指標として使用されている．
- 環境因子，個人因子には多様性があり，患者の環境・個人要因を踏まえると評価の結果には多様性が生じる．

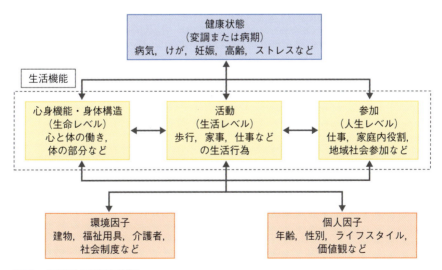

図1 国際生活機能分類

表2 心大血管疾患：理学療法診療ガイドライン

1．理学療法士が測定または調査，評価し得るもの	
1) 体格（身長，体重，BMI）	推奨グレードA
2) 心拍数	推奨グレードA
3) 血圧	推奨グレードA
4) 運動耐容能に関する指標	推奨グレードA：最高酸素摂取量（peak$\dot{V}O_2$），嫌気性代謝閾値の酸素摂取量（$\dot{V}O_2$ at AT），運動耐容時間 推奨グレードB：6分間歩行距離（6MWD）
5) 身体機能に関する指標	推奨グレードA：骨格筋力（膝伸展筋力，握力） 推奨グレードB：バランス機能（ファンクショナルリーチ，片足立ち），柔軟性（立位体前屈）
6) 日常生活活動に関する指標	推奨グレードB：基本的ADL（バーセルインデックス，機能的自立度評価），手段的ADL（老研式活動能力指標，Frenchay activities index），運動能力（身体活動量，運動習慣）
7) 健康関連QOL，抑うつ・不安に関する指標	推奨グレードA：健康関連QOL（包括的尺度，疾患特異的尺度），抑うつ・不安（BDI, SDS, CES-D, HADS, STAI, MAS）
8) 予後に関する指標	推奨グレードA：死亡（率）または生存（率）（期間），再入院率，再入院回避率（期間），心事故発生率または回避率（期間）
2．病態の把握ならびに理学療法の効果判定のために参考とする指標	
1) 心機能評価に関する指標	推奨グレードA：心エコー所見 推奨グレードB：冠動脈造影検査 推奨グレードC：X線写真所見
2) 運動時の換気機能に関する指標	推奨グレードA
3) 自律神経活動に関する指標	推奨グレードA
4) 神経体液性因子に関する指標	推奨グレードB
5) 冠危険因子に関する指標	推奨グレードA：脂質代謝，糖代謝，血圧，喫煙
6) 骨格筋に関する指標	推奨グレードB

推奨グレードA（信頼性，妥当性のあるもの），B（信頼性，妥当性が一部あるもの），C（信頼性，妥当性は不明確であるが，一般的に使用されているもの）に分類している．文献2をもとに作成．

3) 生活習慣および生活習慣病のスクリーニング

- 喫煙や食事，飲酒，運動，休養・ストレスなどの生活習慣を聴取し，それによる**生活習慣病**を必ず診療録にてチェックする．
- **危険因子是正**と**二次（再発）予防**のため，以下2点に注意する．
    ① まだ発病していない高血圧，高血糖，脂質異常，肥満の有無と程度をチェックする．また，治療の経過についても聴取し，コントロールできているかを調査する．
    ② すでに発病した高血圧症，糖尿病，脂質異常症，肥満症の有無と程度をチェックする．また，治療の経過についても聴取し，コントロールできているかを調査する．
- 動脈硬化や動脈硬化性疾患が疑われる場合には，特に標準12誘導心電図検査やABI（足関節上腕血圧比）検査の結果，頭部CT画像所見をチェックする．

3 診療ガイドライン

- **診療ガイドライン**は，エビデンスに基づき，系統的な手法により作成された推奨を含む治療指針を示した文書である．
- 患者と医療者を支援する目的で作成されており，臨床現場における意思決定の際に，判断材料の1つとして利用することができるので参照されたい．
- エビデンスをもとに各医学会から出されている診療ガイドラインなどを理解することが必要である．また，ガイドラインはおおむね5年ごとに更新されるので，ガイドラインの更新情報についても注視しておく．
- 内部障害理学療法に関連するガイドラインとして，7つのガイドラインが作成されている(表3)．

表3 内部障害理学療法に関連するガイドライン

ガイドライン	学会・協会など
診療ガイドライン第1版（2011） 心大血管疾患（表2），COPD（表4），糖尿病（表5）	日本理学療法士協会
心血管疾患におけるリハビリテーションに関するガイドライン（2012年改訂版）	日本循環器学会，他
呼吸リハビリテーションマニュアル─運動療法	日本呼吸ケアリハビリテーション学会，他
気管吸引ガイドライン2013	日本呼吸療法医学会
NICUにおける呼吸理学療法ガイドライン（第2報）	新生児医療連絡会
神経筋疾患・脊髄損傷の呼吸リハビリテーションガイドライン	日本リハビリテーション医学会
がんのリハビリテーションガイドライン	日本リハビリテーション医学会

表4 COPD：理学療法診療ガイドライン

1. 理学療法評価（指標）	
1）呼吸練習に関するもの	推奨グレードB：自覚症状，換気諸量，ガス交換能，呼吸仕事量，呼吸パターン 推奨グレードC：（換気分布）
2）気道クリアランスに関するもの	推奨グレードB：喀痰排出量，肺機能，ガス交換能 推奨グレードC：自覚症状，（気道クリアランス）
3）呼吸筋トレーニング	推奨グレードA：自覚症状，呼吸筋機能，運動耐容能，健康関連QOL
4）胸郭可動域練習	推奨グレードB：自覚症状，胸郭可動性，運動耐容能
2. 理学療法介入の指標	
1）リラクゼーション	推奨グレードB，エビデンスレベル3
2）呼吸練習	横隔膜呼吸：推奨グレードC，エビデンスレベル4a 口すぼめ呼吸：推奨グレードB，エビデンスレベル4a その他の呼吸法：推奨グレードB，エビデンスレベル4a
3）気道クリアランス	推奨グレードB，エビデンスレベル1
4）呼吸筋トレーニング	単独効果：推奨グレードB，エビデンスレベル1 運動療法との併用効果：推奨グレードB，エビデンスレベル4a 使用する器具，負荷強度，頻度：推奨グレードB，エビデンスレベル1
5）胸郭可動域練習	推奨グレードC，エビデンスレベル4a

評価は，推奨グレードA（信頼性，妥当性のあるもの），B（信頼性，妥当性が一部あるもの），C（信頼性，妥当性は不明確であるが，一般的に使用されているもの）に分類している．また，エビデンスは1（システマティック・レビュー，ランダム化比較試験のメタアナリシス），2（1つ以上のランダム化比較試験による），3（非ランダム化比較試験による），4a〔分析疫学的研究（コホート研究）〕，4b〔分析疫学的研究（症例対照研究，横断研究）〕他に基づいている．文献2をもとに作成．

表5 糖尿病：理学療法診療ガイドライン

1. 理学療法評価（指標）	
1）血糖コントロールの評価	推奨グレードA
2）血液生化学検査（血糖値，HbA1c以外）	推奨グレードA
3）身体組成の評価	推奨グレードA
4）理学療法評価	推奨グレードA：運動耐容能（換気閾値，乳酸閾値など）の評価，運動習慣・活動量（歩数，運動時間，エネルギー消費量）の評価，筋力・筋萎縮の評価，関節可動域の評価，姿勢調節機能評価，歩行能力の評価（運動学的分析） 推奨グレードB：自覚的運動強度の評価，歩行能力の評価（運動力学的分析，運動生理学的分析，疼痛の評価）
5）糖尿病性網膜症の評価	糖尿病性網膜症の分類：推奨グレードA
6）糖尿病性腎症の評価	アルブミン尿・尿淡，血清クレアチニン・推算糸球体濾過量：推奨グレードA
7）糖尿病性神経障害の評価	推奨グレードA
8）糖尿病性足病変の評価	推奨グレードA：糖尿病性神経障害，末梢動脈疾患，足部変形，歩行時足底圧，足底胼胝・鶏眼，皮膚・爪病変 推奨グレードB：足病変患者の歩行能力，足部潰瘍患者の健康関連QOL
9）患者教育と行動療法評価	推奨グレードA：知識の評価，セルフエフィカシーの評価，心理的評価，運動行動・セルフケアの評価，身体活動量の評価，教育時間（介入量）の評価
2. 理学療法介入	
1）2型糖尿病における理学療法	運動療法：推奨グレードA，エビデンスレベル1 2型糖尿病発症予防のための運動療法：推奨グレードA，エビデンスレベル1
2）1型糖尿病における理学療法	運動療法：推奨グレードB，エビデンスレベル3 教育介入：推奨グレードA，エビデンスレベル2
3）小児糖尿病における理学療法	1型糖尿病の運動療法：推奨グレードB，エビデンスレベル2 2型糖尿病・肥満児の運動療法：推奨グレードA，エビデンスレベル2
4）糖尿病性網膜症における理学療法	理学療法：推奨グレードB，エビデンスレベル6
5）糖尿病性腎症における理学療法	糖尿病性腎症の理学療法：推奨グレードC1，エビデンスレベル6 保存期慢性腎臓病患者：有酸素運動，筋力増強運動，推奨グレードC1，エビデンスレベル3 透析期慢性腎臓病患者：有酸素運動，筋力増強運動，有酸素運動と筋力増強運動の併用，推奨グレードC1，エビデンスレベル3
6）糖尿病神経障害における理学療法	運動療法：推奨グレードA，エビデンスレベル2 大神経障害および小神経障害の治療・管理戦略：推奨グレードA，エビデンスレベル1
7）糖尿病足病変における理学療法	
糖尿病足病変の理学療法	定期的なフォローアップ：推奨グレードB，エビデンスレベル4b 足部皮膚温のセルフモニタリング，歩行練習：推奨グレードA，エビデンスレベル2 関節可動域練習・ストレッチ，人口炭酸泉浴：推奨グレードB，エビデンスレベル4b
糖尿病足病変の靴・装具療法	靴擦れの予防・靴の適合指導：推奨グレードB，エビデンスレベル4b 足病変予防改善を目的とした靴・装具療法，足病変治癒を目的とした装具療法：推奨グレードA，エビデンスレベル2

評価は，推奨グレードA（信頼性，妥当性のあるもの），B（信頼性，妥当性が一部あるもの），C（信頼性，妥当性は不明確であるが，一般的に使用されているもの）に分類している．介入は，推奨グレードA（行うように勧められる強い科学的根拠がある），B（行うように勧められる科学的根拠がある），C1（行うように勧められる科学的根拠がない），C2（行わないように勧められる科学的根拠がない），D（無効性や害を示す科学的根拠がある）と分類している．また，エビデンスは1（システマティック・レビュー，ランダム化比較試験のメタアナリシス），2（1つ以上のランダム化比較試験による），3（非ランダム化比較試験による），4a〔分析疫学的研究（コホート研究）〕，4b〔分析疫学的研究（症例対照研究，横断研究）〕，5〔記述研究（症例報告やケース・シリーズ）〕，6（患者データに基づかない，専門委員会や専門家個人の意見）に基づいている．文献2をもとに作成．

4 理学療法の進め方

1）理学療法を実施するうえでの基本原則

- 病態から起こる可能性のある**リスク**を推測し，あらかじめそれに対処できるように主治医や看護師と協議しておく．
- 患者の症状やバイタルサインをモニタリングし，理学療法中は注意深く，異常が出現しないかリスク管理を行う．
- 内部障害を有す患者には，適切に**リスク管理**が行えることがPTとして第一目標となる．
- まず，軽症の患者から経験し，徐々に中等症，重症と経験するのが望ましい．加えて，典型的な（標準的な）症例から経験し，より複雑な症例を担当するのが望ましい．
- 決してアクシデント（医療事故）を起こさない．インシデント（ヒヤリ・ハット）もできるだけ避ける．
- 理解できないことや曖昧なことをそのまま放置するのではなく，適切なタイミングで適切なスタッフに尋ねる．
- いたずらに安静・臥床を長引かせ，**廃用症候群**やせん妄をつくらない．図2に疾病や外傷が機能的能力，潜在予備力，最大生理的潜在力に与えるインパクトを示す．疾病に罹患し，適切な期間の安静を経た後に潜在予備力は改善し，さらに適切にトレーニングを行えば，機能的能力は潜在予備力に近づく．しかし，長期に安静が継続すると機能的能力は縮小する．
- 医療者による過誤である誤用症候群を起こさない．
- 理学療法実施上支障となるような栄養状態をチェックする（後述）．

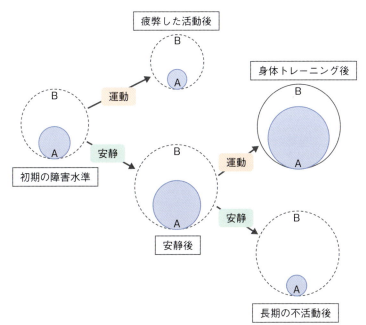

図2　**機能的能力，潜在予備力，最大生理的潜在力に対する疾病ないしは外傷のインパクト**

A：機能的能力，B：潜在予備力，A＋B：最大生理的潜在力．文献3をもとに作成．

2) 急性期の離床

- 急性期では，1日ごとの進行にこだわらず，患者の病態の回復に合わせた時間単位での進行も必要であり，すみやかに患者の離床や運動療法を進める．
- 重症患者の離床については，図3に示すように呼吸循環機能の把握が必須である．
- ICUに入室する重症患者には，明らかな運動器疾患や神経疾患を伴わないのに筋力低下を併発する患者がいる．このような筋力低下を ICU Acquired Weakness（ICU-AW）とよぶ．
- 人工呼吸器装着患者への早期人工呼吸器離脱などを目的にした一連の治療やケアを **ABCDEバンドル** とよび，表6のA～Eで構成される．

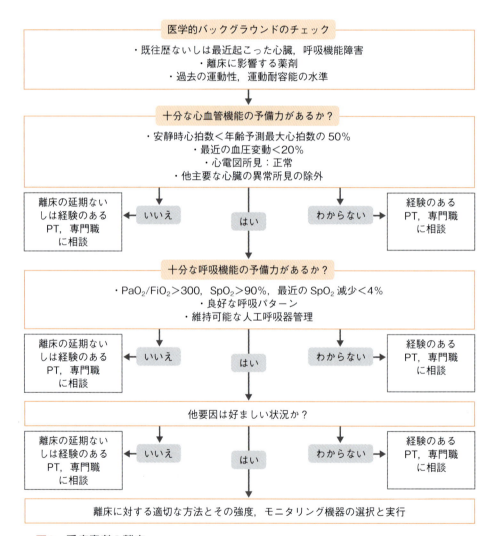

図3 重症患者の離床
文献3をもとに作成.

表6　ABCDEバンドル

A	Awaken the Patient Daily
1日1回鎮静を中断し覚醒させる	
B	Breathing：Daily Interruptions of Mechanical Ventilation
1日1回自発呼吸の評価をする	
C	Coordination：Daily awakening and daily breathing
鎮静をoffにしているときに自発呼吸の評価をする	
D	Delirium Monitoring
せん妄の観察	
E	Exercise/Early Mobility
早期離床，運動療法の実施	

3）心疾患患者の回復期運動療法

- 回復期の心疾患患者には，運動療法・二次予防のための評価と個別化が必要である（図4）．特に，**リスクの層別化**と**運動処方**は重要である．
- 心疾患には，医師が自転車エルゴメーターを使用した漸増負荷による**心肺運動負荷試験**を実施し，ATを決定したうえで，AT心拍数（AT・HR）ないしAT1分前の負荷強度を運動強度として設定する．
- 病態が不安定な患者や高齢者で運動負荷試験が実施できない場合には，**一定負荷**の少ない負荷量からはじめ，まず運動時間を長くし，患者のバイタルサインを含む情報を短期（1回の理学療法実施中）かつ長期（翌日まで）にモニタリングしながら，その後負荷量を漸増することが原則である．

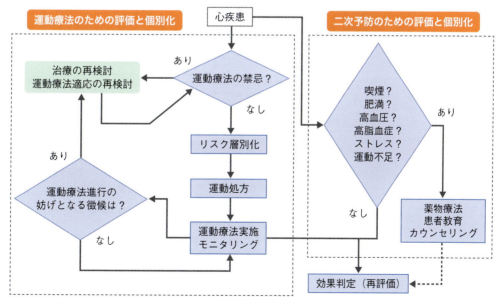

図4　運動療法・二次予防のための評価と個別化
文献4をもとに作成．

- 一定負荷の運動中に心拍数が上昇せずに安定していれば，AT未満の有酸素運動を実施していると考えてよい．
- 急性心筋梗塞回復期と慢性心不全患者の運動療法に関するフローチャートを図5, 6に示す．このように，運動療法前のチェックを経て運動療法を選択し，実施する．

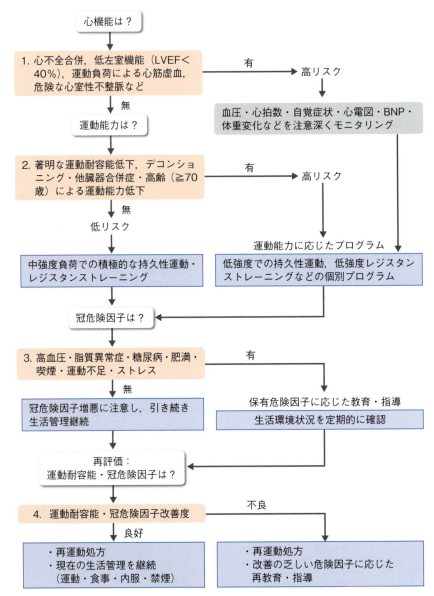

図5　急性心筋梗塞回復期の運動療法に関するフローチャート
文献3をもとに作成．

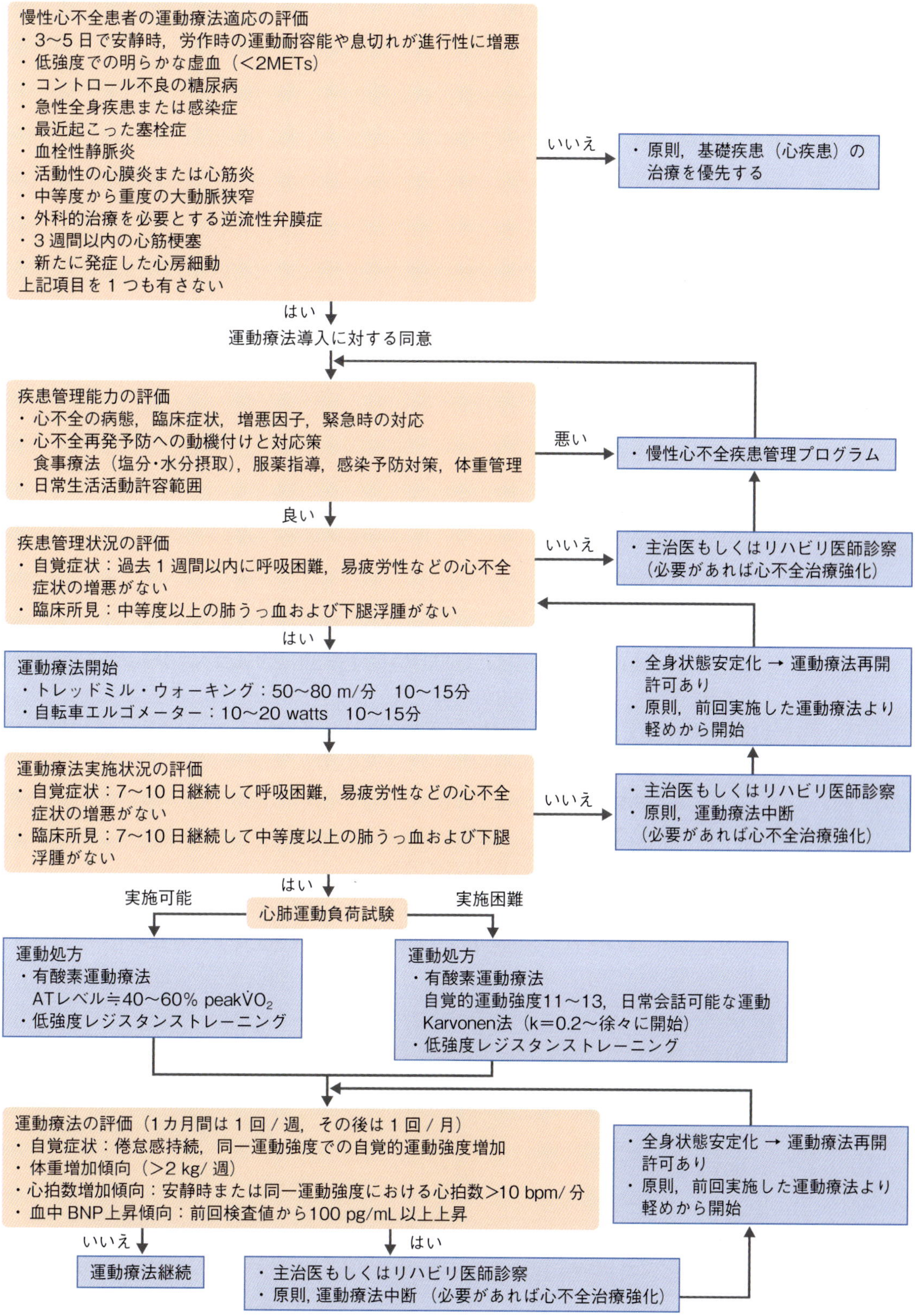

慢性心不全患者の運動療法適応の評価
- 3〜5日で安静時,労作時の運動耐容能や息切れが進行性に増悪
- 低強度での明らかな虚血(<2METs)
- コントロール不良の糖尿病
- 急性全身疾患または感染症
- 最近起こった塞栓症
- 血栓性静脈炎
- 活動性の心膜炎または心筋炎
- 中等度から重度の大動脈狭窄
- 外科的治療を必要とする逆流性弁膜症
- 3週間以内の心筋梗塞
- 新たに発症した心房細動

上記項目を1つも有さない

→ いいえ: 原則,基礎疾患(心疾患)の治療を優先する

↓ はい
運動療法導入に対する同意

疾患管理能力の評価
- 心不全の病態,臨床症状,増悪因子,緊急時の対応
- 心不全再発予防への動機付けと対応策
  食事療法(塩分・水分摂取),服薬指導,感染予防対策,体重管理
- 日常生活活動許容範囲

→ 悪い: 慢性心不全疾患管理プログラム

↓ 良い

疾患管理状況の評価
- 自覚症状:過去1週間以内に呼吸困難,易疲労性などの心不全症状の増悪がない
- 臨床所見:中等度以上の肺うっ血および下腿浮腫がない

→ いいえ: 主治医もしくはリハビリ医師診察(必要があれば心不全治療強化)
  → 全身状態安定化 → 運動療法再開許可あり
  → 原則,前回実施した運動療法より軽めから開始

↓ はい

運動療法開始
- トレッドミル・ウォーキング:50〜80 m/分 10〜15分
- 自転車エルゴメーター:10〜20 watts 10〜15分

運動療法実施状況の評価
- 自覚症状:7〜10日継続して呼吸困難,易疲労性などの心不全症状の増悪がない
- 臨床所見:7〜10日継続して中等度以上の肺うっ血および下腿浮腫がない

→ いいえ: 主治医もしくはリハビリ医師診察 / 原則,運動療法中断(必要があれば心不全治療強化)

↓ はい

心肺運動負荷試験

実施可能 → 運動処方
- 有酸素運動療法 ATレベル≒40〜60% peak$\dot{V}O_2$
- 低強度レジスタンストレーニング

実施困難 → 運動処方
- 有酸素運動療法 自覚的運動強度11〜13,日常会話可能な運動 Karvonen法(k=0.2〜徐々に開始)
- 低強度レジスタンストレーニング

運動療法の評価(1カ月間は1回/週,その後は1回/月)
- 自覚症状:倦怠感持続,同一運動強度での自覚的運動強度増加
- 体重増加傾向(>2 kg/週)
- 心拍数増加傾向:安静時または同一運動強度における心拍数>10 bpm/分
- 血中BNP上昇傾向:前回検査値から100 pg/mL以上上昇

→ いいえ: 運動療法継続

→ はい: 主治医もしくはリハビリ医師診察 / 原則,運動療法中断(必要があれば心不全治療強化)
  → 全身状態安定化 → 運動療法再開許可あり
  → 原則,前回実施した運動療法より軽めから開始

図6 慢性心不全患者の運動療法に関するフローチャート
文献3をもとに作成.

4）呼吸器疾患患者の運動療法

- 生理学的には低負荷より高負荷での運動療法が効果は高いが，患者の**アドヒアランス**[※1]を考慮し，重症例では低負荷で運動療法を継続することが重要である．
- 呼吸器疾患には，医師が漸増負荷による心肺運動負荷試験を実施し，ATを超える運動が実施可能な患者には，ATを決定したうえで，AT・HRないしAT1分前の負荷強度を運動強度として設定する．
- 換気制限のため，AT出現まで運動を実施できない患者には，まだ十分なコンセンサスが得られていない．血液ガス検査を加味した指標を運動処方として用いている施設もあるが，一般的にはなっていない．

> ※1　アドヒアランス
> 患者自身が主体的に治療内容を遵守していく態度．

5　高齢患者の対応

1）治療指針の変化

- 高齢化を背景に近年治療指針が変化している．いい換えれば，原疾患とは別に，加齢による**虚弱（フレイル）**あるいは関連して筋量減少を主体とした**サルコペニア**が加わっている患者が急増していることにその理由がある．
- 過去の時代には，安静・臥床を主とした廃用症候群が合併することで患者の有する運動機能が低下することに対して，それを予防することがさかんに強調された．
- しかし，なお廃用症候群が合併することは少なくない．したがって，内部障害の専門家でなくても，呼吸循環機能に対する必要な理解とリスク管理を実施できる能力は，急性期〜慢性期，在宅に至るまですべてのPTに必要である．
- 近年は，フレイルや筋量減少，さらには筋力低下が患者の病態を悪化させている知見が次々に出ている．がん患者の生命予後にも筋力減少が影響しているとの研究報告も散見される（図7）．

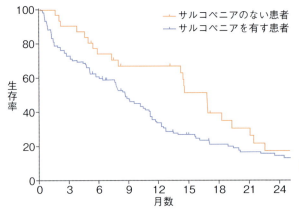

図7　サルコペニアが肺小細胞がんにおける生命予後に影響
文献5をもとに作成．

表7　GNRI算出方法と栄養リスク

$$\text{GNRI} = 1.489 \times \text{血清アルブミン値} + 41.7 \times \%\text{IBW}\ (\text{理想体重比})$$
＊原体重＞理想体重：％IBWは1とする

栄養リスク		重度 GNRI＜82	中等度 82≦GNRI＜92	軽度 92≦GNRI＜98	なし 98≦GNRI
	Cutoff値	82	92	98	
閾値	血清アルブミン値	3.0 g/dL	3.5 g/dL	3.8 g/dL	
	％IBM	90％	95％	100％	

GNRI : Geriatric Nutritional Risk Index.

- PTとしては，肢体の計測や運動機能のみならず，運動の基礎となる栄養についても身体所見のみならず，血液データも必ずチェックしなければならない．
- 血液データでは，アルブミン，総蛋白質量をチェックし，アルブミンより **Geriatric Nutritional Risk Index**（GNRI, 表7）を算出すると**栄養リスク**が判定できる．

2）サルコペニアとフレイル

- 高齢化に伴い，フレイル高齢者が増加している．**フレイル化**する機序は，**フレイルティ・サイクル**とよばれている（図8）．フレイルは本邦の定義がまだなされておらず，混乱を与えている．表8には，Friedの提唱したフレイルの基準を示す．

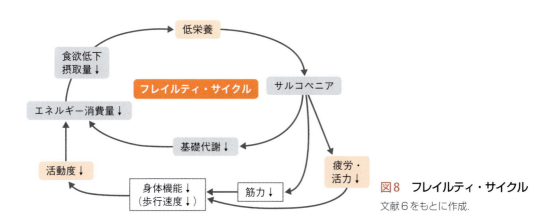

図8　フレイルティ・サイクル
文献6をもとに作成．

表8　Friedによるフレイルの定義

1．体重減少	意図しない年間4.5 kgまたは5％以上の体重減少
2．疲れやすさの自覚	何をするのも面倒，何かをはじめることができない，と週に3～4日以上感じる
3．活動量低下	1週間の活動量が男性：383 Kcal未満，女性：270 Kcal未満
4．歩行速度の低下	標準より20％以上の低下
5．筋力低下	標準より20％以上の低下

3つ以上該当でフレイル．1，2つのみ該当でプレフレイル．文献7をもとに作成．

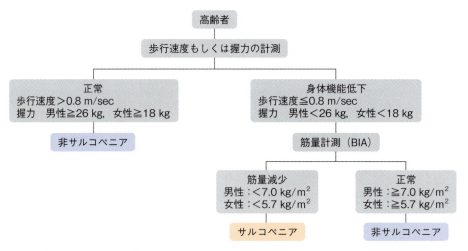

図9 サルコペニアの定義
文献8をもとに作成.

- 現在，サルコペニアを有す高齢者が増加していることから，筋に注目が集まっている．サルコペニアとは，筋（量）減少症である．Asian Working Group for Sarcopeniaによる定義に基づく**サルコペニア**の判定を図9に示す．

6 重複障害を有す患者に対する理学療法

- 近年，生活習慣病の増加や高齢化を背景として，**重複障害**が増加している．
- 脳卒中合併などとの重複障害のため，標準的な理学療法プログラムを実施することができない場合もあり，プログラム立案に工夫を要す．
- 急性心筋梗塞患者は長期の喫煙歴があり，そのためCOPDを合併していることも多い．呼吸機能検査によるパーセント1秒量（%FEV$_{1.0}$）や1秒率（FEV$_{1.0}$%）などのデータをチェックする．
- 逆に，COPDを有す患者は，心電図所見で過去に発症した無症候性心筋梗塞を指摘されることも多い．心電図所見などを必ずチェックする．
- 高齢患者は下肢関節の変形性関節症や腰痛症などの運動器合併症を合併することも多い．内部障害にこれらが合併することで，生命予後が短縮することも報告されている．
- 現在無症状でも運動負荷の強度，頻度によっては，症状の出現や過度の疲労を伴うことがあるので，特に運動負荷量の調整には留意する．
- 基本的には主治医が適切な検査をもとに診断を下し，理学療法の依頼がなされていると考えられるが，主治医の専門領域でない疾病の症状出現が疑われる場合にはリスクを回避するためにも相談するべきである．

7 症例検討の勧め：臨床意思決定のトレーニング

- 外部から目に見える運動器疾患などと異なり，内部障害はPTを志す学生にとって理解が難しいのは本邦だけでないことが明らかとなっている．
- そこで，以下4ステップの決定木（Decision Tree）を利用した臨床意思決定のトレーニングを勧める．
  ① まず学生や内部障害に対して経験の浅いPTに紙面上に患者情報を提示する．
  ② 患者へのインタビュー内容を選定し，必要な検査・測定項目とその内容を検討する．
  ③ それらを具体的にどのような順序で実施するか（いつ問診し，検査・測定を実施するか）を白紙に時系列で書き出し，矢印を使用して整理する．
  ④ 作成した図をもとにしてディスカッションを実施し，理解を深める．
- 初学者に，このような**ペーパーシミュレーション**を行うことは理解を深める手段として海外の教育にとり入れられているので，試行されるとよい．

文献

1) 「Clinical decision making in physical therapy」(Wolf SL, et al, eds), F.A.Davis, 1985
2) 「理学療法診療ガイドライン 第1版」（日本理学療法士協会/編），2011
3) 「回復期につながる急性期理学療法の実際」（井上悟，松尾善美/編），pp2-14，文光堂，2014
4) 「Cardiac Rehabilitation. AHCPR Clinical Practice Guidelines, No. 17」(Wenger NK, et al, eds), AHCPR, 1995
5) Go SI, et al：Support Care Cancer, 24：2075-2084, 2016
6) Xue QL, et al：J Gerontol A Biol Sci Med Sci, 63：984-990, 2008
7) Fried LP, et al：J Gerontol A Biol Sci Med Sci, 56：M146-M156, 2001
8) 山田実：日本転倒予防学会誌，1：5-9，2014

第3章 内部障害理学療法

3 リスク管理

学習のポイント

- 医療（介護）における内部障害患者の動向とリスク管理の必要性について学ぶ
- リスク管理の実践に必要な情報および機器・備品について学ぶ
- リスク管理の実践に必要なスキルおよびリスクの層別化について学ぶ
- リスク管理能力を向上させる方策について学ぶ

1 なぜリスク管理が必要か

1）近年の医療（介護）分野の動向

- 医療（介護）分野では，事故や訴訟の増加に伴い，質の高いサービスの提供とともに**リスク管理**が重要視されている．
- 特に，疾病の発症直後や手術直後からの早期リハビリテーションは，合併症や廃用症候群の予防に加え，機能回復を促進し，予後に直結する．そのため，近年は，ICUにPTを専従配置する医療機関も増加している．
- より早期からの介入を行う場合，患者の覚醒レベルや病状が不安定であることが多く，理学療法実施中に病状変化や急変を生じる可能性が高くなることから，具体的なリスク管理の体制づくりとその実践が不可欠である．
- 昨今の入院期間の短縮に伴い，疾病や障害の十分な回復を待たずして早期に自宅退院を余儀なくされる患者も少なくない．そのため，地域・在宅での介入の際に，全身状態が不安定な患者を経験することもあり，急性期と同様，またはそれ以上にリスク管理が必要となる．

2）リスク管理とは

- リスク管理（リスクマネジメント）は，「事象の発生防止だけでなく，発生時や発生後の一連の取り組みであり，医療の質の確保を通して組織を損失から守ることを目的とする取り組み」である[1]．
- 医療（介護）におけるリスク管理は，企業とは異なり，組織防衛や経営存続の取り組みだけではなく，**医療（介護）の質の確保**を目的とする．

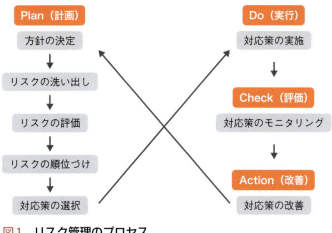

図1 リスク管理のプロセス

- リスク管理の実践にあたっては，事故発生の防止（事前対策）のみならず，事故発生時の対応（事故対策），その後の再発防止（事後対策）を含む一連の流れを踏まえた取り組みが必要である．
- リスク管理のプロセスは，**方針の決定，リスクの洗い出し，リスクの評価，リスクの順位づけ，対応策の選択，対応策の実施，対応策のモニタリング，対応策の改善**のPDCAサイクルを基本とする（図1）．
- 特に，内部障害のリスク管理を考える際には，心臓や肺などの臓器が生命維持に直接かかわる内臓器であることから，これらの臓器が障害を受けていること自体が大きなリスクであるという認識をもつ．
- 理学療法は，臓器の障害というリスクに加えて，離床や運動療法などにより身体負荷を増加させるため，介入にあたっては常に安全性の限界と理学療法による治療の有効の下限を考慮したうえで治療戦略を立てる必要がある．

2 理学療法実施におけるインシデントの現状

1）病状変化や急変の現状

- 救急・救助の現状によると，救急自動車による搬送者の大半は在宅高齢者であり，その原因は消化器系，呼吸器系，循環器系の急病によるものが多い[2]．
- 循環器疾患や呼吸器疾患，がんなどの内部障害をもたらす疾患を有する高齢者は今後も増加し，さらに重症化，重複化が進行すると予測される．
- 内部障害を有する高齢者が増加するなか，理学療法実施時に病状変化や急変などを経験することも少なくない．
- 医療機関のリハビリテーション中に経験されている病状変化や急変の内容は，嘔吐や気分不快，血圧変動などが多く，痙攣や胸部痛，心疾患や脳血管疾患の発症など，生命に危険をおよぼす可能性のある徴候も認められる．

- 心臓リハビリテーションや呼吸リハビリテーションでは，運動療法の効果や安全性が示されている一方で，わずかではあるが心停止や血圧変動，低酸素血症，不整脈，心不全の増悪などが発生している．
- 地域・在宅においても，内部障害を有する患者が，原疾患の増悪や急変などをきたし，医療機関に入院となることも多々ある．

2）理学療法実施時におけるインシデント（アクシデント）

- 表1は，理学療法実施時に生じることが多いインシデント（アクシデント）である．ここに示したインシデントは疾患を問わずすべての患者に共通するものから，内部障害患者特有のものもある．
- 特に，内部障害患者は，他の疾患を有する患者と比較して意識レベルの低下や心停止など，生命に直結する重篤なインシデントを生じる可能性が高い．よって，通常の理学療法介入時以上にこれらのインシデントの予防や発生時の対応，再発防止に向けた取り組みが必要である．
- 急性期の理学療法は治療と並行して実施されることから，医療機器の操作やルート管理に関連するインシデント，薬物療法にかかわるインシデントなどに注意する．さらに，免疫機能が低下している患者も多いことから，感染についても注意が必要である．
- 地域・在宅では，専門職の介入が少なくなるため，運動機能にかかわるインシデントのみならず，全身状態や食事・内服薬の管理，活動や参加を踏まえた生活全般のインシデントにも配慮する．

表1 理学療法実施時に生じることの多いインシデント（アクシデント）

運動療法，身体介助関連	医師からの指示変更の確認忘れや間違い（安静度，荷重など），<u>酸素投与量の間違い（安静時と運動時の違いなど）</u>，<u>酸素ボンベの酸素切れ</u>，内服薬の副作用，術創部の乖離，圧迫による発赤（褥瘡），足部の潰瘍や壊疽の発見，転倒，骨折，打ちつけ（内出血），表皮剥離，腱損傷，脱臼，出血，ショック症状，過度な疲労，意識レベル低下，気分不快（嘔吐など），痛みの発症や増強，発熱，血圧変動（起立性低血圧など），<u>低酸素血症</u>，胸痛，<u>心不全増悪</u>，<u>心停止</u>，<u>不整脈の出現</u>，心筋梗塞，脳血管疾患などの発症，呼吸苦悪化，脱水症状，うつ熱（熱中症），消化器系症状（下痢など），<u>低血糖症状</u>，誤嚥，窒息，低温火傷など
医療・福祉機器関連	<u>喀痰吸引の誤操作（粘膜損傷，低酸素状態，痰詰まりなど）</u>，<u>人工呼吸器の設定の間違いや回路トラブルなどの発見</u>，人工呼吸器関連肺炎の発症，物理療法機器の取り扱い，車椅子や歩行器，ベッドなどの操作間違い，福祉機器の破損，メンテナンス不備（特に購入品）など
シャント，ルート系管理関連	中心静脈栄養法などのドレーン，バルーンカテーテルなどの抜去または閉塞，<u>シャントトラブル（シャント閉塞，シャント瘤，感染など）</u>，胃ろうや人工肛門のトラブルなど
感染関連	インフルエンザ，結核，麻疹，ノロウイルス，腸管出血性大腸菌，帯状疱疹，流行性角結膜炎などの感染，感染防護服や手袋の着用不備など

<u>下線</u>は内部障害患者特有の項目．

3 理学療法実践におけるリスク管理の実際

1）リスク管理の実践に必要な情報とスクリーニング

1 リスク管理に必要な情報収集

- 表2は，代表的な内部障害患者のリスク管理に必要な情報である．リスク管理に必要な情報収集を行うには，疾患の病態や症状，治療方法（薬物療法）などの内部障害の基本的な知識がなければ，疾患特有のリスク把握の洗い出しは困難である．
- 特に，内部障害患者では薬物療法が治療の大部分を占めるため，使用薬剤の薬効と副作用，内服状況などの確認は必須である．
- リスクの洗い出しにあたっては，診療録の記載不備や検査の未実施などにより十分な情報が得られないことがあるため，必要に応じて医師や看護師などに直接確認することも必要である．
- 地域・在宅では，特殊な検査所見や血液検査データなどの最新情報の入手が困難であり，患者の重症度や治療経過などを把握するために必要な医学的情報が乏しい．
- リスク管理に必要な情報が乏しい場合には，患者自身や家族，介護福祉士や介護支援専門員などの他職種からの情報収集も行うとともに，臨床の現場において，実施可能な検査や評価を駆使し，PT自らの手でリスク管理に必要な情報を入手する．

2 内部障害系のスクリーニング

- 近年，整形疾患や神経疾患を有する患者においても，高血圧や糖尿病，呼吸器や循環器疾患などの内部障害をもたらす疾患の既往や合併症を有する患者が増加している．

表2　内部障害のリスク管理に必要な情報

1．心大血管疾患
冠動脈の残存狭窄，内服薬（副作用，硝酸薬の使用など），心停止の既往，不整脈（種類，重症度など），心不全の有無（飲水制限，体重管理，ジギタリス中毒など），運動時の血圧・心拍数の中止基準など
2．呼吸器疾患（人工呼吸器管理を含む）
気腫性嚢胞の有無，運動時の経皮的酸素飽和度の中止基準，酸素投与量（安静時・運動時），CO_2ナルコーシスの既往，内服薬（副作用など），喘息発作・パニック時の対応など，人工呼吸器設定，停電・災害時の対応，吸引操作など
3．代謝性疾患（糖尿病）
低血糖の既往（対応を含む），内服薬，インスリン製剤の使用（注射部位，単位数など），合併症の有無（重症度，運動の可否基準），sick dayの既往など
4．腎疾患（透析を含む）
心不全の有無（飲水制限，体重管理など），尿毒症の既往（重症度など），透析日程（透析の種類，回数など），バスキュラーアクセストラブル（シャントスリル，シャント狭窄など）の対応など
5．悪性新生物
転移（骨転移の有無，病的骨折の可能性など），がん性疼痛（管理方法，オピオイドの使用など），予後（生命予後，急変時の対応）など

sick day：糖尿病患者が治療中に発熱や下痢，嘔吐などをきたし，食欲不振のために食事ができないような状態．

- 診断の記載がなくても，加齢に伴い内部障害の症状を呈する患者も存在するため，事前情報のみでのリスク把握には限界があり，必要に応じて内部障害のスクリーニングが必要である．以下にスクリーニングの例を示す．
    ▶ 心不全は心疾患の終末像の1つであり，慢性の心筋障害により心臓のポンプ機能が低下し，多くの場合，左室収縮能の低下を認める．しかし，ここ数年，心不全症状が認められるものの，左室駆出率が保持された心不全（Heart Failure with preserved Ejection Fraction：HFpEF）が増加しており，心不全患者の約半数を占めるとの報告がある．このHFpEF患者は，女性，高齢者，高血圧合併，糖尿病などの心血管危険因子の保有が多く，予後が不良とされることから，心疾患の既往がなくても通常の評価以外に心不全の増悪徴候などのアセスメントを行う必要がある．
    ▶ COPDの1つである肺気腫は，長期の喫煙歴を経て発症する疾患である．本邦の喫煙率は，諸外国と比較するといまだ高く，喫煙開始年齢が若年化していることから，今後の患者数増加が懸念されている．さらに，肺気腫は喫煙者本人のみならず，受動喫煙により近親者が発症する可能性もある．よって，運動療法中に息切れを認めた場合，単に廃用に起因する息切れと判断するのではなく，SpO_2の確認を行い，低酸素血症の評価を実施することも必要である．
- リスク管理の実践には必要な情報を的確に収集するとともに，既往や診断がなされていなくても，何らかの内部障害を有している可能性を考慮し，それらに見合ったスクリーニングも実施すべきである．

2）リスク管理の実践に必要な機器・備品

- 内部障害は，身体内部にある臓器の障害であり，その臓器の障害の程度や残存機能などを直接目視したり，触知したりすることは困難である．
- 内部障害のリスクの把握にあたっては，画像診断や血液検査などの特殊な検査，パルスオキシメーターや心電図などの生体モニタリングが必要となる．
- 理学療法は，**活動（運動）する**ことを前提としたアプローチがなされるため，安静時のみならず，運動することによって生体にどのような反応が生じるのかも予測する．
- 図2は，内部障害患者のリスク管理に用いる代表的な器具である．リスク管理の実践にあたっては，管理すべきリスクを明確にし，その方法および必要な機器・備品を準備する．
- 特に，バイタルサインや呼吸音などの基本的な生命活動所見の評価を行うための器具，内部障害特有の評価やスクリーニングを行うために必要な機器の準備や携帯も必要である．
- リスク管理を実践するには，理学療法実施中に病状変化や急変の徴候を早期に発見して，インシデントを未然に防ぐことや，病状変化や急変が生じた際に，PTが実施可能な対応が確実に行えるようにしなければならない．よって，単に機器や備品を準備・携帯しておくだけでなく，機器の操作および得られた情報の解釈のしかたなどを熟知しておく．
- 医療機関の場合は，リハビリテーション室で急変などが生じた場合，医師や看護師が駆けつけて対応できるため，その場で緊急対応ができるように緊急カートや酸素ボンベなどを常備しておく．
- 図3は，地域・在宅でも活用可能な携帯型心電計である．循環器系のリスク管理として，不整脈のアセスメントを行う場合，聴診や触診では脈波の欠損やリズム不正が確認できても，その不整脈がどの種類の不整脈かの特定や重症度の判断はできない．しかし，心電計があれば，不整脈の種類の特定や重症度の判断につなげることが可能となる．また，万が一何らか

の急変や病状変化が生じた際でも，その瞬間の不整脈の波形や心拍数などを記録することができ，後の医師による診断や治療の客観的な情報にもなる．

- 不整脈のモニタリングやスクリーニングを行うには，モニター心電図や心電計が必須であり，医療機関のみならず地域・在宅でも携帯しておくことが重要である．

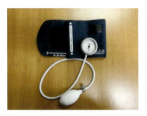
アネロイド血圧計
（デュラショック）

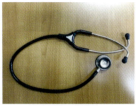
聴診器
（MMI-S601B）

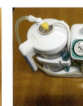
パルスオキシメーター
（PULSOX-1）

吸引器
（ミニック W-Ⅱ）

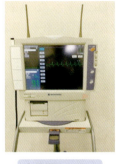
心電図モニター
（WEP-4202）

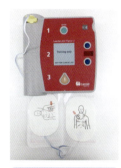
自動体外式除細動器
（AED トレーナー 2）

- 血圧計
- 聴診器
- 心電図モニター
- パルスオキシメーター
- 弾性包帯
- ピークフローメーター
- ガーグルベース
- 救急カート
- 吸引器
- 感染防止用具
- 酸素ボンベ
- 酸素マスク（鼻カニューレ）
- 自動体外式除細動器（AED）
- バックバルブマスク
- ポケットマスク
- ストレッチャー（車椅子）など

図2　内部障害の理学療法実施にあたって常備すべき代表的な器具

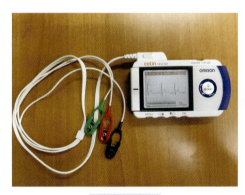
携帯型心電計
（HCG-901）

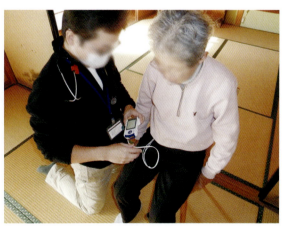

図3　携帯型心電計と在宅での評価場面

3）リスク管理の実践に必要なスキル

❶ フィジカルアセスメント

〈フィジカルアセスメントとは〉

- フィジカルアセスメント（Physical Assessment：PA）とは，「患者を観察し，可能ならばインタビューによって健康歴の主観的情報を聞き，観察と科学的な検査，さらにフィジカルイグザミネーション（身体検査）（Physical Examination：PE）を行い，これらの情報を統合して患者の健康問題について評価すること」である[3]．
- PAは，**スクリーニング**と**システムレビュー**，**PE**により構成される．スクリーニングでは，基本情報に関するインタビューを行い，システムレビューではあらかじめ用意しておいた系統的な質問項目に沿って問診を行う．その後，システムレビューで得られた情報をもとに具体的な身体検査であるPEに移っていく．
- PEは，視診，触診，打診，聴診などの身体にアプローチして情報を得る一連の作業であり，バイタルサインの確認なども含まれる．これらの手技を駆使して，患者の健康状態や療養上の問題点について評価し，具体的な全身管理に努める．

〈PTに必要なアセスメントスキル〉

- PTもリハビリテーション評価の一環としてこれらの問診や検査手技を活用し，患者の全体像の把握を行っているが，運動機能の評価に重きが置かれ，全身管理などに関するアセスメントには精通していない者が多い．
- 病院・施設では，医師・看護師を中心に24時間体制での全身管理がなされた状態から理学療法が実施されるため，病状変化や急変は比較的少ない．しかし，治療と並行して超急性期からの理学療法介入が推奨されている昨今では，理学療法中に生命に危険を及ぼす病状変化や急変をきたす可能性もある．
- 地域・在宅では，入院期間の短縮に伴い亜急性期〜回復期の患者が退院を余儀なくされている現状があり，病状が不安定で病状変化や急変をきたす可能性が高い患者に介入しなければならないこともある．
- このような状況から，PTは他の専門職の助けを借りずに，臨床現場で全身状態を把握し，運動実施の可否判断や運動に伴う病態変化の予測，緊急性の判断と対応が求められる．この全身状態の把握や緊急性の判断のために必要なアセスメントスキルとして，PAはとても有効である．

〈実施すべきアセスメント項目〉

- PAの実施にあたっては，患者の疾患や病態などの基本的な情報をもとに，実施すべきアセスメント項目を選択しなければならない．
- 在宅を中心とした理学療法介入にあたって，患者の全身状態を把握するには訪問リハビリテーションアセスメントが活用できる（表3）．特に，このアセスメントの中でも，バイタルサインや転倒，意識レベル，視診などが重要なアセスメント項目と認識されている．
- 一方，地域・在宅では，内部障害のアセスメントがあまり重要視されておらず，実施も少ないことが報告されており，アセスメントの重要性を再認識するとともに，これらのアセスメント能力を向上させる取り組みが必要である．
- PAを行うにあたっては，常に「いつもと違ってどうなのか？」を意識し，それを識別するための経験や知識を蓄積することに努める．また，主観的情報はなるべく客観化し，共通言語を用いて標準化するとともに，他職種にも理解してもらえるように情報共有を図る．

- アセスメント能力を向上させる方法の1つとして，症例の病態に併せてバイタルサインなどが変動し，異常呼吸音や不整脈などの変化を実際に体験できるシミュレーターを用いたトレーニングが有効である（図4，打診や触診などの具体的な身体所見の診かたについては第2章-1を参照されたい）．

表3　全身状態や病状変化の把握に必要なアセスメント項目

心理・精神に関する項目
1. うつに関するアセスメント
2. せん妄に関するアセスメント
3. 不安・情緒に関するアセスメント
4. 認知機能に関するアセスメント

生命・身体に関する項目
5. バイタルサイン（体温，脈，血圧，呼吸数）
6. 意識レベル
7. 経皮的酸素飽和度（SpO$_2$）
8. 運動に伴うバイタルサインの変動
9. 起立性低血圧
10. 浮腫
11. 視診（表情，肌の色，皮膚の症状，四肢の形状など）
12. 眼球運動
13. 瞳孔対光反射
14. 四肢の動脈触診（頸動脈，上腕動脈，橈骨動脈，大腿動脈，足背動脈など）
15. 頸静脈怒張
16. 胸部触診（可動性，呼吸パターン，左右差，呼吸筋疲労など）
17. 胸部打診（空気の入り具合，胸水・無気肺の有無，痰の有無など）
18. 呼吸音聴診（異常呼吸音の有無，空気の入り具合，気道狭窄，痰の有無など）
19. 息切れ（主観的または客観的，頻度，程度など）
20. 心尖拍動触診
21. 心音聴診（異常心音の有無，リズム，脈拍との乖離の有無など）
22. 心電図変化（不整脈の有無，ST変化など）
23. 腹部聴診（腸蠕動音，イレウスの有無，血管雑音など）
24. 腹部触診（腹部の張り，ガスの有無など）
25. 腹部打診（腹水の有無，ガスの有無など）
26. 視力（視力低下，視野欠損など）
27. 聴力（聴力低下，難聴など）
28. 脱水（のどの渇き，汗の量，ツルゴールなど）
29. ショック症状（末梢循環不全，チアノーゼ，冷汗，虚脱など）
30. 体重（水分過多，栄養，心不全増悪など）
31. 自覚症状（気分不快，めまい，倦怠感など）
32. 疲労の程度（易疲労，ボルグスケールなど）
33. 非がん性の痛み（痛みの程度，鎮痛薬など）
34. がん性の痛み（がんの進行度，部位，痛みの程度，姿勢・体動，鎮痛薬の影響など）

生活に関する項目
35. 食事（食欲，量，食形態，水分量など）
36. 排便（便意，便通頻度，便秘の有無など）
37. 排尿（尿意，頻度，量，色など）
38. 睡眠（不眠，内服，昼夜逆転，活動量など）
39. 内服薬（薬効，副作用，内服管理など）
40. 生活環境（温度，住環境，衛生状態など）
41. 転倒（転倒，移動自立度，福祉用具など）
42. 保清（清式，入浴，着替え，おむつ交換など）

文献4をもとに作成．

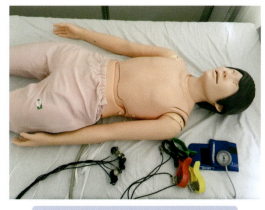

フィジカルアセスメントモデル（Physiko）

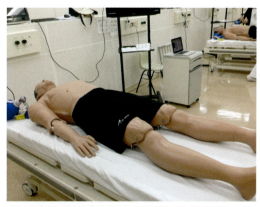

ワイヤレス高機能患者シミュレーター（METIman）

図4　フィジカルアセスメントトレーニングシミュレーター

2 気管内吸引

〈気管内吸引とは〉

- **気管内吸引**は,「人工気道を含む気道からカテーテルを用いて機械的に分泌物を除去するための準備,手技の実施,実施後の観察,アセスメントと感染管理を含む一連の流れ」である[5].
- 重度な呼吸器障害や神経難病,がんなどの手術後では,人工呼吸器管理となることや自己喀痰が困難となることが多く,肺炎などの合併症予防のための気道の正常化は必須である.
- 2010年に厚生労働省からPTによる気管内吸引が公式に認可されたことで,体位排痰をはじめとする呼吸理学療法がより効果的に実施できるようになった.

〈気管内吸引のリスク管理〉

- 気管内吸引は,重症心不全や頭蓋内圧亢進症状を呈する患者などは病状の悪化につながる可能性もあるためリスクを伴う.また,吸引操作により,低酸素血症や口腔内膜の損傷,不整脈の誘発などが生じる可能性もあるため注意が必要である.
- 気管内吸引の実施にあたっては,養成機関や医療機関などにおいて必要な教育・研修を受けた者が実施することが明記されており,医師の指示の下,他職種との連携を図り,当該行為を安全に実施できるようにしなければならない.
- 気管内吸引を実施する前には,無菌操作や感染予防の対応,吸引カテーテルの種類や太さ,カテーテル使用後の処理などについての確認が必要である.
- 必要に応じて酸素投与やバックバルブマスク換気を行うこともあるため,個々の患者の病態に合わせ,あらかじめ個別の注意事項に関する取り決めを作成する.
- 気管内吸引の技術を向上させるためには,吸引シミュレーターの活用が有効である(図5,気管内吸引の具体的な方法については,第5章-2を参照されたい).

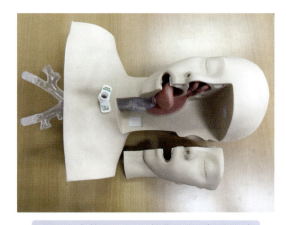

コーケン気管カニューレ管理モデル(LM-106)

図5 吸引シミュレーター

3 心肺蘇生法

〈BLSとACLS〉

- 心肺蘇生法(CardioPulmonary Resuscitation:CPR)には,**一次救命処置**(Basic Life Support:BLS)と二次救命処置(Advanced Cardiovascular Life Support:ACLS)がある.
- BLSは,意識を失った傷病者に対して,一般市民が実践可能な,器具や薬剤を用いず行う救命処置であり,ACLSは,意識を失った傷病者に対して医師および十分に教育訓練を受けた看護師や救急救命士などが医師の指示下に医療用補助器具や薬剤などを用いて行う救命処置である.
- BLSを行う目的は,ACLSがはじまるまでの間,心臓・脳への酸素の供給を絶えないようにして救命率を上げることであり,**AED**操作も含まれる.

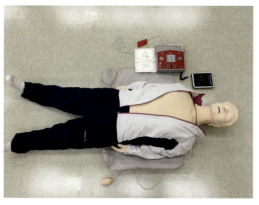
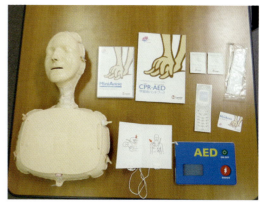

全身（AED レサシアン with QCPR）　　　　CPR・AED 学習キット（ミニアン）

図6　BLS トレーニング用機器

- 脳は，呼吸停止後4～6分で低酸素により不可逆的な状態に陥る．また，心停止からの生存率は，1分ごとに7～10％低下するといわれており，ACLS が実施されるまでの数分間の間に，BLS が施行されるか否かが救命率に大きな影響を与える．

〈PTに必要なBLSトレーニング〉

- BLSはリスク管理のなかでも，実際にアクシデント（心肺停止状態）が生じた際の対応に必要なスキルであり，PTは医療従事者であることから，このような状況に遭遇した場合には必ず適切に実施できなければならない．
- BLSは年に1回程度の研修参加で，実際の場面で適切に実施できるものではない．常日頃から患者の急変を想定したBLSトレーニングを複数回実施し，個々にCPRの技術を身につけるとともに，役割分担を明確にし，チームとして効率よく実施できるようにしておく．
- 地域・在宅では，救助補助者がいないことやAEDがすぐ近くにないことが多く，緊急対応の手順を明確にしておくとともに，1人でのCPRが実践できるようにしておく．
- BLSの技術を向上させるには，BLSトレーニング用機器やキットの活用が有効である（図6）．また，手順についてはAmerican Heart Associationのガイドラインなどを参考にされたい[6]．

4　リスクの層別化と運動実施（中止）の判断

1）リスクの層別化

- 内部障害患者のリスクは，病期や障害の程度，疾患などにより個々に異なり，管理すべきリスクの範囲や方法，アプローチ方法もさまざまである．
- より安全に，かつ効率的にリスク管理を実践していくには，リスクの程度を評価・分析した後，その結果や臨床経過からリスクの順序づけ（層別化）を行う．
- リスクの層別化は，運動療法を行うにあたって，その適応や安全性を明確にし，軽度～重度のリスク群に段階化するものである．リスクの層別化を行うことで，患者に対するリスク管理意識が向上し，そのリスクの程度に見合った管理方法や治療戦略の選択ができる．

2）運動実施（中止）の判断

- リスク管理能力は，PTの経験年数や疾患経験，急変対応経験などに左右される．
- 新入職員や経験の少ないPTでも質の高いリスク管理が行えるようにするには，客観化された判断基準とマニュアルの作成が必要である．
- 客観化された判断基準は，その基準の示す意義やその基準を用いた際の効果などのエビデンスが必要であり，標準化された基準を活用することが望ましい．
- 図7は，患者に病状変化が生じた際の対応の流れである．病状変化が生じた際には，緊急性の判断が必要となる．その際，標準化された客観的な基準が設定されていれば，主観的な誤った判断を防ぐことができ，その後の適切な初期対応につなげることが可能である．
- 客観化された基準を用いた判断は，その基準を設定した組織の意向に沿った判断となることから，仮に重篤なアクシデントが生じた際でもその判断を裏づける根拠が存在するため，判断基準や責任の所在が明確となり，自分の身を守ることにもつながる．
- リハビリテーションの中止基準では，日本リハビリテーション医学会より発表されているリハビリテーション中止基準を活用するとよい（表4）．この中止基準は，本邦の多くの組織で活用されており，臨床的意義のある中止基準である．
- 不整脈の中止基準では，Lown分類が比較的よく用いられている（第2章-4 図18参照）．臨床的にはグレードⅣb（心室期外収縮三連発以上）が運動中止と規定されていることが多い．
- 早期リハビリテーションが推奨されることから，理学療法開始基準の明確化も必要である．ICUや冠疾患集中治療室（Coronary Care Unit：CCU）の離床の開始基準はまだ確立されたものがないが，多施設による離床開始基準がまとめられたICU（CCU）離床開始基準を参考にするとよい（表5）．
- 地域・在宅では，PTは専門職の1人であり，時として職種の域を超えた要望を受けることがある．その際，「できること」と「できないこと」を明確に線引きし，誤解を受けることや法に触れる行為とならないように注意する．

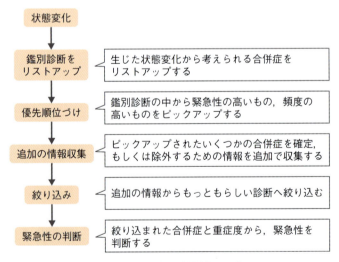

図7 病状変化が生じた際の対応（判断）の流れ
文献7をもとに作成．

表4 リハビリテーション中止基準

1. 積極的なリハビリテーションを実施しない場合

①安静時脈拍40/分以下または120/分以上
②安静時収縮期血圧70 mmHg以下または200 mmHg以上
③安静時拡張期血圧120 mmHg以上
④労作性狭心症の方
⑤心房細動のある方で著しい徐脈または頻脈がある場合
⑥心筋梗塞発症直後で循環動態が不良な場合
⑦著しい不整脈がある場合
⑧安静時胸痛がある場合
⑨リハビリテーション実施前にすでに動悸・息切れ・胸痛のある場合
⑩座位でめまい,冷や汗,嘔気などがある場合
⑪安静時体温が38度以上
⑫安静時酸素飽和度（SpO_2）90%以下

2. 途中でリハビリテーションを中止する場合

①中等度以上の呼吸困難,めまい,嘔気,狭心痛,頭痛,強い疲労感などが出現した場合
②脈拍が140/分を超えた場合
③運動時収縮期血圧が40 mmHg以上,または拡張期血圧が20 mmHg以上上昇した場合
④頻呼吸（30回/分以上）,息切れが出現した場合
⑤運動により不整脈が増加した場合
⑥徐脈が出現した場合
⑦意識状態の悪化

3. いったんリハビリテーションを中止し,回復を待って再開

①脈拍数が運動前の30%を超えた場合.ただし2分間の安静で10%以下に戻らないときは以降のリハビリテーションを中止するか,またはきわめて軽労作のものに切り替える
②脈拍が120/分を超えた場合
③1分間10回以上の期外収縮が出現
④軽い動悸,息切れが出現

4. その他の注意が必要な場合

①血尿の出現
②喀痰量が増加している場合
③体重が増加している場合
④倦怠感がある場合
⑤食欲不振時・空腹時
⑥下肢の浮腫が増加している場合

文献1より引用.

表5 ICU（CCU）の離床基準

項目	内容	設定率
意識状態	9割以上の施設が意識レベルJCS1桁〜清明で介入	(20/25施設, 80.0%)
	循環動態の安定,SBP80〜90/150〜160以下,HR120以下	(23/25施設, 92.0%)
カテコラミン製剤	種類や量で判断.DOA5γ以下,DOBやノルアドレナリンなし	(17/25施設, 68.0%)
心嚢ドレン	6割以上の施設がドレン挿入中でも立位まで可	(17/25施設, 68.0%)
S-Gカテーテル	6割の施設が抜去してから離床開始	(20/25施設, 80.0%)
酸素化	SpO_2値は各施設で異なり,$SpO_2$90%以上とする施設が4割	(21/25施設, 84.0%)
呼吸器合併症	無気肺は積極的に離床,気胸はトロッカー挿入後なら介入可	(15/25施設, 60.0%)
心電図・不整脈	種類や波形で判断.9割以上の施設が不整脈コントロール後に介入	(22/25施設, 88.0%)
水分出納	乏尿・極度の脱水ではないこと	(12/25施設, 48.0%)
血液データ	8割の施設が重度の肝・腎機能障害,血液ガス異常,K異常がない	(10/25施設, 40.0%)
その他	呼吸不全や心不全,自覚症状に留意,生命補助装置装着中は中止	(20/25施設, 80.0%)

下線は5割以上を占めた回答内容.文献8をもとに作成.

5 リスク管理の課題および能力を高める方策

1）リスク管理の課題

- 急性期医療を展開する医療機関では，早期リハビリテーションの実践に伴いマニュアルの整備や組織としての体制づくり，知識・技術の向上のための勉強会などが開催され，個々のPTのリスク管理に対する意識づけが比較的なされている．
- 一方，急性期の理学療法経験がなく，維持期（生活期）を中心に理学療法を実践しているPTは内部障害理学療法に対する知識不足や苦手意識をもつ者が比較的多い．
- 昨今の理学療法対象者の高齢化や疾病構造の変化，理学療法の実施環境などの変化に対して，教育や研修が十分に対応できていない可能性がある．
- 今後さらに増加する内部障害患者に対して，質の高い安全な理学療法を展開していくためには，内部障害の理学療法に関する授業時間の拡大や経験のある専任教員の確保，全身状態管理と緊急時対応能力の向上などが課題である．

2）リスク管理能力を高める方策

- リスク管理能力を高める方策として，❶リスクマネジメントシートの活用や❷危険予知トレーニング（KYT），❸リスクマネジメントシミュレーション（RMS）などが有効である．

❶ リスクマネジメントシート

- リスクマネジメントシートは，臨床場面において対象となる患者のリスクを洗い出し，整理するとともに，リスクの層別化を行い，リスク管理計画や治療戦略を立案するために有効なツールである（図8）．
- 昨今，チーム医療が推奨され，他職種介入による包括的医療が進められているなかで，リスクマネジメントシートを活用することで，他職種のリスク認識を促し，情報を共有することで，安全な包括的医療の実践につなげることができる可能性がある．

❷ KYT

- KYTは，工事や製造などの作業に従事する作業者が，事故や災害を未然に防ぐことを目的に実施されているトレーニング方法であり，昨今は医療安全のトレーニングとして活用されている．医療（介護）場面においてよく経験するインシデントを想定した設問とイラストを提示し（図9），そこから導き出せるリスクについてディスカッションすることで，可能性のある事柄とその対処法などを共有するものである．
- 新入職員や経験の少ないスタッフがどこまでリスクを想定できているかの見極めや個々のスタッフのリスク管理意識を高めるために有効な手段である．

❸ RMS

- RMSは，模擬症例の現病歴や既往歴，問診やバイタルサイン，その他の身体所見などから，その症例の全身状態を把握し，理学療法実施の可否判断や運動実施に伴う病状変化の予測などについてグループディスカッションを行うものである．さらに，シミュレーターを活用してバイタルサインの変化や異常呼吸音の聴診，心電図変化などを模擬体験し，急変時の対応を実践してもらう一連のリスクシミュレーションである（図10）．

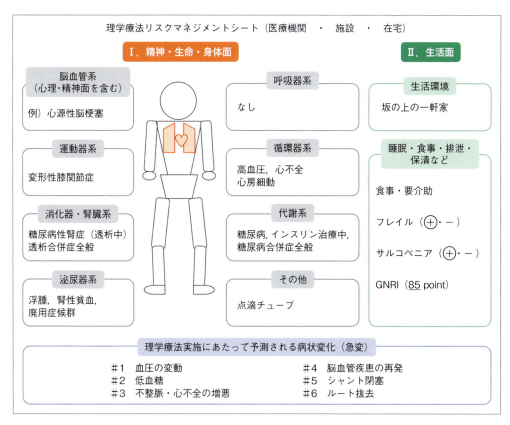

図8 理学療法リスクマネジメントシート
文献9をもとに作成.

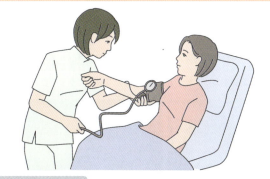

図9 危険予知トレーニング（KYT）の例
文献10をもとに作成.

模擬症例

	症例紹介（介入時期：20XX年1月10日〜2月14日）
基本情報	80歳，男性（身長168 cm，体重60 kg），要介護Ⅲ，体温36.5℃，血圧136/78 mmHg，脈拍60〜70 bpm，呼吸数16回/分，SpO_2 95%
診断名	大動脈弁狭窄症（中等度），糖尿病，心房細動，認知症（軽度）
既往歴	陳旧性心筋梗塞，陳旧性脳梗塞（軽度右片麻痺），高血圧，糖尿病性腎症
ADL	身辺ADLは全自立，歩行，室内は杖使用で自立，屋外は軽介助
生活環境	築40年の一軒家，妻（70歳）と二人暮らし，農業，喫煙歴40年（10年前に禁煙）
経過	現在インスリン治療中（過去に低血糖発作あり），食事は配食サービス〔糖尿病食・減塩食〕を利用，内服は妻が管理（準備しても，飲み忘れがある），過去にジギタリス中毒の既往
処方薬剤	ラニラピッド0.1 mg，バイアスピリン100 mg，ミカルディス40 mg，メバロチン10 mg，ワーファリン2 mg，ラシックス40 mg ／1×朝，インスリン 速攻型，ノボリン30単位 30R（20-0-10）
サービス	訪問看護1回/週，訪問リハビリ1回/週，ヘルパー2回/週

	利用者宅に伺った際の状況1 インタビュー（情報収集）
来宅時の利用者の様子	・いつも元気に出向かえてくれるのに，その日はベッドに臥床していた ・声掛けに対して受け答えは可能であるが，声にはりがない ・1週間前に下痢が続き，咳があったので感冒と思い，近医を受診した ・その後，体がだるく食欲もないうえに，息切れが強くなってきたと話される
妻からの情報	・1週間前，下痢が2〜3日続き，外来受診したところ感冒と脱水の診断で点滴と内服薬を処方された ・食事はフルーツを少し食べる程度で，食欲がない ・内服薬は準備しているが，時々飲み忘れていることがあり，この前は飲み忘れていた薬をまとめて飲んでいた．インスリン注射は一緒に行っている ・排尿は1日4〜5回程度で，量が少ない様子．排便は昨日あった ・寝室から居間やトイレまでは歩けるが，息切れが強い
その他	・居室は25℃，トイレやその他の部屋は10℃前後で温度差がある ・妻監視のもとで入浴している（トイレや浴室に暖房設備はない）

	利用者宅に伺った際の状況2 理学所見（フィジカルアセスメント）
意識	清明で受け答えは良好
全体像	話をすると少し息切れがあり，全般に活気がない
バイタルサイン	体温36.7℃，血圧160/80 mmHg，脈80〜90 bpm，呼吸数22回/分，SpO_2 92%
心電図	心房細動，時々，動悸がするとの話あり
視診・触診など	両眼瞼をつまむと跡が残る 両下腿〜足背を母指で押すと凹んでしばらく跡が残る 手背静脈の血管が浮き上がっている ベッドの背上げをした際，右の頸静脈が浮き上がっている 手や指先を触ると冷たい 心尖の拍動は左鎖骨中線よりも外側で触れる おなか周りを触ると少し圧痛を訴える
聴診	通常と異なるような心音が聴こえるがはっきりしない 両下肺野でプクプク，ボコボコというような音が聞こえる
その他	体重測定のため起き上がり，体重計に乗ってもらうといつもより息切れがある．SpO_2 90%，体重63 kg

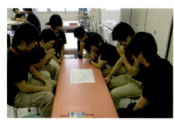

模擬症例を使った
グループディスカッション

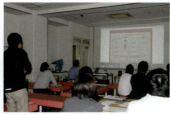

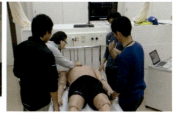

シミュレーターを使用した
急変対応シミュレーション

図10 リスクマネジメントシミュレーション（RMS）の実際

- RMSはシミュレーターを活用することで，実際に他見することの少ない病状変化や急変を模擬体験でき，刻々と変化するバイタルサインやその他の徴候を目の前にして，評価や緊急対応を行わなければならないことから，より臨床に即した実践的なリスクシミュレーションが可能である．
- 最近の調査では，このRMSを用いた研修を訪問リハ従事者に実施した結果，その後の臨床において患者の病状変化の気づきが増加し，実際の対応も適切に実施できていたことから臨床に反映できる有効な方策であるといえる．
- その他としては，リスク管理に関する研修会や勉強会などに参加すること，また，大学病院や総合病院におけるPTを対象としたレジデント制度を活用し，急性期の治療やリスク管理，チーム医療などについての自己研鑽を図ることが有効である．

文献

1) 「リハビリテーション医療における安全管理・推進のためのガイドライン」（日本リハビリテーション医学会/編），医歯薬出版，2006
2) 「平成27年版 救急救助の現況」，総務省消防庁（http://www.fdma.go.jp/neuter/topics/fieldList9_3.html）
3) 「循環 フィジカルアセスメント徹底ガイド」（三浦稚郁子/編），中山書店，2011
4) 平野康之，他：理学療法科学，30：569-576，2015
5) 日本呼吸療法医学会気管吸引ガイドライン改訂ワーキンググループ：人工呼吸，30：75-91，2013
6) 「American Heart Association 心肺蘇生と救急心血管治療のための ガイドラインアップデート 2015 ハイライト」，American Heart Association（https://eccguidelines.heart.org/wp-content/uploads/2015/10/2015-AHA-Guidelines-Highlights-Japanese.pdf）
7) 宮越 浩一：Journal of Clinical Rehabilitation，22：962-969，2013
8) 熊丸 めぐみ：心臓リハビリテーション，13：336-339，2008
9) 竹谷晋二，他：理学療法：技術と研究 37：25-28，2009
10) 「訪問リハ危険予知トレーニング KYT50の場面」（石黒友康/編），医歯薬出版株式会社，2012

第4章 心血管疾患の理学療法

1 虚血性心疾患

学習のポイント
- 虚血性心疾患の病態と治療を学ぶ
- 虚血性心疾患患者の正確な評価法を学ぶ
- 虚血性心疾患患者に対するリハビリテーションを学ぶ

症状・障害の理解

1）虚血性心疾患とは

- **虚血性心疾患**とは心臓の冠動脈が狭窄あるいは閉塞する病態で，心筋への酸素供給が低下し心筋の酸素需要※1をまかなうことができない心筋虚血の状態を示す．心筋壊死に至らない場合を**狭心症**，心筋壊死に至った場合を**心筋梗塞**と定義する（）.

- 特に，急性心筋梗塞，不安定狭心症，心臓突然死を総称する**急性冠症候群**（Acute Coronary Syndrome：ACS）※2は，冠動脈の不安定な粥腫（プラーク）や内膜の亀裂により冠動脈内で突然，血栓が生じ，冠動脈が急速に閉塞することから迅速な対応が必要である．

> **memo** ※1 心筋酸素需要と供給
> 心筋酸素需要は，心拍数，心筋収縮力，心室壁張力（≒収縮期血圧）などにより規定され，運動負荷や精神的興奮による労作により増大する．また，心筋酸素供給は，主に冠動脈血流に依存し，冠動脈で血栓や狭窄が生じると酸素供給量は低下する．

基礎医学への振り返り

狭心症と心筋梗塞の捉え方
虚血性心疾患は，冠動脈の狭窄や閉塞に起因する疾患であるが，心筋が生存している狭心症は，症状が潜在的であることが多く発作を見逃すことがある．そのため，狭心症患者はフィジカルサインや心電図を注意深く観察する必要がある．心筋が壊死する心筋梗塞は，急性期を過ぎるといったん症状も落ち着くが，徐々に心機能低下の影響により心不全症状を呈するようになるため，やはり，心筋梗塞患者のフィジカルサインへ十分留意して観察を行うべきである．

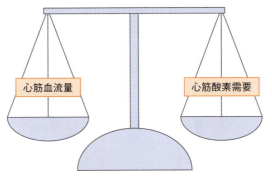

図1 心筋虚血とは
心筋酸素需要と供給量（心筋血流量）の不均衡によって生じる病態である．文献1をもとに作成．

> **memo**
> **※2 ACS**
> ST上昇型心筋梗塞，非ST上昇型急性冠症候群，心臓突然死を呈する致死的病態で，虚血性心疾患において最も緊急性治療を要する病態である．突然発症した胸痛など，何らかの胸部症状を認める場合は，これらの疾患を評価する前に冠動脈が急性閉塞して発症したACS患者として取り扱い，迅速な検査と治療を実施することが肝要である．

2）疫学

- 循環器専門医研修施設の実態調査によると急性心筋梗塞患者は年間約7万人に達し[2]，急性心筋梗塞による死亡者数は年間約4万人と報告されている[3]．また，2035年には，循環器疾患患者は，入院患者で約40万人，外来患者で約110万人に達すると予測されている[4]．

3）虚血性心疾患の病態

❶ 冠動脈危険因子

- **冠動脈危険因子**は，動脈硬化の進展を促進する因子で高血圧症，脂質異常症，喫煙，肥満，糖尿病（耐糖能異常），非運動習慣，加齢（男性45歳以上，女性55歳以上），ストレス，虚血性心疾患の家族歴を有するなどがあげられる．また，冠動脈危険因子の保有数が多いほど，虚血性心疾患の発症リスクが高くなることが知られている．

❷ 冠動脈狭窄

- 冠動脈狭窄は，冠動脈内膜の肥厚により血管内腔が狭くなることで発生する．冠動脈狭窄は，脂質性プラークと線維性プラークにより複合的に形成された**器質的狭窄**と寒冷刺激や過呼吸などによる冠動脈の攣縮により血管内腔が狭窄する**機能的狭窄**がある．
- 虚血性心疾患における冠動脈狭窄は，左冠動脈主幹部は50％狭窄以上，その他の冠動脈では75％狭窄以上を以って有意狭窄と診断される（図2）．

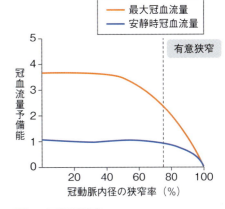

図2 冠動脈狭窄
文献5をもとに作成．

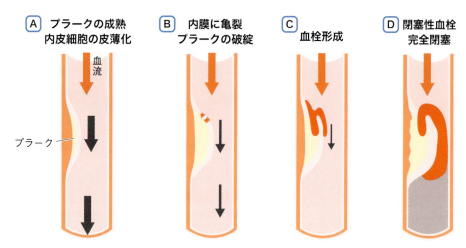

図3 プラーク破綻（ACS発症）のシェーマ
血管内皮下に動脈硬化巣であるコレステロールが蓄積し，プラークが成熟していくと（A），血圧や血流などの循環動態の変化が誘因となり血管内膜に亀裂を生じる（B）．冠動脈内膜の肥厚性病変（プラーク）を覆っている薄い繊維性皮膜の脆弱化と不安定プラークの破綻（B），それに続く血栓形成（C）から血管閉塞が生じ（D），その先への血行を遮断し心筋が壊死を起こす．文献5をもとに作成．

3 血栓形成（図3）

- ACSは，冠動脈プラークの崩壊や亀裂が発生することにより冠動脈内で急速に**血栓**が形成され，冠動脈が狭窄あるいは閉塞する症候群である．このため，胸痛などの前駆症状を伴うこともなく突然発症し，さらに緊急性を有する救急病態である．

4 虚血性心疾患の分類（心筋虚血，狭心症，心筋梗塞）

- 狭心症は狭心症発作の形態により，運動などの労作が誘因となる**労作性狭心症**と安静時に発症する**安静時狭心症**に分類される．また，症状の経過から一定の労作により必ず狭心症が起こり，数カ月以上病態が安定している**安定狭心症**と狭心症閾値が低下あるいは不安定となり，通常より低い労作で狭心症発作が起こる，あるいは安静時に狭心症が起こる**不安定狭心症**に分類される．重症度により安定狭心症は4群，不安定狭心症は3群に分類される（表1，2）．
- 心筋梗塞は，急性心筋梗塞は心電図上ST上昇を伴うST上昇型心筋梗塞と心電図上ST上昇を伴わない非ST上昇型心筋梗塞，すでに心電図上異常Q波を認める陳旧性心筋梗塞に分類される．
- 心筋梗塞は，冠動脈閉塞が20秒程度持続すると不安定狭心症の状態に陥り，30分以上持続すると不可逆的心筋壊死へ進行する．発症後1時間程度は，心筋梗塞の部位は心内膜で留まっているが6時間以上経過すると心筋壊死は心外膜まで進展し，貫壁性の心筋梗塞を形成し心機能へ重大な影響を及ぼす（図4）．

5 虚血性心疾患の合併症

- 虚血性心疾患の合併症として，心機能低下に伴う心不全や収縮期血圧が90 mmHg以下を呈する心原性ショック，心室性期外収縮，心室頻拍，心室細動などの心室性不整脈，心破裂などがある．

表1　安定狭心症（カナダ心臓病協会CCS重症度分類）

分類	症状
I	日常生活（歩行，階段の上がり下り）では狭心症の発作を起こさない．狭心症の発作は身体活動が激しいか，急激か，長く続いたときのみ起こる．
II	日常生活がわずかながら制限される．狭心症の発作は，急いで歩く，坂を上る，食後に歩く，寒い，風が強い，精神的なストレスが強い，起きて数時間などに起こる．発作は，普通の速さで平らな道を2ブロック（300〜400 m）以上歩いたとき，または1階分以上の階段を上ったときに起こる．
III	日常生活が著しく制限される．狭心症の発作は，普通の速さで歩いたとき，平らな道を1〜2ブロック（200〜300 m）歩いたとき，または1階分の階段を上がったときに起こる．
IV	いかなる動作も狭心症の症状なしに行うことができない．安静時にも狭心症の発作が起こる．

文献6をもとに作成．

表2　不安定狭心症（ブラウンワルド重症度分類）

重症度	臨床状況		
	A. 心筋虚血を増悪させる心外因子の存在下に発生（二次性）	B. 心外因子がなく発生（一次性）	C. 急性心筋梗塞発症後2週間以内に発生（梗塞後不安定狭心症）
I. 重症狭心症の新規発症*または増悪型狭心症；安静時胸痛なし	I A	I B	I C
II. 1カ月以内の安静狭心症だが48時間以内に発作なし（亜急性安静狭心症）	II A	II B	II C
III. 48時間以内の安静狭心症（急性安静狭心症）	III A	III B-T neg** III B-T pos	III C

患者は発作時点での治療状況により，3群に分類される．I）慢性安定狭心症としての治療なし，II）安定狭心症として治療中，III）最大治療下．さらに，胸痛発作中のST-T変化の有無で，2群に分類する．＊重症狭心症の新規発症とは，2カ月以内に新規発症し，発作が日に3回以上の狭心症．＊＊T neg：血清心筋トロポニン陰性，T pos：血清心筋トロポニン陽性．文献7をもとに作成．

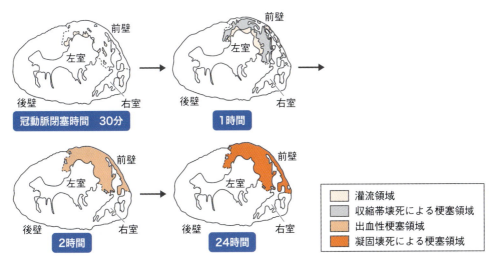

図4　心筋血流途絶時間と壊死巣の関係

側副血行路がない豚心における冠動脈閉塞時間と壊死巣との関係．1時間の閉塞後再灌流をしてもrisk areaの80%が梗塞となり，2時間ではほとんど全領域が梗塞となる．文献1をもとに作成．

6 虚血性心疾患の予後

- ACS 患者の入院 30 日以内の死亡率は約 6 〜 7 ％であるが，女性や重症心不全合併症例は，予後が不良となることがある．

4) 虚血性心疾患の検査

1 身体所見（問診，フィジカルアセスメント）

- 自覚症状：胸部症状として突然発症する胸骨下の胸痛，圧迫感，不快感，絞扼感のほか，左上肢や背部，下顎，歯の痛みなどの心臓関連痛として放散していることもある．
- 胸部症状の持続時間：狭心症の場合，数分程度持続し消失するが，心筋梗塞の場合は，30 分以上胸部症状が持続（高齢者や糖尿病患者ではまれに，無症候性心筋梗塞の場合もある）し，硝酸薬の舌下も無効である．呼吸困難，冷や汗やチアノーゼを伴う場合は，重症の心筋梗塞を疑う（図5）．

2 聴診

- 虚血性心疾患発症時に特異的な聴診を認めることはないが，心不全を合併している場合は，肺野の聴診による Killip 分類によって重症度と生命予後の判定が可能である（第 4 章 –2 参照）．

3 心電図

- 狭心症患者の安静時心電図は，非発作時には特異的な変化を認めないが，まれに T 波の陰転

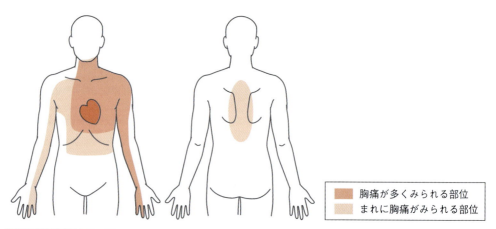

	労作性狭心症	不安定狭心症	心筋梗塞
胸痛の特徴	前胸部絞扼感，圧迫感 安静により改善	不快感，何となく重苦しい，圧迫される，きりきり，ちくちくと表現される	激しい胸痛 安静でもよくならない
持続時間	数分〜10 分間	数分〜10 分間	20 分以上
ニトログリセリン効果	著効	効果あり	無効
心電図	ST 低下	ST 低下	ST 上昇，異常 Q 波
その他			心筋壊死（CK↑）

図5　虚血性心疾患の身体所見
CK：クレアチンキナーゼ．文献 5 をもとに作成．

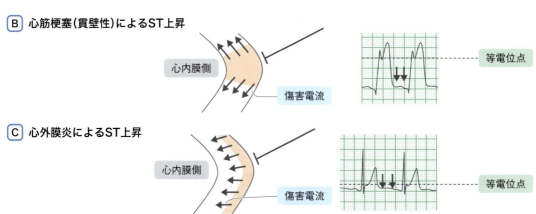

図6 狭心症心電図
A) 心内膜側から体表に上向き(近づいてくる)の傷害電流が流れる→ST低下. B) 梗塞部位から下向き(離れていく)の傷害電流が流れる→ST上昇. C) 炎症により傷害を受けた部位から健常側である心内膜側に下向き(離れていく)の傷害電流が流れる→ST上昇. 文献8をもとに作成.

化や陰性U波の出現を認めることがある. 狭心症の有無を確認するためには, ホルター心電図や運動負荷などを実施し, 狭心症発作時の心電図を記録し, ST低下あるいは上昇を捉える必要がある(図6).

- 心筋梗塞患者の安静時心電図は, ST上昇型心筋梗塞の場合, 梗塞部位に該当する誘導で心電図波形がT波の増高, ST部の上昇, 異常Q波出現, T波陰性化, 冠性T波出現の順に心電図波形の変化が推移する(第2章-4図32参照). 一方, 非ST上昇型心筋梗塞の場合, 異常Q波は出現せず, ST部の低下, 冠性T波を示す(第2章-4表1参照).

- 無症候性心筋虚血や狭心症の疑いがある患者には, 運動負荷心電図により狭心症の有無を確認する. 運動負荷方法は, 一段22.5 cmの階段を用いた1分30秒, 3分, 4分30秒階段昇降を行うマスター法, 負荷プロトコルに従い自転車エルゴメーターあるいはトレッドミルを用いて, 運動負荷を漸増する方法がある. 運動負荷中あるいは負荷後にST部偏位が1 mm以上認める場合, 狭心症と判定される(第2章-4図31参照).

4 血液生化学

- 虚血性心疾患により心筋へ障害が及び心筋壊死に陥ると心筋から逸脱酵素が血液中へ溶出する. 主な心筋逸脱酵素として, クレアチンキナーゼ(CK)とその分画であるCK-MB, トロポニンT・I, ミオグロビン, ミオシン軽鎖がある. これら心筋逸脱酵素は, 心筋梗塞部位の大きさや心筋障害の程度を推測し得る検査である. 心筋逸脱酵素ごとに心筋梗塞発症時から血液中濃度がピークに達する時間が異なるので, 表3を参照してほしい.

表3 心筋マーカーとその特徴

マーカー	存在部位	分子量	流出開始	最高値	正常化	迅速性	問題点，その他
CK	細胞質可溶性分画		4〜6時間	12〜24時間	2〜3日	○	心筋特異性が低い
CK-MB		82 kDa	4〜6時間	12〜24時間	2〜3日	○	微量な変化は判断難
Mb		17.8 kDa	1〜1.5時間	10時間	1〜2日	○	心筋特異性が低い
H-FABP		14.9 kDa	1〜1.5時間	2〜4時間	1日	○	超急性期には有利
TnT	心筋構造タンパク	37 kDa	4〜6時間	12〜18，90〜120時間	7〜10日	○	心筋特異性が高いが超急性期の診断に難
TnI		22.5 kDa	3〜4時間	10〜16時間	5〜8日	○	測定系が未統一
MLC (1)		27 kDa	4〜6時間	2〜5日	7〜14日	×	腎不全で偽陽性

文献9をもとに作成．

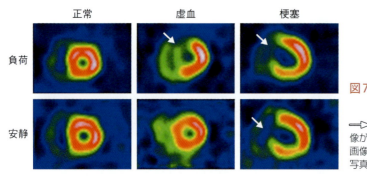

図7 負荷心筋血流シンチグラムにおけるSPECT所見

⇒は画像欠損部位で虚血は負荷時のみ画像が欠損し，梗塞は負荷時，安静時ともに画像が欠損する．文献10 p11巻頭カラー写真4より転載．

5 画像検査

- 胸部X線画像：虚血性心疾患で異常陰影が描出されるのは，心不全による心拡大や肺うっ血を認める場合であり，狭心症発作時や心筋梗塞による異常陰影は認めない．
- 心臓超音波図：心筋虚血発作時，心臓超音波図により心筋虚血部位を壁運動異常としてリアルタイムで描出することができるほか，心臓の収縮能や弁の機能不全，心機能として左室駆出率を測定することができる．また，心室中隔穿孔や心タンポナーデ，心室瘤など心臓の形態異常を発見することができる．
- 心臓核医学：心筋虚血や心筋壊死を画像診断する検査で，核同位元素（タリウム，テクネシウムなど）を血管内へ注射し，冠動脈の血流，心筋の代謝および生存性をSingle Photon Emission CT (SPECT) とよばれる装置を用いて検査する（図7）．
- 冠動脈造影：虚血性心疾患患者でACSや狭心症の発作閾値が低い場合は，心臓カテーテルによる冠動脈造影が実施され，冠動脈の閉塞部位あるいは狭窄部位の形状，病変枝数，側副血行路や石灰化の有無などの情報を得ることができる（図8）．
- CT・MRI：心臓CT検査は，造影剤を用いてCT造影することで冠動脈造影が可能となり，心臓カテーテル検査とほぼ同様の診断ができる．また，造影剤を使用せずにCT造影することで不安定な冠動脈プラークを検知することも可能である．心臓MRI検査は，心筋梗塞の部位診断に有用で心臓の容積，駆出率，心筋重量などを評価することができる．いずれも心臓カテーテル検査と比べて比較的低侵襲検査として実施される．

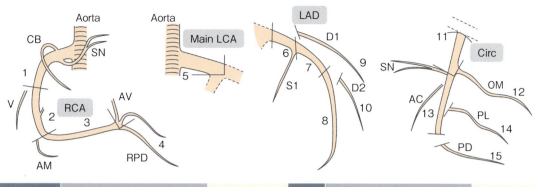

RCA	right coronary artery	右冠動脈	LAD	left anterior descending branch	左前下行枝
CB	conus branch	円錐枝	S1	first septal branch	第1中隔枝
SN	sinus node artery	洞結節枝	D1	first diagonal branch	第1対角枝
AM	acute marginal branch	鋭縁枝	D2	second diagonal branch	第2対角枝
AV	atrioventricular branch	房室枝	Circ	circumflex branch	回旋枝
PD	posterior descending branch	後下行枝	OM	obtuse marginal branch	鈍縁枝
Main LCA	main left coronary artery	左冠動脈主幹部	PL	postero-lateral branch	後側壁枝
			AC	atrial circumflex artery	左房回旋枝

図8 アメリカ心臓病学会による冠動脈の分類と記載法
文献5をもとに作成．

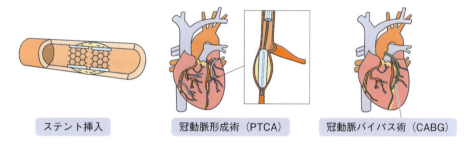

ステント挿入　　冠動脈形成術（PTCA）　　冠動脈バイパス術（CABG）

図9 冠動脈血行再建術

5）虚血性心疾患の治療

❶ 冠動脈血行再建術

- ACSと診断された場合，心筋虚血による心筋ダメージを極力小さくするため，一刻も早く（発症から3時間以内，病院到着から90分以内を目標として），閉塞あるいは高度狭窄を起こした冠動脈に対して，カテーテルによるバルーンやステントを用いた血行再建術が施行される．また，多枝病変や左冠動脈主幹部の高度狭窄の場合は，冠動脈バイパス術が実施されることが多い（図9）．

- 経皮的冠動脈インターベンション（Percutaneous Coronary Intervention：PCI）：冠動脈の閉塞あるいは狭窄部位へカテーテルを通じてバルーンを挿入する．その後，気圧をかけてバルーンを拡張し，狭窄あるいは閉塞部位を治療する．バルーンのみの治療では，病変部位が再狭窄するため，再狭窄を予防する薬剤溶出ステントを挿入することが多い．
- 冠動脈バイパス術（Coronary Artery Bypass Grafting：CABG）：左右の冠動脈に高度狭窄を認める場合やPCIが困難である冠動脈病変に対する治療として，内胸動脈や胃大網動脈，大伏在静脈を用いて閉塞あるいは狭窄部位をバイパスする血管を移植する手術を施行する．

2 薬物療法

- 虚血性心疾患に対する薬物療法は，冠動脈血流の増加および心臓の酸素需要を低減することで心筋虚血を改善する薬剤を使用する．
- 冠動脈の血流を改善する薬物は，硝酸薬とカルシウム拮抗薬がある．**硝酸薬**は，ニトログリセリンを代表とする舌下錠やスプレーによる噴霧薬で，冠動脈を拡張して心筋酸素供給を増加させる．また，**カルシウム拮抗薬**は，冠動脈の平滑筋収縮を抑制し血管拡張する機序により冠動脈を拡張する作用がある．
- 心筋酸素需要を減少させる薬物は，心拍数，心収縮力，交感神経活性を減弱させる**β遮断薬**である．β遮断薬は運動負荷時の心拍応答も鈍化するため，β遮断薬を服用している虚血性心疾患患者の場合，運動負荷時の心拍数は，通常よりも低めを推移することを十分に留意するべきである．
- 前述3種類の薬物は，虚血性心疾患治療において重要な治療薬物であるが，このほか，血栓形成を予防するための抗血小板薬や冠動脈内プラークの退縮を目的とした脂質異常症を改善するスタチン系薬物，虚血性心疾患の二次予防効果が認められているアンギオテンシン変換酵素阻害薬，アンギオテンシンⅡ受容体拮抗薬も併せて服用することもある．

3 心臓リハビリテーション

- ACSの急性期は，PCIなどの再灌流療法成功後，フィジカルサインや心電図を評価しながら安静臥床状態より運動療法を行う．運動負荷中止基準をクリアできれば次の段階へと段階的に運動負荷量を漸増する．
- 虚血性心疾患の再発予防と生命予後改善のために有効な手法であることから，入院期より，禁煙指導，体重管理，食事や運動習慣改善，精神的ストレスを軽減するなどの心臓リハビリテーションを積極的に導入し，虚血性心疾患患者の生活習慣の見直しに取り組むべきである．
- 慢性期の虚血性心疾患患者においても，心臓リハビリテーションは，運動耐容能と心筋虚血の閾値を上昇させることから，冠危険因子の逓減や骨格筋・自律神経機能，末梢循環を改善し，虚血性心疾患の再発予防および生命予後改善効果が十分に期待できる．

理学療法の理論と実際

- 虚血性心疾患に対する理学療法の目的は以下4点があげられる．①過度の安静による身体機能の脱調節（デコンディショニング）を予防する，②安全かつなるべく早く離床を進める，③ADLを回復する，④疾病予防を行い，より質の高い人生を患者が送れるようにすることである．

1）理学療法評価

- 心臓リハビリテーションは，「可能な限り，良好な身体的・精神的・社会的状態を保つために必要な行動の総和」と定義されている[11]．虚血性心疾患への心臓リハビリテーションでは心身機能，身体構造，活動，参加の状態を包括した心身機能の評価を行うことが求められる．
- このため，虚血性心疾患患者の心臓リハビリテーションを実施する場合，詳細に対象者の理学療法評価を行うことから虚血性心疾患の疾患管理に関連する評価指標を得ることが可能となる．
- 本邦の心臓リハビリテーション対象者は高齢化が顕著になっており，サルコペニアやフレイルを合併する症例も多くなっている．虚血性心疾患の影響を受ける心身機能に加えて，生活機能を含めた包括的理学療法評価が重要となる．
- 生活機能は世界保健機構によりICFによる評価が提唱されている（ICFについては第3章-2参照）．

1 身体機能評価（心身機能・身体構造）

〈関節可動域〉

- 虚血性心疾患により関節可動域へ問題を生じることで生活機能に影響を及ぼすことは少ないが，入院後の初期治療に時間を要し，集中治療室内の治療が長引くことにより長期臥床に至った場合や既往歴として運動器疾患や神経系疾患を合併する場合などは，関節可動域制限の有無を必ず確認する．

〈骨格筋力〉

- 虚血性心疾患の運動耐容能を規定する要因の1つに骨格筋機能がある．加えて骨格筋筋力はサルコペニア，フレイルの状態を評価することができることから，握力やハンドヘルドダイナモメーターを用いた下肢筋力（等尺性膝伸展筋力）の測定はきわめて重要である．サルコペニアの鑑別基準として，握力は，男性26 kg未満，女性18 kg未満の場合，サルコペニアの疑いがある．ADLを自立するために必要な下肢筋力は，体重比の指標で45％以上，虚血性心疾患の再発を防ぐためには，35％以上と報告されている．

〈バランス能力〉

- バランス能力評価は，心臓リハビリテーション対象者の生活機能自立度を評価するために必須の評価であり，（開眼，閉眼）片脚立位保持時間やファンクショナルリーチテストなどが用いられる．開眼片脚立位保持時間が5秒以上，ファンクショナルリーチテストが25 cm以上であれば，歩行可能と判断することができる．

〈歩行速度〉

- 歩行速度は，0.8 m/秒以上で屋外歩行，0.4 m/秒以上で屋内歩行が自立となるが，通常歩行速度が1.0 m/秒以下でフレイルの可能性があり，最大歩行速度が1.3 m/秒以下の場合，虚血性心疾患の再発リスクが高くなると報告されている．このほか，歩行自立度，補助具使用の有無についても確認する必要がある．

〈SPPB〉

- 簡易身体能力バッテリー（Short Physical Performance Battery：SPPB）は，バランス，歩行，強さ，持久力を測定するもので，足を横並び，半縦並び（セミ・タンデム），縦並び（タンデム）に合わせた状態で立つ能力，4 m歩行時間，椅子から立ち上がって座っていた位置に戻る動作を5回行う時間を計測する評価方法で，合計点数が4点以下の場合，要介護状態に陥る可能性が高くなると判定される（詳細な実施方法は第7章を参照）．SPPBは，国際的

なワーキンググループによって，虚弱高齢者の臨床試験における生活機能の測定方法として推奨されている．

〈FIM〉

- 機能的自立度評価法（Functional Independence Measure：FIM）は，セルフケア，移乗，移動，排泄コントロール，コミュニケーション，社会的認知の各項目を実施しているADLの自立度によって，全介助の1点〜完全自立の7点の範囲で採点する評価法で，最低点が18点，最高点が126点となる．

2 運動耐容能評価

- **運動耐容能**は，ICFにて「身体運動負荷に耐えるために必要な呼吸や心血管系の能力に関する機能」と定義されており，虚血性心疾患の診断，狭心症の有無や閾値，虚血性心疾患患者の重症度や予後推定，治療効果判定，心臓リハビリテーションにおける運動処方を目的に測定される．また，運動耐容能は，心機能のほか，肺機能，骨格筋，肺循環，体循環，血管機能，末梢循環などの多くの酸素搬送系因子がかかわる．

〈運動負荷試験〉

- **運動負荷方法**は，外来で容易に検査が可能な一段22.5 cmの凸型階段を用いたマスター試験（シングル1分30秒，ダブル3分，トリプル4分30秒）のほか，急性期心臓リハビリテーションにおける段階的漸増運動負荷などで主に用いられる200 m歩行などの**一定運動負荷**，Bruceプロトコルによるトレッドミル**多段階運動負荷**，自転車エルゴメーターによるRAMP負荷を用いた**漸増運動負荷**がある．また，ある一定の負荷（例えば5 METs）に対して安全に運動が遂行できるか確認する試験と最高酸素摂取量を測定する症候限界性の試験がある．

- 虚血性心疾患を評価する一般的なトレッドミル運動負荷プロトコルはBruceプロトコルがあり，心筋虚血閾値が低い場合，modified Bruceプロトコルが用いられる．自転車エルゴメーターによるRAMP負荷プロトコルは，毎分10〜20 wずつ漸増するRAMP負荷を用いる．漸増の目安は，代謝エネルギーが糖代謝から脂肪酸代謝に比率が変わる手前，おおよそ運動開始から10分程度で症候限界に至る負荷量となる．

- **心肺運動負荷試験**（Cardiopulmonary exercise test：**CPX**）における評価項目は，心拍出量と末梢組織の動静脈間酸素較差によって規定される最高酸素摂取量である．この値は，生命予後のほか，酸素運搬能を評価することができる．

- 酸素摂取量と二酸化炭素排出量の比率を観察し，ほぼ1対1の比率を示した運動負荷量を嫌気性代謝閾値とよび，最適な運動負荷強度で代謝性アシドーシスとそれに伴うガス交換の変化の起こる直前の仕事量，または酸素摂取量と定義される．この運動強度で運動を実施すると血栓の発生，交感神経活性が亢進しにくいため心筋梗塞，狭心症，不整脈などが発症しにくく，乳酸産生が亢進しにくく，疲れにくい運動強度のため疲労感がなく長時間の運動が行える．

- 嫌気性代謝閾値を超えた運動強度で運動を実施すると乳酸産生が急激に増加し，骨格筋の収縮力低下や代謝性アシドーシス傾向となる．加えて二酸化炭素産生量も増大して換気も亢進し，息切れを生じるうえ，血中カテコラミン濃度も上昇する．そのため，心機能の予備力が低い場合は左室収縮能低下も加わり，心臓への負荷が増大して不整脈の発生率が上昇する．

〈フィールドテスト〉

- 6分間歩行テスト（Six-minute Walk Test：6MWT）は，運動器疾患や神経系疾患を有し，心肺運動負荷試験の実施が困難な虚血性心疾患患者に対する簡便な運動耐容能の評価指標である．アメリカ胸部医学会の勧告より6MWTの平均は500〜550 mであり，400 m以下

になると外出に制限が生じ，200 m以下では生活範囲はきわめて身近に限られるとされている．

- 6MWTは自己ペースでの運動負荷試験であるため負荷量が定量化されておらず，励ましや慣れが結果に影響されやすい．また，6MWTの結果から最高酸素摂取量の決定や運動制限因子を明らかにする評価指標ではなく，日常生活における機能障害の重症度を評価することに適している．

2) 理学療法プログラム

- 虚血性心疾患に対する理学療法は，心臓リハビリテーションの主要な要素である運動療法を用いた手法が行われる．運動療法は虚血性心疾患の治療として，運動耐容能の増加，同一負荷における症状の軽減，心血管疾患の増悪・再発を予防する，再入院を減少させる，生命予後を改善する，収縮期血圧を低下させる，脂質代謝の改善などの重要な役割があり，特に運動耐容能の増加は，運動療法の特異的な効果である．

❶ 心臓リハビリテーション

- 心臓リハビリテーション（心リハ）は，虚血性心疾患の発症後，治療経過に応じて，第Ⅰ相（急性期），第Ⅱ相（回復期），第Ⅲ相（維持期）の3相に分け，それぞれ心リハの目的，方法，目標に応じてシームレスな心リハを実施することで，虚血性心疾患患者の再発予防や復職支援など包括的かつ継続的な支援ができる（表4）．

〈第Ⅰ相〉

- 第Ⅰ相は，虚血性心疾患を急性発症し，再灌流療法後，集中治療室や重症者を観察する病室において心リハが開始される．不要な安静によるデコンディショニングを予防し，段階的運動負荷による身体応答と筋力やバランス能力，ADL能力を含めた身体機能から虚血性心疾患患者の生活機能までを評価すると同時に，安全，迅速にベッド上運動から病棟内歩行まで運動許容範囲を拡大することに主眼が置かれる．

表4 心臓リハビリテーションの時期的区分

	第Ⅰ相	第Ⅱ相	第Ⅲ相
時期区分	急性期（1〜2週間）	回復期（2〜3カ月）	維持期（生涯を通じた期間）
身体能力	発症	退院　　社会復帰	リハビリ施行／リハビリ非施行
リハビリの場所	●入院	●通院リハビリ ●在宅リハビリ	●在宅リハビリ ●地域リハビリ施設
リハビリの内容	●急性期治療 ●段階的負荷 ●機能評価 ●生活指導 ●禁煙指導	●機能評価 ●運動療法 ●カウンセリング（職業，心理，食事）	●運動療法 ●二次予防
リハビリの目標	●身の回りの指導	●退院 ●社会復帰・復職	●生涯にわたる快適な生活の維持

文献12より転載．

- ベッドサイドの心リハは，ポジショニングやベッドアップによる受動座位など離床の準備からベッドの端座位，立位や足踏み，ベッドサイドの歩行，病室内歩行，病棟内歩行へと虚血性心疾患患者の病院内活動範囲の拡大と生活機能の向上をリハビリテーション進行中止基準と照らしあわせて十分に安全を確認しながら段階的に運動負荷を上げる．
- 段階的運動負荷は，虚血性心疾患患者のリスクを層別化したうえで，運動負荷中に起こり得る意識レベルや血圧の低下，不整脈の出現あるいは予想外のリスクの発生を十分に予測かつ留意し，心リハを実施する．

〈第Ⅱ相〉

- 第Ⅱ相の前期は，病棟内歩行が可能となり心リハ室で心リハが開始される時期となる．この時期から，退院や社会復帰を目標として，4～5 METs相当の運動耐容能を獲得するため，虚血性心疾患患者の身体機能評価に加えて，精神心理面の評価や食事，服薬の順守事項の確認，心理社会的カウンセリングなどの患者教育を実施しながら復職や社会復帰への準備を行う．
- 第Ⅱ相の後期は，病院退院後の虚血性心疾患患者の社会生活への復帰を支援するため，1～2週間に一度，外来通院を継続しながら心リハを実施する．また，虚血性心疾患の再発予防を目的とした生活習慣を改善するための禁煙，食事，服薬のほか一般生活における諸行動を順守するための動機を高め，運動習慣の定着化を図る．

〈第Ⅲ相〉

- 第Ⅲ相は，虚血性心疾患患者の運動耐容能や身体機能がある一定のレベルに達し，虚血性心疾患の再発予防と運動耐容能や生活機能を維持するために生活習慣や諸行動を継続できるように支援を行う時期である．心リハを実施する施設は病院内から在住する地域や運動施設へ移り，虚血性心疾患患者自らが，冠危険因子の是正，運動トレーニングによる運動習慣の定着化とともに予後改善に向けた栄養や服薬管理，禁煙指導など，心理社会的管理を実施するための一連の行動を多職種がかかわることで虚血性心疾患患者を継続的に支援する．

〈心リハプログラム（パスウェイ）〉

- 図10に国立循環器病研究センターの**心リハプログラム**を掲示する．ACSを発症後，直ちにPCIなどの再灌流療法が行われるため，ACSによる合併症を併発しない限り長期臥床の経過をとる患者は少ない．そのため，入院早期から積極的な離床，退院へと入院期間も短縮さ

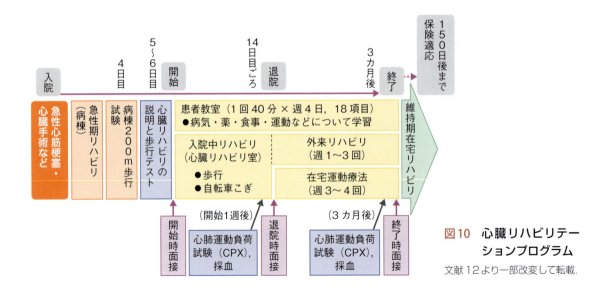

図10 心臓リハビリテーションプログラム
文献12より一部改変して転載．

れ，第Ⅰ相の心リハは，運動負荷試験を中心とした漸増負荷項目が施行され，入院期後半から患者教育を導入しつつ，外来心リハへとシームレスな心リハを継続する．

〈リスク層別化〉

- リスクの層別化として，健常者をクラスＡ，安定した心血管疾患を有し，激しい運動でも合併症の危険性が低いがクラスＡよりはやや危険性の高いクラスＢ，運動中に心血管合併症を伴うなかから高リスクの患者，あるいは自己管理ができない，運動レベルを理解できないものをクラスＣ，活動制限を要する不安定な状態をクラスＤとし，心リハを実施する（表5）[13]．

表5 心血管疾患の状態や臨床所見

クラスＡ	1. 無症状で冠危険因子のない45歳未満の男性，55歳未満の女性 2. 無症状あるいは心血管疾患のない45歳以上の男性あるいは55歳以上の女性，かつ危険因子が2個以内 3. 無症状あるいは心疾患のない45歳以上の男性あるいは55歳以上の女性，かつ危険因子が2個以上
クラスＢ	以下のいずれかに属するもの 1. 安定した冠動脈疾患 2. 中等症以下の弁膜症，重症狭窄症と閉鎖不全を除く 3. 先天性心疾患 4. EF30％未満の安定した心筋症，肥大型心筋症と最近の心筋炎は除く 5. 運動中の異常反応がクラスＣの基準に満たないもの **臨床所見（以下のすべてを満たすこと）** 1. NYHA ⅠあるいはⅡ　　　　　　　　　5. 運動中，収縮期血圧が適切に上昇するもの 2. 運動耐容能6METs以下　　　　　　　6. 安静時，運動時ともに心室頻拍のないもの 3. うっ血性心不全のないもの　　　　　　7. 満足に自己管理のできるもの 4. 安静時あるいは6METs以下で心筋虚血のないもの
クラスＣ	以下のいずれかに属するもの 1. 冠動脈疾患 2. 中等症以下の弁膜症，重症狭窄症と閉鎖不全を除く 3. 先天性心疾患 4. EF30％未満の安定した心筋症，肥大型心筋症と最近の心筋炎は除く 5. 十分コントロールされていない心室性不整脈 **臨床所見（以下のすべてを満たすこと）** 1. NYHA ⅢあるいはⅣ 2. 運動耐容能6METs未満，6METs未満で虚血が出現する．運動中に血圧が低下する．運動中の非持続性心室頻拍出現 3. 原因の明らかでない心停止の既往（心筋梗塞を伴うものは除く） 4. 生命を脅かす医学的な問題の存在
クラスＤ	以下のいずれかに属するもの 1. 不安定狭心症　　　　　　4. 代償されていない心不全 2. 重症で症状のある弁膜症　5. コントロールされていない不整脈 3. 先天性心疾患　　　　　　6. 運動により悪化する医学的な状態の存在

文献13をもとに作成．

表6 急性心筋梗塞に対する急性期リハビリテーション負荷試験の判定基準

1. 胸痛，呼吸困難，動悸などの自覚症状が出現しないこと
2. 心拍数が120 bpm以上にならないこと，または40 bpm以上増加しないこと
3. 危険な不整脈が出現しないこと
4. 心電図上1 mm以上の虚血性ST低下，または著明なST上昇がないこと
5. 室内トイレ使用時までは，20 mmHg以上の収縮期血圧上昇・低下がないこと
（ただし2週間以上経過した場合は血圧に関する基準は設けない）

日本循環器学会．「心血管疾患におけるリハビリテーションに関するガイドライン（2012年改訂版）」
http://www.j-circ.or.jp/guideline/pdf/JCS2012_nohara_h.pdf（2016年9月閲覧）より転載．

表7 運動負荷の中止基準

1. 症状	狭心痛，呼吸困難，失神，めまい，ふらつき，下肢疼痛（跛行）
2. 兆候	チアノーゼ，顔面蒼白，冷汗，運動失調
3. 血圧	収縮期血圧の上昇不良ないし進行性低下，異常な血圧上昇（225 mmHg以上）
4. 心電図	明らかな虚血性ST-T変化，調律異常（著明な頻脈ないし徐脈，心室性頻拍，頻発する不整脈，心房細動，R on T，心室期外収縮など），Ⅱ～Ⅲ度の房室ブロック

日本循環器学会．「心血管疾患におけるリハビリテーションに関するガイドライン（2012年改訂版）」
http://www.j-circ.or.jp/guideline/pdf/JCS2012_nohara_h.pdf（2016年9月閲覧）より転載．

表8 急性心筋梗塞 後期第Ⅱ相以降の運動強度決定方法

A. 心拍予備能（＝最高HR－安静HR）の40～60％のレベル
　Karvonenの式：［最高HR－安静HR］×k＋安静時HR
　k：通常（合併症のない若年AMIなど）0.6，高リスク例では0.4～0.5，心不全では0.3～0.5
B. ATレベルまたはpeak$\dot{V}O_2$の40～60％の心拍数
C. 自覚的運動強度：「ややつらいかその手前」（Borg指数：12～13）のレベル
D. 簡便法：安静時HR＋30 bpm（β遮断薬投与例は安静時＋20 bpm）

ただし，高リスク患者〔①低左心機能（LVEF＜40％），②左前下行枝の閉塞持続（再灌流療法不成功例），③重症3枝病変，④高齢者（70歳以上）〕では低強度とする．HR：心拍数，k：カルボーネン係数，AMI：急性心筋梗塞，AT：嫌気性代謝閾値，peak$\dot{V}O_2$：最高酸素摂取量，LVEF：左室駆出率．
日本循環器学会．「心血管疾患におけるリハビリテーションに関するガイドライン（2012年改訂版）」
http://www.j-circ.or.jp/guideline/pdf/JCS2012_nohara_h.pdf（2016年9月閲覧）より転載．

〈心リハに関する中止基準〉
- 心リハの**中止基準**を表6，7に示す．

〈運動療法（有酸素運動，レジスタンストレーニング）〉
- 虚血性心疾患の急性期心リハ後半（およそ病棟内500 m歩行可能）の段階より運動処方に基づいた**有酸素運動**を開始する．虚血性心疾患患者に対する運動処方の決定方法については，表8に示す．
- 運動処方を実施する際に，虚血性心疾患や身体機能に応じた運動の頻度，強度，時間，種類（Frequency, Intensity, Time, Type：FITT）を設定する必要がある．
- 運動時間は，20～60分程度持続した運動が冠危険因子是正や運動耐容能改善の効果をもたらす．

- 運動頻度は，週3〜5回程度の運動回数が推奨されているが，冠危険因子是正のためには，毎日実施することが推奨されている．
- 運動方法は，運動施設内であれば，自転車エルゴメーターやトレッドミル歩行，ウォーキング，ジョギングなどが多用されている．
- 有酸素運動実施前後で十分にウォーミングアップとクールダウンおよびストレッチ運動を行うことが事故防止に役立つ．
- **レジスタンストレーニング**は，低リスク症例の場合，最大反復力の20〜40％，10〜15 RM（Repetition Maximum）の負荷量で8〜15回を1セットとして1〜3回，週3回程度行うことが推奨されている．
- 監視下運動療法では高強度（最大の60〜80％）のレジスタンストレーニングでも問題はなく，筋力と運動耐容能が増加するのみならず，リスク因子が減少し，LVEFが増加するとされている[14]．

〈患者教育〉

- 虚血性心疾患患者の急性期入院期間は1週間程度のため，第I相心リハ中に十分な患者教育を実施することが難しくなっている．このことから患者教育は，第II相心リハのなかで，疾患の理解，定期受診，症状増悪時の対応，服薬管理，禁煙指導，栄養管理，身体活動，運動療法，セルフモニタリングなどについて実施する．医師，看護師，薬剤師，PT，栄養士などにより構成される多職種連携協働チームにより退院前〜退院後にわたり医学的評価，生活指導を包括的かつ計画的に再発予防とともに予後改善を目標に患者教育を行う．

国家試験頻出キーワード

- 運動療法の効果（p143）
- 心筋梗塞の急性期リハビリテーションプログラムと進行基準（p144）
- 運動負荷中止基準（p146）
- 運動処方の構成要素（p146）

文献

1) 宮崎俊一：レジデントノート，4：17-24，2003
2) 日本循環器学会：循環器疾患診療実態調査2013年報告書
3) 「平成26年人口動態統計の概況」，厚生労働省（http://www.mhlw.go.jp/toukei/saikin/hw/jinkou/kakutei14/dl/00_all.pdf）
4) Okura Y, et al：Circ J, 72：489-491, 2008
5) 「ビジュアル実践リハ 呼吸・心臓リハビリテーション 改訂第2版」（居村茂幸/監，高橋哲也，間瀬教史/編著），羊土社，2015
6) 兼井由美子：レジデントノート，13：1381-1388，2011
7) Hamm CW & Braunwald E：Circulation, 102：118-122, 2000
8) 「心電図スキルアップ」（杉浦哲朗/監，土居忠文/著），ベクトル・コア，2000
9) 筈井寛, 他：レジデントノート, 4, 41-44, 2003
10) 「循環器内科研修チェックノート」（並木温/編），羊土社，2007
11) 「Rehabilitation of patients with cardiovascular diseases：report of a WHO Expert Committee」（WHO Expert Committee on Rehabilitation of Patients with Cardiovascular Diseases World Health Organization, eds），WHO, 2006
12) 「知っておきたい循環器病あれこれ 50号 心臓リハビリテーション入門」（循環器病研究振興財団），2005（http://www.jcvrf.jp/general/pdf_arekore/arekore_050.pdf）
13) Fletcher GF, et al：Circulation, 128：873-934, 2013
14) 日本循環器学会．「心血管疾患におけるリハビリテーションに関するガイドライン（2012年改訂版）」http://www.j-circ.or.jp/guideline/pdf/JCS2012_nohara_h.pdf

第4章 心血管疾患の理学療法

2 慢性心不全

学習のポイント
- 慢性心不全患者の病態と症状との関係を学ぶ
- 慢性心不全患者の運動療法における患者選択とリスクの層別化を学ぶ
- 慢性心不全に対する運動療法と生活指導の一般的な原則を学ぶ

症状・障害の理解

1) 慢性心不全の定義

- **心不全**とは,一般的に,心臓のポンプ機能の代償機転が破綻することによって全身の臓器に必要な血液量を拍出することができなくなった症状の総称である.
- 特に**慢性心不全**は,「慢性の心筋障害により心臓のポンプ機能が低下し,末梢主要臓器の酸素需要に見合うだけの血液量を絶対的にまた相対的に拍出できない状態であり,肺,体静脈系または両系にうっ血をきたし日常生活に障害を生じた病態」であると定義されている[1].
- 慢性心不全は,増悪と寛解をくり返しながら徐々に進行する病態である.
- 心臓のポンプ不全には,左心室の収縮能が低下した心不全,**収縮不全型心不全**と左心室の収縮能が障害されていない**拡張不全型心不全**とがある.しかし,両者を有する心不全も多く,明確に区別することは容易ではない.
- 心不全は1つの疾患ではなく,心臓のさまざまな疾患(虚血性心疾患,心筋症,弁膜症など)や機能障害が最終的に至る症候群を意味する.表1に主な例を示す.

基礎医学への振り返り

安静時,運動時の心拍出量

心筋は横紋筋であり冠動脈からの血液供給により酸素が供給されている.安静時の左心室容積はおよそ70 mLであり,安静時心拍数を70 bpmとすると心拍出量CO(L/分)は0.07(L/beat)× 70(bpm)= 4.9(L/分)となる.運動時心拍出量は安静時の5倍程度まで増加する.しかしどの臓器も同率で増加するのではなく,骨格筋は実に20倍以上増加し,心臓(冠動脈)は5倍に増加する.一方で脳は増加しない.逆に消化器や腎血流は減少し,骨格筋への血流増加に貢献する.

表1　心不全を起こす例

心筋組織の直接的な障害により心不全を起こす場合	
虚血性心疾患	狭心症や心筋梗塞による，心筋への血流障害が酸素不足をもたらす．それによって心筋梗塞では心筋に壊死を起こす
心筋症	心筋自体の病気によって心筋肥大や菲薄化を起こす
先天性心疾患・心奇形	心室中隔欠損など形態的異常が心臓のポンプ不全を引き起こす
長期的な心筋組織への負荷によって機能障害から心不全を起こす場合	
弁膜症	心臓にある弁の狭窄や閉鎖不全を起こす
高血圧	高負荷によりしだいに心筋が代償性に肥大し高血圧性心筋症となり，拡張期障害（拡張不全）を引き起こす（図1）
糖尿病	高血糖状態が心筋の微小循環を障害して心筋の酸素不足を招き，びまん性の機能障害を引き起こす
睡眠時無呼吸症候群（閉塞型）	動脈血酸素分圧の低下や中途覚醒が交感神経を刺激したり，胸腔の強い陰圧が前負荷を増大させることなどによって心臓への過大な負荷を引き起こす
心拍のリズム異常によって血行動態の悪化を引き起こす場合	
頻脈性不整脈	頻脈性心房細動，WPW症候群，心室頻拍など
徐脈性不整脈	徐脈性心房細動，高度房室ブロック，Ⅲ度房室ブロックなど

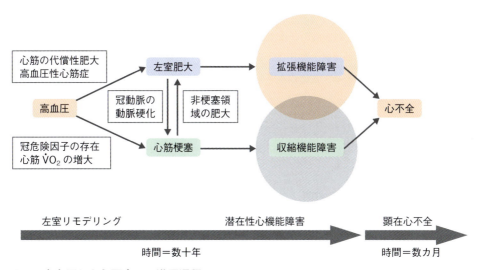

図1　高血圧から心不全への進展過程
高血圧症と他の冠危険因子が共存することによって左室肥大が起こる．また心筋に栄養する冠動脈の動脈硬化を促進させるため，心筋梗塞のリスクが高まる．この両者によって拡張機能障害および収縮機能障害が起こり，心不全症状が顕在化してくる．文献2をもとに作成．

2）慢性心不全の代償機転とその破綻

● 身体活動などによって全身臓器への血流増加や血液配分に対応するため，心臓においては表2の4因子が関与する．これらが相互に作用して血液の適切な拍出量を維持しようとする．

表2 拍出量を維持する因子

前負荷	循環血液量により規定される．容量負荷ともいう．心臓の拡張末期での心室内血液量が多いほど心臓は強い収縮力を示す（Frank-Starlingの心臓の法則，第1章-1参照）
後負荷	末梢血管抵抗や血圧（大動脈圧）により規定される．圧負荷ともいう
心拍数	心臓の1分間の収縮回数〔単位は回/分（beats/分，bpm）〕
心筋収縮力	左室駆出率（LVEF，単位は％）で表現されることが多い

- 何らかの異常により血圧が低下した場合などは神経体液性因子を強く働かせ，水やナトリウムを貯蔵し（尿量の減少），末梢血管収縮や心筋収縮力増加，心拍数の増加などが起こる（**代償機転が作用する**という）．
- 代償機転が作用しても十分に血液量の拍出が維持できない場合，**代償機転が破綻**したことになる．

3）慢性心不全によって運動耐容能が低下する

1 中枢因子

- 心筋の**収縮不全**によって骨格筋など血液を要求する臓器へ十分に拍出できない状態．しかし運動耐容能とこの要因との相関はあまり高くはないとされている．
- **拡張不全**により心筋の拡張（弛緩）が障害されているために，十分な左室充満が得られない．そのため血液を要求する臓器へ送り出せない状態．拡張不全が存在する場合の慢性心不全の症状は運動・動作による心拍数増加（拡張時間の短縮）に依存する．
- 高齢者や，基礎疾患として高血圧や糖尿病を有する場合に多いという特徴がある．

2 末梢因子

- 中枢因子（心臓を含む中心循環機能）よりも**末梢因子**が運動耐容能において重要な役割を果たしていると現在では考えられている（表3）．

表3 末梢因子の役割

骨格筋筋量の減少	末梢血管拡張能の低下	代謝異常
・筋萎縮 ・筋蛋白合成と分解の不均衡	・一酸化窒素をはじめとする血管拡張因子の障害（血管内皮機能の低下） ・炎症性サイトカインや酸化ストレスによる動脈硬化の進展とプラークの不安定化	・骨格筋エネルギー代謝異常 ・酸化的酵素活性の低下 ・ミトコンドリア機能障害

4）慢性心不全の症状

- 慢性心不全によって現れる症状は**左心系**と**右心系**をそれぞれ**前方障害**および**後方障害**として整理する（図2，表4）．
- **左心系**の前方障害は全身への血液低灌流によってもたらされる諸症状である．
- 左心系の後方障害は肺静脈や肺毛細血管における肺うっ血を原因とする症状であり，肺浮腫，肺水腫へと進展あるいは肺うっ血部位の拡大によって低酸素血症はさらに悪化する．

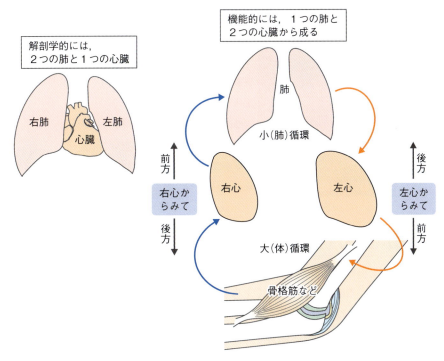

図2 大(体)循環・小(肺)循環と，前方，後方の意味

表4 慢性心不全の症状の現れ方

	左心系	右心系
前方障害	脳血流低下→意識障害（傾眠，昏睡，錯乱など） 腎血流減少→尿量減少，体重増加 骨格筋への血流低下→倦怠感，易疲労性，運動耐容能低下 末梢循環不全→代謝性アシドーシス 血圧低下を代償するための交感神経の緊張 　　　→頻脈，冷や汗，チアノーゼなど	肺血流低下
後方障害	左室拡張末期圧・左室拡張末期容量の増加 　　→夜間咳嗽，労作性呼吸困難，起座呼吸 　　　発作性夜間呼吸困難，ラ音，喘鳴 　　　A-aDO$_2$開大 　　　血性泡沫性痰	浮腫 肝腫大 漏出性胸水貯留 漏出性腹水貯留 頸静脈怒張

慢性心不全の症状には，①心拍出量の低下（低灌流）から各種臓器の諸症状（前方不全，前方障害）から解釈することと，②血液の貯留によるうっ血症状から起こる各種臓器の諸症状（後方不全，後方障害）から解釈することが重要である．

- **右心系**の前方障害は肺血流の低下をもたらす．結果として左室充満圧を障害し，両心不全を呈する．
- 右心系の後方障害は全身の静脈系うっ血が浮腫として観察される．
- 心不全は高齢者に多く，また合併症も多い．そのため慢性心不全による諸症状の現れ方は多様であり，また急性増悪因子も多種に存在する（表5）．

表5　高齢者における心不全増悪因子

塩分・水分制限の不徹底	心臓の代償に対する予備能力の低下
感染症	高齢による免疫力の低下
過労	運動能力の低下と自覚症状の欠如
処方薬服用の不履行	治療薬の自己管理能力の低下
不整脈	洞結節細胞の減少と刺激伝導系の線維化
心筋虚血	冠動脈の加齢による器質的狭窄
コントロール不良の高血圧	動脈系血管壁の肥厚と弾力性の低下および内腔の不規則な狭小化
その他の合併症の増悪	腎不全，肝不全，肺炎，糖尿病および睡眠時無呼吸症候群などの合併

5）慢性心不全の病態把握

- 慢性心不全の病態を把握するには，①左房圧上昇を伴う肺うっ血症状や臓器低灌流を伴う心拍出量減少に基づく左心不全と，②頸静脈怒張，浮腫，肝腫大を伴う右心不全という大きな枠組みを理解することが重要である．症状および所見から病態を把握し解釈する．

1 自覚症状，身体所見

- 自覚症状，身体所見については表6にまとめる．

表6　自覚症状，身体所見

	自覚症状	身体所見
左房圧上昇に伴う症状	肺うっ血が原因の諸症状（労作性呼吸困難，夜間咳嗽，起座呼吸，発作性夜間呼吸困難など）	断続性ラ音，喘鳴，A-aDO$_2$開大，チアノーゼ Ⅲ音・Ⅳ音などの過剰心音や心雑音の聴取は，心筋コンプライアンスの低下や弁機能不全を疑う
左室心拍出量減少に伴う症状	易疲労性，全身倦怠感，頭痛，食思不振など	四肢冷感，乏尿，夜間尿，頻脈，交互脈，チアノーゼ，体重増加，意識障害，脈圧低下
右心不全に伴う症状	全身倦怠感，動悸，息切れ	体重増加，浮腫，頸静脈怒張，肝腫大，胸水，腹水

2 検査所見

〈胸部X線写真（図3）〉

- 肺うっ血に基づく所見を探索する．
- 心胸比CTR（50％以上で心拡大と評価）と左第Ⅳ弓を中心とした心陰影拡大を評価する．
- 上肺野において強調された肺動脈血管影の有無を確認する．
- 肺浮腫，肺水腫所見としてKerley's B lineや胸水などの陰影を観察する．

〈心臓超音波検査〉

- 通常，経胸壁心エコーをドプラ法にて計測することが多い．
- 左室収縮能の指標として，左室駆出率（LVEF）を用いることが多い（正常はおおむね56％以上）．しかし，左室駆出率は左室収縮機能のみを反映する指標ではないことに留意する．

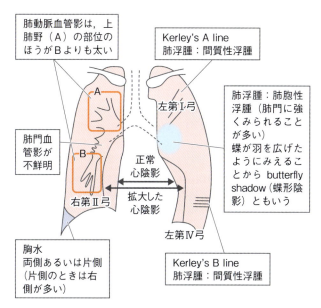

図3 心不全に特徴的な胸部X線写真所見
重要なことは肺野でのうっ血所見であり，その特徴として，①心拡大，②胸水の貯留，③上肺野での顕著な肺動脈血管影，④肺浮腫・肺水腫などが観察される．

- 左室拡張能の指標として，E波，A波，E/A比，DcTなどを用いることが多い．
- 左室局所壁運動の評価，心室壁の厚さ（収縮期および弛緩期）も考慮する．
- 心拡大に伴い僧帽弁閉鎖不全を伴うことが多いことに留意する．
- 収縮予備能や拡張障害の有無の検索には安静時評価では限界があるため，近年は運動負荷心臓超音波検査（運動負荷心エコー）などが行われるようになってきている．

〈心電図〉
- 心不全の病態を表現する所見としてQRS幅拡大やQT間隔のばらつきをあらわすQT dispersionなどがある．ただし，心電図における重症度を表現する臨床的な直接的変化はほとんどない．
- 心電図の各波形やリズムの異常がどのような基礎疾患を反映しているのかを理解することは重要である．
- 過度な頻脈あるいは徐脈は心機能不全を引き起こす可能性がある．
- 不整脈のなかには心機能に影響を与えるものもあるため（アダムス・ストークス症候群），心周期における血液駆出をイメージできるようにしておく必要がある．
- 左室拡張期圧の上昇を反映する左房圧上昇に伴う左房負荷では，Ⅱ誘導にて左房成分の増高により幅の広い二峰性P波がみられることがある．
- 肺性心のような右心不全による右房負荷ではⅡ誘導にて右房成分の増高によりP波高が増加し肺性P波を呈する．

表7 血液検査

神経体液因子	BNP(脳性ナトリウム利尿ペプチド, 正常値18.4 pg/mL以下)	心臓保護のために心室から分泌されるホルモンであるが, 心不全が増悪し, 心筋へのストレスが大きいほど多く分泌され, 値が高くなる 100 pg/mL以上では治療を要する心不全と判断する 心不全の診断と重症度の評価のために計測される
	ANP(心房性ナトリウム利尿ペプチド, 正常値40 pg/mL以下)	ANPは心房圧上昇による心房筋の伸展によって起こる刺激により分泌される ANP値は, 心房負荷や循環血液量増加を起こす何らかの病態の存在によって高値を示す そのため心不全や腎不全などの重症度判定や治療効果の評価に用いられる
	ノルエピネフリン(正常値100～400 pg/mL, ノルアドレナリンともいう)	交感神経の情報伝達物質であり, 交感神経活性の指標である 交感神経活動の上昇に伴って血圧の上昇や心拍数増加をもたらす 血中ノルエピネフリン濃度が生命予後の指標になると考えられている
動脈血ガス分析値		心不全では肺うっ血や肺浮腫, 肺水腫を機序とした低酸素血症をきたす 心拡大や多量の胸水, 気管支周囲の浮腫が閉塞性換気障害を引き起こし, 高炭酸ガス血症をきたすことがある 呼吸不全でもガス分析値の異常値を示すため, 他の検査所見とあわせて総合的に判断する必要がある
血液データ		肝腫大(肝臓うっ血)が持続すると, ビリルビン値やGOT, GPT値が上昇する 心不全では腎機能が低下してクレアチニン(Cr)値が上昇する

〈血液検査〉
- 血液検査については表7にまとめる.

6) 心不全の診断基準, 重症度分類および病型分類

■1 心不全の診断基準 (Framingham Study, 表8)

- 大症状と小症状に分類され, その組み合わせにより心不全を診断する.

■2 心不全の重症度分類

- 以下3つの基準により分類する.
  - ▶ ニューヨーク心臓協会 (NYHA) の心機能分類 (表9).
  - ▶ American Heart Association / American College of Cardiology (AHA / ACC) による心不全の重症度分類 (表10A).
  - ▶ Killipの重症度分類 (表10B).

表8 心不全の診断基準

大症状	発作性夜間呼吸困難または起座呼吸 頸静脈怒張 ラ音 心拡大 急性肺水腫 S3 gallop 静脈圧上昇 (16 cmH$_2$O) 肝頸静脈逆流
小症状	下腿浮腫 夜間咳嗽 労作性呼吸困難 肝腫大 胸水貯留 肺活量が最大値の1/3以下 頻脈 (120/分以上)
大症状または小症状	5日間で4.5 kg以上の治療による体重減少

大症状2つかまたは大症状1つおよび小症状2つ以上を心不全とする. 文献3をもとに作成.

表9　NYHAの心機能分類

分類	基準	METs	酸素消費（mL/kg/分）
Ⅰ度	心疾患を有するが，そのために身体活動が制限されることのない患者．通常の身体活動で疲労，動悸，呼吸困難，狭心痛を生じない	7以上	24.5以上
Ⅱ度	心疾患を有し，そのために身体活動が軽度〜中等度制限される患者．安静時には無症状，通常の身体活動で疲労，動悸，呼吸困難あるいは狭心症症状あり	5〜6	17.5〜21.0
Ⅲ度	心疾患を有し，そのために身体活動が高度に制限される患者．安静時には無症状，通常の身体活動以下の軽い労作で疲労，動悸，呼吸困難あるいは狭心症症状あり	3〜4	10.5〜14.0
Ⅳ度	心疾患を有し，そのために軽度の身体活動でも愁訴をきたす患者．安静時でも心不全症状あるいは狭心症症状をきたす．わずかな身体活動でも愁訴が増加する	2以下	7.0以下

文献4をもとに作成．

表10　心不全の重症度分類

A　AHA/ACCステージ分類

ステージA	危険因子を有するが，心機能障害がない
ステージB	無症状の左室収縮機能不全
ステージC	症候性心不全
ステージD	治療抵抗性心不全

B　Killipの重症度分類

Ⅰ度（class Ⅰ）	心不全の徴候なし 自覚症状なし
Ⅱ度（class Ⅱ）	両肺野の50％未満の領域で肺ラ音を聴取するⅢ音（＋） 軽度〜中等度の呼吸困難を訴えることが多い 頸静脈怒張 （軽症ないし中等度心不全）
Ⅲ度（class Ⅲ）	肺水腫 高度の呼吸困難を訴え，多くは喘鳴を伴う 肺ラ音を聴取する領域が50％を超える （重症心不全）
Ⅳ度（class Ⅳ）	心原性ショック 四肢冷感，冷汗，乏尿，チアノーゼ，意識障害 収縮期血圧90 mmHg以下 末梢循環不全

文献5をもとに作成．

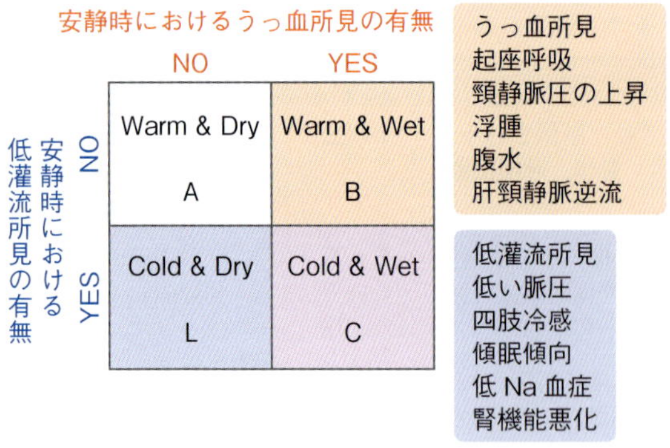

図4 心不全の病態分類（Nohria分類）

うっ血と低心拍出に基づく心不全病型分類である．同様の分類としてForresterの心機能分類が有名であるが，侵襲的なスワンガンツカテーテル留置を必要とするため，最近では臨床症状と臨床観察に基づくNohria分類が多く用いられている．文献6をもとに作成．

3 心不全の病型分類

- 臨床症状および臨床観察に基づく．
- 心不全による血行動態の異常を背景とした臨床症状および臨床観察からNohria分類に基づいた判断が汎用されている（図4）．
- うっ血所見（Wet-Dry）と低灌流所見（Warm-Cold）について情報収集を行い，病態を整理する．

7）一般的な治療

1 症状の緩和

- 利尿薬，硝酸薬，アンジオテンシン変換酵素阻害剤，強心剤，酸素吸入などを目的に応じて選択する．

2 心不全の原因の治療

- 心筋虚血由来の心不全に対しては経皮的冠動脈形成術（カテーテル手術），冠動脈バイパス術が選択され，不整脈由来の心不全に対しては恒久型ペースメーカー植え込み術〔心臓再同期療法（CRT-D）を含む〕が選択される．弁膜疾患による過度な前負荷あるいは後負荷由来の心不全に対しては，人工弁置換術あるいは弁膜形成術が施行される．

3 心血管の保護

- β遮断薬などの薬剤投与を基本として，禁煙，運動療法，食事療法が指導される．

4 増悪因子の除去

- 塩分・水分バランスの管理，過体重に対する減量，過度な運動の抑制，冠危険因子の管理，処方薬服用の履行，感染予防対策，心身のストレスの原因除去などに対して，十分な指導と適切なフォローアップが重要である．

5 自己管理能力の向上

- 自己管理能力を向上させることにより予後が改善するとされている．
- 息切れや浮腫などの心不全症状への対処方法を教育する．
- 自己モニタリングとして毎日の体重測定はきわめて重要であり，短期間での体重増加は心不全増悪の徴候として重要であるとの理解を促す．

理学療法の理論と実際

1）慢性心不全患者の運動反応（図5）

❶ 酸素供給能不全

〈心拍出量の減少〉
- 左室収縮不全および拡張不全を伴う心拍出量の減少は酸素運搬能を低下させる．
- Fickの式を用いると，心拍出量が求められる．
  - $\dot{V}O_2$＝心拍出量×動静脈酸素較差＝1回拍出量×心拍数×（動脈血酸素含量－静脈血酸素含量）

〈自律神経活動の異常〉
- 慢性心不全患者では血圧と心拍数の上昇・増加により心筋酸素消費量が増加する．

〈血管内皮機能の低下〉
- 血管拡張能が低下するため，末梢血管抵抗が高くなり，心臓の圧仕事が増加する．

〈頻脈〉
- 収縮回数の増加は心筋酸素消費量を増加させる可能性があり，心筋虚血を誘発させることがある．
- 頻脈の起こる解釈としては収縮能あるいは拡張能の低下による1回拍出量の減少に対して心拍出量を維持するために代償的に心拍数を増加させていることがある．
- 心室拡張時間の短縮により起こる拡張不全型心不全では，運動時に心不全症状が早期に現れる．

❷ 酸素利用能不全
- 酸素利用能の低下により，静脈血酸素含量が大きくなる．そのために動静脈酸素較差（＝動脈血酸素含量－静脈血酸素含量）は減少する．

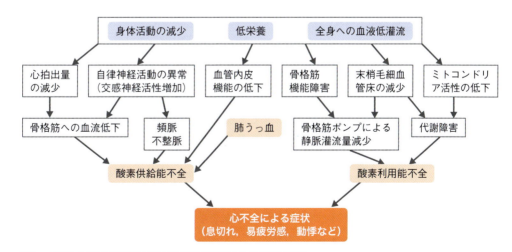

図5 慢性心不全患者における身体活動による運動反応

慢性心不全患者は，身体活動の減少，低栄養，全身への血液低灌流などを基盤として，身体活動により酸素供給能不全と酸素利用能不全を惹起させることによって，息切れなどの身体症状が顕在化する．

- その結果，同一運動負荷強度ではより大きな心拍出量が求められるようになる．しかし，心不全による1回拍出量が減少しているため，心拍数のさらに大きな上昇が必要になる．

2) 運動療法の効果

- 現状わかっている運動療法の慢性心不全への効果を表11にまとめた．

表11 運動療法の効果

運動耐容能	peak$\dot{V}O_2$の改善，6分間歩行距離の増加，嫌気性代謝閾値（AT）の増加が認められる β遮断薬を服用している患者にも運動耐容能改善の効果が認められている 運動療法によるpeak$\dot{V}O_2$の改善が不良である場合は予後不良との報告がある
心機能	左室収縮能の改善はあまりみられないか軽度改善が認められる 左室拡張能の改善が認められる 運動時の心拍出量増加反応が改善する BNPが低下する 心室リモデリングは悪化させない
血管機能	内皮依存性血管拡張応答が改善する 一酸化窒素合成酵素（eNOS）が増加する
筋肉量および筋力	筋肉量および筋力が増加する 有酸素性エネルギー代謝が改善する
自律神経	交感神経活性が抑制される 副交感神経活性が増大し，心拍変動も改善する
QOL	健康関連QOLが改善する
長期予後	心不全による再入院を回避する 心停止などの心事故を回避し生命予後を改善させる

3) 運動療法の適応と禁忌

❶ 運動療法の適応と禁忌

〈運動療法の適応〉

- 以下にあてはまる心不全において適応となる．
  - ▶NYHA心機能分類Ⅱ～Ⅲで安定期にありコントロールされた心不全．
  - ▶直近の1週間において心不全の自覚症状や身体所見の増悪のない安定した心不全．
  - ▶体重の増加や肺うっ血症状がないコントロールされた心不全．

〈禁忌（表12）〉

- NYHA心機能分類Ⅳ度は一般的に全身に及ぶ積極的な運動療法の対象にならない．この場合，医師と検討のうえ，関節可動域運動や筋力トレーニングといった局所的な運動は適応の可能性がある．
- これまで適応外と考えられてきた高齢者や左室駆出率低下を有する患者は禁忌とはならない．

❷ 運動療法の考え方

- 慢性心不全に対する運動療法の目的は，運動耐容能の向上，QOLの改善，再入院の回避，長期予後の改善があげられる．

表12 慢性心不全患者の運動療法における相対的・絶対的禁忌

相対的禁忌	1 直近の1～3日間で観察される1.8 kg以上の体重増加 2 現在,持続的または断続的なドブタミン治療を実施 3 運動時の収縮血圧低下 4 NYHA心機能分類 Ⅳ度 5 安静時または労作に伴って出現する重症不整脈 6 安静臥床時の心拍数が100拍/分以上 7 既存の併存症
絶対的禁忌	1 直近の3～5日間で観察される安静時または運動時の運動耐容能または息切れの進行性増悪 2 低強度運動(2 METs以下,約50 W)における明らかな虚血 3 コントロール不良な糖尿病 4 急性の全身性疾患または発熱 5 最近の血栓塞栓症 6 血栓性静脈炎 7 活動性心膜炎または心筋炎 8 中等度から高度な大動脈狭窄症 9 外科手術を要する逆流性弁膜疾患 10 直近の3週間以内の心筋梗塞 11 心房細動の新規発症

文献7をもとに作成.

- プログラムの内容は次の要素を含む必要がある.
  - ▶運動耐容能の評価,評価に基づく運動療法,患者教育,カウンセリング.
- 慢性心不全の運動療法の指導は,きわめて個別性が高い.原則として,心電図モニター下にて行う監視型運動療法から開始し,安全性の確認後,医師との協議により非監視下運動療法を導入もしくは移行する.

4) 運動負荷試験

1 運動耐容能の評価

- 最高酸素摂取量およびATなどの測定から運動耐容能を評価することができる.これにより予後の予測について有用な情報を得ることができる.
- 運動療法を実施する際の患者のリスク層別化における重要な情報を得ることができる.
- 心臓リハビリテーションの効果判定を行うことができる.
- 運動療法における運動強度の設定および生活指導の指標となる.

2 運動制限因子の評価

- 心肺運動負荷試験によって得られる諸指標の臨床的解釈と慢性心不全患者において予測される応答について整理しておく(表13).
- 労作性呼吸困難などが運動制限因子となっている患者は,呼吸器系・循環器系あるいは筋骨格系の因子を鑑別する必要がある.
- 慢性心不全においては,過剰な心拍数応答と,それに伴う動悸などの自覚症状,息切れなどの労作性呼吸困難が重要な制限因子である.

表13 心肺運動負荷試験で得られる諸指標と慢性心不全患者における応答

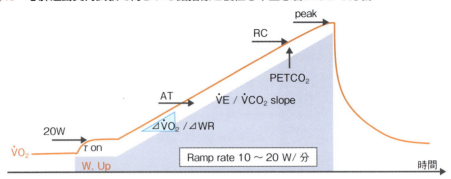

1	peak$\dot{V}O_2$
	心筋の収縮能および拡張能の低下による心拍出量の低下が酸素運搬能を低下させるが，それに加えて骨格筋力や筋量の低下と減少がより大きな原因であると考えられている
2	AT
	末梢循環による酸素輸送能および骨格筋での酸素利用能の低下により早期に代謝性アシドーシスを呈するため，ATは低くなる
3	$\dot{V}E/\dot{V}CO_2$ slope
	心不全による換気血流不均衡によって生じる死腔換気量（$\dot{V}D$）の増加および肺毛細血管圧の上昇や間質浮腫による肺コンプライアンス低下などによる1回換気量増加によって，$\dot{V}CO_2$の増加に対する$\dot{V}E$の増加は大きくなる．心不全で観察される代償的な過換気を表現する指標である
4	$\varDelta \dot{V}O_2/\varDelta WR$
	心不全では心拍出量の増加不良により$\varDelta \dot{V}O_2/\varDelta WR$は減少する．すなわち外的仕事（酸素消費量）に対する酸素摂取量が低下することを意味している
5	運動開始時の$\dot{V}O_2$動態（時定数：τ on）
	運動開始における応答速度，すなわち運動開始での心拍出量と動静脈酸素較差増加応答を反映しているが，心不全ではそれらを速やかに増加させることができないため，時定数τは延長する
6	RCポイント
	$\dot{V}E/\dot{V}CO_2$が上昇に転じ，かつETCO$_2$が持続的に下降をはじめた点として観察されるが，心不全患者では肺循環が障害されているため運動によってもPETCO$_2$はPaCO$_2$より低い状態が継続する

5）リスクの層別化

- 慢性心不全患者に対する運動療法を実施する際に，リスク管理の程度と監視の程度の判断および運動処方を行うためにリスクを層別化する．
- AACVPRのガイドラインによるリスクの層別化の分類を表14に示す[8]．

表14　リスクの層別化の分類

	低リスク（項目をすべて満たした場合に低リスク群に分類する）
運動負荷試験における所見	運動負荷試験および負荷試験後の重症な心室性不整脈がない 運動誘発性の狭心症や異常な息切れ，頭痛，めまいなどの異常な症状がない 運動負荷強度の増加および試験後において正常な循環動態が保たれている（正常な循環動態とは，運動負荷や運動終了に伴う心拍数および収縮期血圧の正常な増加および減少応答） 運動耐容能＞7 METs
運動負荷試験によらない所見	安静時左室駆出率＞50％ 合併症のない心筋梗塞あるは再灌流療法実施 安静時に重症な心室性不整脈がない うっ血性心不全がない 発作後や手術後の虚血所見や症状がない 抑うつ的な所見がない
	中程度のリスク（項目のどれかを満たす場合，中程度リスク群に分類する）
運動負荷試験における所見	高強度の運動（≧7 METs）時においてのみ狭心痛あるいはその他の明らかな症状（異常な息切れ，頭痛，めまいなど）の出現 運動負荷試験および負荷試験後の無症候性心筋虚血の出現（基線からのST下降＜2 mm） 運動耐容能＜5 METs
運動負荷試験によらない所見	安静時左室駆出率が40〜49％
	高リスク（項目のどれかを満たす場合，高リスク群に分類する）
運動負荷試験における所見	運動負荷試験および負荷試験後の重症な心室性不整脈の出現 低強度（＜5 METs）において運動負荷試験あるいは負荷試験後において，狭心痛あるいはその他の明らかな症状（異常な息切れ，頭痛，めまいなど）の出現 運動負荷試験および負荷試験後の高度の無症候性心筋虚血の出現（基線からのST下降≧2 mm） 運動負荷試験時の異常な血行動態（運動強度の増加によっても応答しない収縮期血圧上昇不全や応答不全，あるいは低下）あるいは運動負荷試験後における重篤な低血圧の出現
運動負荷試験によらない所見	安静時左室駆出率＜40％ 心停止の既往や突然死からの蘇生 安静時における重篤な不整脈〔例：3連発以上の心室頻拍，1分間に複数回出現する2連発，R on T型の心室性期外収縮単源性心室性期外収縮の頻発・多源性心室性期外収縮の頻発（30％以上）〕 合併症のある心筋梗塞あるいは心筋再灌流療法施行者 うっ血性心不全 発症後あるいは手術後の虚血所見あるいは症状 抑うつ症状

文献8をもとに作成．

6）運動療法（持久的トレーニング）

〈持久的トレーニングの運動強度設定にATが推奨される〉

- 慢性心不全に対する運動療法の基本として，循環器系に過度の負荷をかけずに持続的な運動を可能とし，代謝内分泌系における変化を惹起させない運動レベルが推奨される．
- ATは有酸素運動から嫌気性代謝エネルギー産生が加わる変化点として定義され，その運動強度以前のレベルが有酸素運動として推奨されている．
- その根拠として表15の6点があげられる．

表15　ATが推奨される根拠

定常状態のもとで長時間の運動療法を持続できる
乳酸の持続的上昇がなく，すなわち代謝性アシドーシスの進行性増悪も起こらず，代謝内分泌系の変化が生じにくい
血中カテコラミンの著しい増加が起きない
運動強度の増加に対する心臓の心拍血圧応答が保たれる
将来的に在宅での非監視型運動療法を導入する場合に，運動中の換気亢進の自覚症状が運動強度上限として認識しやすく，患者教育においても有効である
AT以上の運動強度では代謝性アシドーシスやカテコラミン濃度の上昇が起こり，不整脈の誘発や血管収縮による後負荷の増大，各臓器機能の障害を惹起する

〈レジスタンストレーニングに期待する効果〉
- かつては心不全患者に対するレジスタンストレーニングは禁忌とされてきた．
- 近年，高齢心不全患者への低強度レジスタンストレーニングは，有酸素運動と併用することにより骨格筋力を改善させ，運動耐容能（peak$\dot{V}O_2$，ATにおける$\dot{V}O_2$など）が改善することが明らかになってきた．
- 起立性低血圧の頻度が減少し，自律神経機能の改善が期待されている．
- 健康関連QOLや抑うつなどについて精神・心理的要素の改善も期待されている．

7）運動処方の方法

■1 運動の種類

- 歩行：運動療法開始初期は監視下で行う．運動器疾患がある場合，歩行練習における歩行分析を行う．
- 自転車エルゴメーター．
- 低強度エアロビクスエクササイズあるいは低強度エアロビクスダンス．
- 低強度レジスタンストレーニング．

■2 運動強度

〈運動療法開始初期〉
- 屋内歩行での歩行速度50〜80 m/分程度より開始する．
- 自転車エルゴメーターの場合は10〜20 Wの強度で5〜10分間より開始する．
- 運動療法開始より1カ月ほどは低強度に設定し，心不全の増悪に注意する．

〈運動療法における安定期の到達目標〉
- 心肺運動負荷試験における最高酸素摂取量（peak$\dot{V}O_2$）の40〜60％レベルの心拍数．
- 心肺運動負荷試験におけるATレベルに相当する心拍数．
- カルボーネンの式により算出される目標心拍数．
    - 目標心拍数＝安静時心拍数＋（安全に到達した最高心拍数－安静時心拍数）×α
    - 軽症心不全（NYHA Ⅰ〜Ⅱ）：α＝0.4〜0.5
    - 中等症〜重症心不全（NYHA Ⅲ）：α＝0.3〜0.4

〈自覚的運動強度（Rating of Perceived Exertion：RPE）による運動強度設定〉
- 6〜20の旧ボルグスケールにおいて，11（楽である）〜13（ややきつい）のレベル．

〈低強度レジスタンストレーニングの場合〉
- 最大筋力（1 RM）の40〜60％程度で行う．60％強度では息こらえなどが起きないよう呼吸法を適切に指導する．
- 筋力としての1 RM計測が不可能である場合が決して少なくないが，連続して8回以上継続できる運動強度を設定する．
- 遠心性筋収縮よりも求心性筋収縮の運動要素を多くとり入れる．
- 運動筋の疼痛が発生しないように注意する．
- 筋収縮の際には，ゆっくり息を吐きながら行うように指導する．
- レジスタンストレーニング後は心拍数と血圧をチェックし，各筋のトレーニングの間には十分に休憩をとる．

3 運動継続時間
- 1回につき5〜10分，これを1日2回程度から開始．
- 1回につき20〜30分，これを1日2回程度にまで徐々に増加させる．

4 運動頻度
- 1週間に3〜5回を基本とする．
- 軽症心不全では週5回まで増加させてもよい．
- 中等症〜重症心不全では週3回までとし，心不全の増悪に注意する．

5 注意事項
- 対象者のリスク層別化において，AACVPRのガイドラインではスタッフによる監視期間について次のように勧告している．
  - ▶ 低リスク群：運動療法開始より少なくとも6〜18回（あるいは発症後30日間）．
  - ▶ 中程度リスク群：運動療法開始より少なくとも12〜24回（あるいは60日間）．
  - ▶ 高リスク群：運動療法開始より少なくとも18〜36回（あるいは90日間）．
- 患者教育の一環として自己検脈やRPEのチェックなどの自己管理ログ（Log，記録用紙）を作成する．
- 開始時は監視型，安定期では監視型と非監視型（在宅など）との併用で行うなど計画的に遂行する．
- 経過中は心不全徴候を表現する自覚症状，浮腫，体重増加などの変化に十分に注意する．

8）運動療法の手順（図6）

1 メディカルチェック（運動前）
- 問診：体調の変化，食事や服薬履行の状況などを聴取する．慢性心不全における前方障害および後方障害を念頭に目的意識的に問診する必要がある．
- 血圧・脈拍の測定と体重の計測：これらは患者自身で行えるように教育しておく．日常での，そして在宅トレーニングでの自己管理として重要である．脈拍は数とリズムに注意するよう指導する．

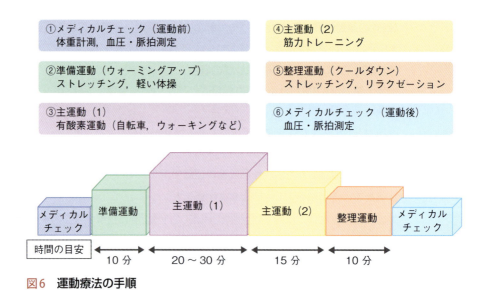

図6 運動療法の手順

2 準備運動

- **1**をログに記録し，準備運動を開始する．バイタルサインを心不全の諸徴候と関連させて問題がないことを確認する．準備運動を約10分ほど行う．

3 主運動 (1)

- 運動負荷試験の結果に基づいて運動強度を設定する．
- 自転車エルゴメーター．
- フィールド運動．

4 主運動 (2)

- 低強度レジスタンストレーニング．
- 心拍血圧の異常応答，筋骨格系の疼痛などに十分に注意する．

5 整理運動

- 歩行・ペダル運動などの速度を落とす．
- 徐々に心拍数・血圧を戻す．
- 低血圧などに起因する症状に注意する．
- 運動中の評価：自覚症状について聴取する．自覚的運動強度について評価する．血圧，心拍数，心電図をチェックする．これらをログに記録する．

6 メディカルチェック（運動後）

- 運動後の血圧，脈拍，体重のチェックを行う．さらに運動後の自覚的運動強度について評価する．これらをログに記録する．
- 心不全により息切れなどの症状が顕在化しているときに，休憩と称して不用意に臥位を指示すると，心不全症状を増悪させることがある．

9）生活指導

- 患者自身の疾病理解による自己管理能力の向上が重要である．
- 自己管理能力について**表16**にまとめた．
- リハビリテーション医学を再発予防を目的とした予防医学として進めていくためにも，自己管理能力の指導はきわめて重要である．
- PTの役割としては，対象者の病態および生活背景（生活習慣や食習慣，運動習慣など）を把握したうえで，運動耐容能とQOL，生命予後の改善に向けて介入することが重要である．

表16　自己管理能力

血圧や体重のセルフモニタリング
内服薬服用状況の管理
塩分や水分の摂取量管理
適切な運動と日常生活強度の理解と実施
自らの冠危険因子や心不全危険要因と修正する方法の理解と実施
禁煙
日常生活管理（風邪や気管支炎などの感染症やストレス，熱い湯や長時間の入浴，過度な飲酒など）
緊急時のマネジメント

国家試験頻出キーワード

- NYHA心機能分類（p155）
- 運動負荷試験（p159）
- 運動処方（p162）
- 自覚的運動強度（p163）
- 生活指導（p165）

文献

1) 日本循環器学会．「慢性心不全治療ガイドライン（2010年改訂版）」http://www.j-circ.or.jp/guideline/pdf/JCS2010_matsuzaki_h.pdf（2016年9月閲覧）
2) Vasan RS & Levy D：Arch Intern Med, 156：1789-1796, 1996
3) Patrick A, et al：N Engl J Med, 285：1441-1446, 1971
4) 「Nomenclature and Criteria for Diagnosis of Diseases of the Heart and Great Vessels. 9th ed」(The Criteria Committee of the New York Heart Association/ed), Little, Brown and Company, 1994
5) Killip T 3rd, et al：Am J Cardiol, 20：457-464, 1967
6) Nohria A, et al：JAMA, 287：628-640, 2002
7) Working Group on Cardiac Rehabilitation & Exercice Physiology and Working Group on Heart Failure of the European Society of Cardiology：Eur Heart J, 22：125-135, 2001
8) 「Guidelines for Cardiac Rehabilitation and Secondary Prevention, 4th Edition」(American Association of Cardiovascular and Pulmonary Rehabilitation/ed), Human Kinetics, 2004

第4章 心臓血管疾患の理学療法

3 大血管疾患

学習のポイント
- 大血管疾患の病態と治療を学ぶ
- 大血管疾患術後リハビリテーションの目的と効果を学ぶ
- 大血管疾患術後リハビリテーションの実際とリスク管理を学ぶ

症状・障害の理解

1) 大血管疾患とは
- 胸部から腹部大動脈に起こる疾患の総称であり,代表的な疾患として大動脈解離や大動脈瘤があげられる.
- 動脈硬化を原因として起こるものが多いが,その他,中膜壊死,動脈炎,感染,外傷などで起こることもある.
- 大動脈は全身に分枝血管を出すため,解離や瘤の位置によってさまざまな症状を呈する.

2) 大動脈瘤の概要
- **大動脈瘤**は大動脈の一部の壁が,全周性,または局所性に拡大または突出した状態とされる[1].全周性に拡大し,正常径の1.5倍(胸部で45 mm,腹部で30 mm)を超えた場合(**紡錘状大動脈瘤**,図1A),もしくは壁の一部が局所的に拡張して瘤を形成する場合(**嚢状大動脈瘤**,図1B)に大動脈瘤と診断される.
- 大動脈瘤壁に本来の3層構造が残存しているものを**真性大動脈瘤**(図1C),大動脈壁が破綻し,壁の外側に血腫ができて瘤状になったものを**仮性大動脈瘤**(図1D),大動脈解離によって瘤状になったものを**解離性大動脈瘤**(図1E)とよぶ.

基礎医学への振り返り

大動脈から分岐する血管
大血管疾患の症状や治療を理解するためには,大動脈から分岐する血管の解剖を覚えておく必要がある.主要な分枝血管は,両側冠動脈,大動脈弓部の3分枝(腕頭動脈,左総頸動脈,左鎖骨下動脈),腹部大動脈の5分枝(腹腔動脈,上・下腸間膜動脈,両側腎動脈)である.

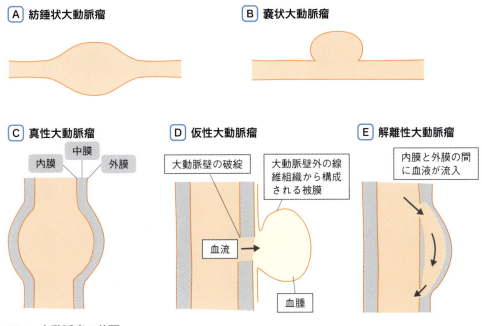

図1 大動脈瘤の分類

- 真性大動脈瘤のほとんどは無症状であり，偶然，検診や他の疾患の精査中に発見されることが多いが，ひとたび破裂すれば致死的であり，救命が困難となる．そのため破裂予防目的で外科治療，またはステント治療が行われる．
- 治療は手術リスクと破裂リスクを天秤にかけ，破裂リスクが手術リスクを上回った段階で考慮される．一般的に，最大短径が胸部大動脈瘤で60 mm以上，腹部大動脈瘤で50 mm以上になると手術適応となる．ただし，腹部大動脈瘤の場合は破裂リスクの高い患者（女性，高血圧症，喫煙，大動脈瘤の家族歴）や手術リスクの低い患者では50 mm以下でも手術適応になることがある．さらに，いずれの動脈瘤においても半年で5 mm以上拡大する急速拡大例や囊状瘤は破裂リスクが高いため，径に関係なく手術適応となる[1]．

3) 大動脈解離の概要

- **大動脈解離**は「大動脈壁が中膜のレベルで二層に剥離し，動脈走行に沿ってある長さを持ち二腔になった状態」とされる[1]．大動脈の内膜に亀裂（エントリー）が入り，内膜と外膜の間に血流（もしくは血腫）が存在する状態となる（図1 E）．
- 本来の動脈内腔を真腔，新たに生じた壁内腔を偽腔とよび，両者は剥離したフラップ（内膜と中膜の一部からなる隔壁）により隔てられる．
- 偽腔に血流があるものを偽腔開存型（図2 A），血流がなく血腫で満たされているものを偽腔閉塞型（図2 B）とよび，偽腔閉塞型の方が破裂リスクは少ない．ただし，偽腔閉塞型であっても，エントリー部分で血流が偽腔に入り込んでいる所見（Ulcer-Like Projection：ULP，潰瘍様所見）を認める場合（図2 C）は予後不良であり，厳重な管理を必要とする．
- 発症は急速で，突然の背部痛もしくは胸部痛を伴うことが多い．また，大動脈解離では血管が拡張・破裂・閉塞することにより，さまざまな合併症が生じる（表1）．特に，心膜で覆われている上行大動脈が破裂して起こる心タンポナーデは，解離の死因として最も頻度が高い．

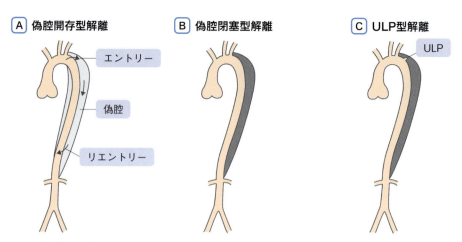

図2 大動脈解離の偽腔の状態

A）偽腔内に血流があるもの．偽腔内に血液が流入する部分をエントリー，偽腔から真腔に血液が再流入する部分をリエントリーとよぶ．B）偽腔内に血流がなく，血栓化しているもの．C）偽腔内は血栓化しているものの，一部偽腔内に血流が入り込む所見を認めるもの．CT上，上部消化管造影における潰瘍所見に似ていることから，潰瘍様所見（ULP）とよぶ．病態が不安定で予後不良であり，厳重な監視を必要とする．

表1 大動脈解離発症時に起こり得る合併症

脳虚血	嗄声・嚥下障害
縦隔血腫	上肢虚血
上大静脈症候群	胸腔内出血
狭心症	対麻痺
心筋梗塞	後腹膜血腫
心タンポナーデ	腎不全
腹腔出血	下肢虚血
腸管出血	
麻痺性イレウス	大動脈弁逆流

大動脈解離では，偽腔による真腔の圧排や内膜の損傷などにより分枝血管が閉塞する場合がある．大動脈から全身に分枝血管を出すため，閉塞する部位により多種多様な合併症を呈する．また，大動脈基部は心膜に覆われており，破裂すると心タンポナーデを引き起こす．

- 大動脈解離の分類には**スタンフォード（Stanford）分類**と**ドゥベーキー（DeBakey）分類**があるが，解離が上行大動脈に及ぶか否かで分類されたStanford分類は治療方針を決定するうえで重要であり，臨床上よく用いられている（図3）．
- **Stanford A型解離**はきわめて予後不良な疾患で，症状の発症から1時間あたり1〜2％の致死率があるといわれている．内科治療の成績は不良であり，原則，緊急で外科治療が行われる．一方，**Stanford B型解離**では内科治療の方が外科治療よりも成績がよいとされており，内科治療が第一選択となる．
- Stanford A型解離に対する外科治療では，エントリーの部分（上行〜弓部にあることが多い）を人工血管に置換し，心タンポナーデや心筋梗塞，大動脈弓部分枝の閉塞など，致死的な合併症を回避する．

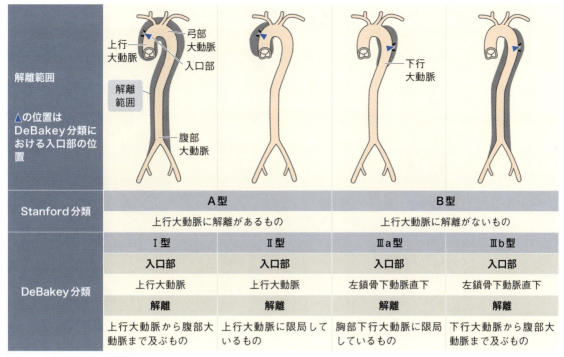

図3 大動脈解離の分類
Stanford分類：解離の範囲のみで分類したもの．DeBakey分類：大動脈壁の亀裂（入口部）の位置と解離の範囲で分類したもの．

- Stanford B型解離であっても，破裂あるいは腹部主要臓器や下半身の灌流障害を認める場合は緊急手術を行う．また，急性期を合併症なく降圧・安静の内科治療のみで脱した患者であっても，約3～4割は慢性期に瘤が拡大し，外科治療を要するといわれている．近年ではこの瘤拡大ハイリスク症例（発症時の大動脈最大径≧40 mm，胸部領域のエントリー開存）に対し，予防的にステントグラフト[※1]を用いてエントリーを閉鎖する治療が行われている．

> ※1　ステントグラフト
> 金属の骨格構造をもつ特殊な人工血管．圧縮してカテーテル内に収納し，大腿動脈から血管内に挿入して，留置する部位まで運搬する．血管内で拡張させれば，トンネルとして働き，外側の血管（動脈瘤や解離部位）の負担が軽減する．

4）大血管疾患の診断

- 大血管疾患の診断には**CT**が最も多く用いられる．動脈瘤や解離の有無，大きさ（径），進展範囲，偽腔の状態，大動脈壁の石灰化の程度など，さまざまな情報が得られる．また，3D画像を構成することができ，より精密な診断が可能になっている（図4）．
- **超音波（エコー）検査**は，心臓の動きや血管の血流を非侵襲的にみることができる．リアルタイムかつ，くり返し観察できるため，大動脈解離の急性期など，状態が刻一刻と変化する患者ではメリットが大きい．
- **MRI**は造影剤を使用しなくても血管の評価が可能であり，一般に高度腎機能低下例の非造影検査に用いられる．一方，検査時間が長く，空間分解能はCTに比べて劣る．

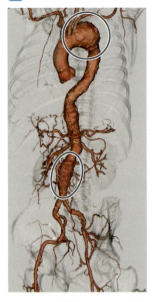
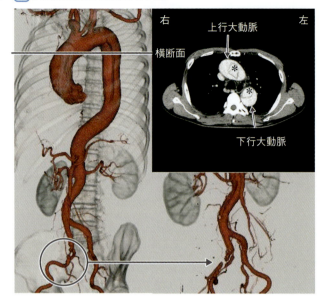

図4 大血管疾患のCT画像

A）遠位弓部大動脈と腹部大動脈に動脈瘤を認める．3D-CTでみると瘤と分枝血管の位置関係がわかりやすい．
B）Stanford A型の大動脈解離．下行大動脈に亀裂が入っているようにみえ，横断面の画像では，上行大動脈と下行大動脈に解離を認める（＊が真腔）．また，腸骨動脈まで解離が進展し，真腔を塞いだために，血流が途絶えている．

5）大血管疾患に対する外科手術

1 上行〜弓部大動脈

- 原則として，胸骨正中切開にて人工血管置換術を行う（図5 A）．
- 弓部大動脈置換術では，術中の脳低灌流や血栓塞栓により術後脳血管疾患を合併することがある．

2 胸部下行〜胸腹部大動脈

- 左後側方開胸にて人工血管置換術を行う（図5 B）．
- 左肺を虚脱させて手術を行うことや，胸腹部の手術では横隔膜を切開することから，術後は気胸や無気肺などの呼吸器合併症に注意が必要である．
- 前脊髄動脈と肋間動脈を結ぶ**アダムキュービッツ（Adamkiewicz）動脈**が第8肋間動脈〜第2腰動脈の間に存在しており，この部分を人工血管に置換した場合，術後に対麻痺を合併するリスクがある（5％程度）．

3 腹部大動脈

- 腹腔経路（図5 C）か後腹膜経路（図5 D）のどちらかで人工血管置換術を行う．
- 腹部大動脈瘤は発生部位として最も多く，そのなかでも95％以上は腎動脈以下の部位で発生する．
- 日本では2006年に腹部大動脈瘤に対するステントグラフト内挿術の保険認可が下り，現在では腹部大動脈瘤の半数程度がステントグラフトで治療されている．

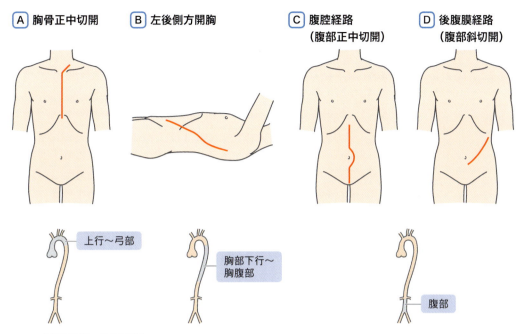

図5 外科手術の切開部位

理学療法の理論と実際

1）大血管疾患に対する理学療法の目的と効果

- 大血管疾患に対するリハビリテーションの目的を表2に示す．
- 胸部大血管の手術は他の開心術に比べて手術時間が長く，侵襲が大きいため，術後の廃用症候群が起こりやすい．また，術前から複数の合併症（脳血管疾患や運動器疾患）をもっている高齢の患者が増加しており，術後の離床を妨げる要因となっている．術後のリハビリテーションは早期離床を図ることで廃用症候群を予防し，質の高い早期退院・早期社会復帰をめざす．
- 術後合併症には感染，呼吸器合併症，せん妄などがあり，どの術式においても起こり得る．また，腹部の手術では術後に腸管の蠕動運動が低下し，麻痺性イレウスになることがある．いずれの合併症も早期離床により予防が期待できる．
- 退院時には，運動中の血圧や脈拍をもとに運動（活動）の許容限界を定めて指導するとともに，血圧が上がりにくい動作方法の指導を行い，残存瘤や残存解離の破裂を防ぐ．

表2 大血管疾患に対するリハビリテーションの目的

・術後廃用症候群の予防（早期離床）
・早期退院・早期社会復帰
・QOLの改善
・術後合併症の予防（感染，呼吸器合併症，せん妄など）
・麻痺性イレウスの予防（開腹術後）
・運動許容限界の判定

2）大血管疾患に対する理学療法の実際

❶ 大動脈瘤術後

- 待機的手術の場合は，術前に訪問し，患者の運動機能，ADL，認知機能などを把握しておく．また，術後のリハビリテーション進行予定，早期離床の重要性，創部保護のための動作などを説明し，術後の円滑なリハビリテーションにつなげる．
- 術後は開心術後の離床開始基準に該当すれば，1日目から端座位・立位まで実施する（表3）．端座位では鎮痛薬や吸入薬を併用し，排痰を試みる．その後は表4の項目に注意し，段階的に歩行距離を延長していく．200 m程度の連続歩行が可能になった時点で，運動療法室でのトレッドミル歩行や自転車エルゴメーターによる運動療法への移行を考慮する．
- 創部保護のため，術後3カ月間は上肢のレジスタンストレーニングや上半身を使用するスポーツは禁止する．また，5～8週間は荷物の運搬は3 kg程度まで制限する．
- 退院後は，創部に負担がかかる動作以外は通常活動制限を設けない．

❷ 大動脈解離後

- 残存解離がない（手術により解離部分がすべて人工血管に置換されている）場合は，大動脈瘤術後の理学療法と同様に進める．
- 残存解離がある場合は2～3週間のリハビリテーションプログラムに沿って進める（図6）．
- 発症後1週間は破裂リスクが高いため，2週間プログラムであっても3週間プログラムと同様にベッドサイドまでの安静度となる．

表3 心臓外科手術後の離床開始基準

以下の内容が否定されれば離床が開始できる．

1. 低（心）拍出量症候群（Low Output Syndrome：LOS）により
   ①人工呼吸器，IABP，PCPSなどの生命維持装置が装着されている
   ②ノルアドレナリンやカテコラミン製剤など強心薬が大量に投与されている
   ③（強心薬を投与しても）収縮期血圧80～90 mmHg以下
   ④四肢冷感，チアノーゼを認める
   ⑤代謝性アシドーシス
   ⑥尿量：時間尿が0.5～1.0 mL/kg/hr以下が2時間以上続いている
2. スワンガンツカテーテルが挿入されている
3. 安静時心拍数が120 bpm以上
4. 血圧が不安定（体位交換だけで低血圧症状が出る）
5. 血行動態の安定しない不整脈（新たに発生した心房細動，Lown Ⅳb以上のPVC）
6. 安静時に呼吸困難や頻呼吸（呼吸回数30回/分未満）
7. 術後出血傾向が続いている

日本循環器学会．「心血管疾患におけるリハビリテーションに関するガイドライン（2012年改訂版）」
http://www.j-circ.or.jp/guideline/pdf/JCS2012_nohara_h.pdf （2016年9月閲覧）より転載．

表4 大血管疾患リハビリテーション進行の中止基準

1. 炎症
   ・発熱37.5℃以上
   ・炎症所見（CRPの急性増悪期）
2. 不整脈
   ・重症不整脈の出現
   ・頻脈性心房細動の場合は医師と相談する
3. 貧血
   ・Hb 8.0 g/dL以下への急性増悪
   ・無輸血手術の場合はHb 7.0 g/dL台であれば医師と相談
4. 酸素化
   ・SpO_2の低下（酸素吸入中も92％以下，運動誘発性低下4％以上）
5. 血圧
   ・離床期には安静時収縮期血圧100 mmHg以下，140 mmHg以上
   ・離床時の収縮期血圧の30 mmHg以上の低下
   ・運動前収縮期血圧100 mmHg以下，160 mmHg以上
6. 虚血性心電図変化，心拍数120 bpm以上

日本循環器学会．「心血管疾患におけるリハビリテーションに関するガイドライン（2012年改訂版）」
http://www.j-circ.or.jp/guideline/pdf/JCS2012_nohara_h.pdf （2016年9月閲覧）より転載．

予定	安静度	入院生活	検査
発症日	ベッド上安静 軽度ベッドアップのみ	絶飲・絶食 ICU管理	CT
1日目	ベッド45度挙上	水分のみ	CT
2～3日目	ベッド60度挙上	食事開始（全粥） 一般病棟へ	
4～5日目	ベッド端座位		
6日目	ベッドサイド立位	ポータブルトイレ使用許可	CT

2週間プログラム 3週間プログラム

予定	安静度	入院生活	検査
7日目	室内歩行	トイレ使用許可	
8～9日目	50 m歩行		
10日目	100 m歩行 徐々に延長	シャワー許可	
14日目	500 m歩行		CT

予定	安静度	入院生活	検査
8～9日目	室内歩行	トイレ使用許可	
10～13日目	50 m歩行		
14～20日目	100 m歩行 徐々に延長	シャワー許可	
21日目以降	500 m歩行		CT

2週間プログラムの適応
Stanford B型で以下のすべてを満たすもの
・ULPを認めない偽腔閉塞型
・最大短径40 mm以下
・重篤な合併症（臓器虚血を含む）がない

3週間プログラムの適応
2週間プログラム適応外の病型で以下のすべてを満たすもの
・重篤な合併症（臓器虚血を含む）がない
・再解離がない

図6 大動脈解離後のリハビリテーションプログラム（徳島赤十字病院）

- 安静時収縮期血圧130 mmHg未満，負荷後収縮期血圧150 mmHg未満を目標にコントロールする．心拍数も60回/分未満にすることが望ましい．
- 退院後も，1カ月程度は500 m程度の連続歩行までに負荷をとどめる．

3 退院時の指導

- 入院中に運動時の血圧を確認し，収縮期血圧150 mmHg未満で運動できる負荷の強さ（運動許容限界）を指導する．大動脈解離後（残存解離がある）の患者では，常にこの許容限界を超えないように注意することが望ましい．
- 排便時や重量物の運搬時に息こらえをしないよう指導し，血圧の急激な上昇を防ぐ．
- 血圧上昇を防ぐために塩分制限は重要であり，1日6 g以下を目標とする．
- 手術例では，3カ月間の胸骨保護，術後合併症（人工血管感染，創感染，輸血による副作用），緊急時の受診方法などについて指導する．
- 退院後は食事・生活の変化により，同じ投薬量でも血圧が上昇することがあるため，家庭で血圧を毎日記録するよう指導する．

> **国家試験頻出キーワード**
> - 解離性大動脈瘤（p166）
> - 大動脈弓部の分枝血管（p166）

■ 文献

1) 日本循環器学会.「大動脈瘤・大動脈解離診療ガイドライン（2011年改訂版）」
   http://www.j-circ.or.jp/guideline/pdf/JCS2011_takamoto_h.pdf

2) 日本循環器学会.「心血管疾患におけるリハビリテーションに関するガイドライン（2012年改訂版）」
   http://www.j-circ.or.jp/guideline/pdf/JCS2012_nohara_h.pdf

第4章 心血管疾患の理学療法

4 末梢動脈疾患・静脈疾患

学習のポイント
- 末梢動脈疾患と静脈疾患の病態を学ぶ
- 閉塞性動脈硬化症の間欠性跛行肢に対する運動療法を学ぶ
- 静脈血栓塞栓症の予防法を学ぶ

症状・障害の理解

1)末梢動脈疾患・静脈疾患とは

● **末梢動脈疾患**(Peripheral Arterial Disease:**PAD**)には,動脈瘤を呈する**拡張性疾患**,閉塞性動脈硬化症(ArterioSclerosis Obliterans:ASO)や急性動脈閉塞症を含む**閉塞性疾患**,レイノー病などの**機能性疾患**の3つに大きく分類される(図1).なかでも,下肢の閉塞性動脈疾患は近年急増しており,歩行障害や下肢切断の原因となっている.

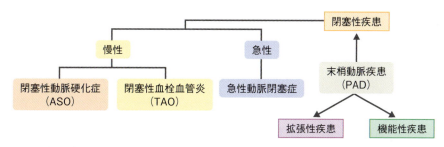

図1 末梢動脈疾患の分類

> **基礎医学への振り返り**
>
> **体表から触知できる触診部位**
> 閉塞性動脈疾患患者の評価において,体表から触知できる動脈の触診部位は覚えておく必要がある.また,動脈・静脈疾患ともに画像所見を理解するためには解剖学で血管の走行を理解しておく必要がある.

- **静脈疾患**には下肢静脈瘤や静脈血栓塞栓症（Venous ThromboEmbolism：VTE）がある．多くのリハビリ対象患者がVTE発症リスクを抱えており，適切な予防処置が必要である．

2）末梢動脈疾患

1 閉塞性血栓血管炎（TAO，Buerger病）

- **TAO**（ThromboAngiitis Obliterans）は原因不明の慢性閉塞性疾患であり，四肢の小動脈や小静脈，皮下静脈などに血栓性閉塞を生じる．
- 50歳以下の喫煙歴のある男性に好発し，女性患者は対男性1：10ほどで非常に少ない．
- 臨床症状はASOと似ているが，ASOよりも末梢の動脈閉塞をきたすため，足趾潰瘍の発生率が高い．
- 1970年代前半までは慢性閉塞性疾患の60〜70％を占めていたが，現在では著明に減少しており，ASOが90％近くを占めるようになっている．

2 閉塞性動脈硬化症（ASO）

- ASOは動脈硬化を原因として慢性的に閉塞が進行する疾患であり，近年の食習慣の欧米化，高齢化，透析患者の増加などを背景に急増している．
- リスク因子は図2の通りであり，喫煙と糖尿病との関連が強い[1]．
- 臨床症状は**間欠性跛行**や安静時痛，足趾潰瘍などであり，これらを重症度で分類した**フォンテイン（Fontaine）分類**が広く用いられている（表1）．Ⅱ度の間欠性跛行を呈する患者は運動療法の適応となるが，Ⅲ度・Ⅳ度は**重症虚血肢**（Critical Limb Ischemia：CLI）とよばれ，切断回避のために血行再建術が優先される．

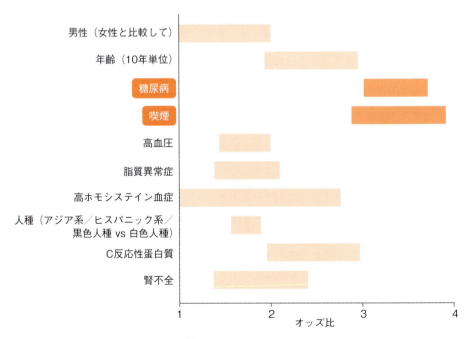

図2 ASOのリスク因子のオッズ比
オッズ比が高くなるほどASOを発症しやすくなる．糖尿病と喫煙は他の危険因子よりもオッズ比が高く，ASOのリスク因子として重要である．文献1をもとに作成．

表1　Fontaine分類

重症度分類	臨床所見
Ⅰ	無症状
Ⅱ	間欠性跛行
Ⅲ	安静時痛
Ⅳ	足趾潰瘍，壊死

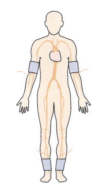

右ABI＝ 右足関節収縮期血圧 / 左右どちらか高い方の上腕収縮期血圧

左ABI＝ 左足関節収縮期血圧 / 左右どちらか高い方の上腕収縮期血圧

図3　足関節/上腕収縮期血圧比（ABI）の検査方法
両上腕と両足関節にカフを巻き，同時に血圧を測定する．正常であれば末梢の方が血圧が高いため，上腕血圧よりも足関節血圧の方が高い値になるが，下肢に狭窄があれば狭窄側の足関節血圧が低くなる．

- 動脈硬化を原因とするASOは，脳血管疾患や冠動脈疾患など，他の動脈硬化性疾患を高率に合併し，生命予後が不良であることが知られている．したがって，ASOは下肢に対する治療だけでなく，動脈硬化リスク因子を含めた全身の治療を必要とする．
- 閉塞の有無や閉塞部位を推測する際には，脈拍の触診が簡便で有用である．下肢の動脈触診可能部位は大腿動脈，膝窩動脈，後脛骨動脈，足背動脈であり，閉塞部より末梢では脈拍が減弱あるいは消失する．左右差を確かめるとわかりやすいが，足背動脈は先天的に欠損している場合もある．
- 狭窄が進行すれば，蒼白，冷感，爪の変形，筋萎縮，チアノーゼ，脱毛，潰瘍，壊死などを認める．
- 狭窄が疑わしい場合は，安静時の**足関節/上腕収縮期血圧比**（Ankle-Brachial pressure Index：**ABI**）でスクリーニングを行う（図3）．正常であれば，足関節血圧は上腕血圧よりも10〜20 mmHg高い値をとるため，1.0以上となるが，0.9未満ではASOの疑いが強い．また，安静時のABIが0.9以上でも，運動負荷後にABIが低下する場合はASOが疑われる．さらに，長期糖尿病罹患患者や透析患者など血管石灰化をきたしている患者では，足関節の脛骨動脈が圧迫困難になり，ABIが1.3〜1.4以上になることがある．この場合は足趾/上腕血圧比（Toe-Brachial pressure Index：TBI）を測定し，0.6未満であれば狭窄を疑う．
- 実際の狭窄部位や狭窄度を把握するためには，造影CTや下肢動脈超音波（エコー）検査を行う．また，経カテーテル的血管造影ではより詳細な病変の把握が可能であり，側副血行路の評価なども可能である（図4）．
- 治療は，自家静脈もしくは人工血管を用いた外科的バイパス術か，カテーテルを用いて血管内を治療する経皮的血管形成術（Percutaneous Transluminal Angioplasty：PTA）が行われる．

3 急性動脈閉塞症

- 急性動脈閉塞症は急速に動脈が閉塞することにより，突然の疼痛と痺れが出現し，早期に血流を再開させなければ肢壊死や虚血再灌流障害（急性腎不全，呼吸不全，心不全など）を併発する重篤な疾患である．
- 症状は，進行する患肢の疼痛（pain），脈拍消失（pulselessness），蒼白（pallor/paleness），知覚鈍麻（paresthesia），運動麻痺（paralysis/paresis）の5Pがみられる．

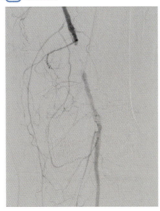
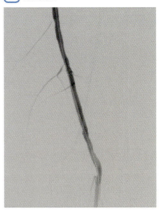

図4 血管造影によるASOの画像所見
A）浅大腿動脈が閉塞し，側副血行により末梢が造影されている．B）閉塞部位に対する経皮的血管形成術（PTA）後．

- 閉塞機序は，他の部位にできた血栓が血流に乗って末梢で閉塞をきたす場合（塞栓症）と，その部位で急速に発達した血栓により閉塞をきたす場合（血栓症）がある．
- 塞栓症の原因は90％前後が心原性であり，心房細動により左房内にできた血栓が塞栓をきたす場合が最も多い．一方，血栓症はもともとASOが存在する部位に血栓が急速に発達して閉塞する場合が多い．
- ASOのように閉塞が緩徐に進行する場合は，側副血行路が発達するため，完全閉塞をきたしても急激に壊死は進行しないが，急性動脈閉塞では側副血行路が発達していない（あるいは不十分である）ため，閉塞部位より末梢が数時間単位で壊死に陥る．一般的に，側副血行路のない虚血肢の神経は4〜6時間，筋肉は6〜8時間，皮膚は8〜12時間で不可逆的変化をきたすといわれている．
- 発症6時間以内に血行再建できれば高率に救肢可能であるが，24時間以上経過すると約20％が切断に至る．また，救肢できたとしても，痺れや痛みなどの神経障害あるいは運動麻痺などが残存し，歩行能力低下をきたすことがある．

3）静脈疾患

1. 静脈血栓塞栓症（VTE）

- **深部静脈血栓症**（Deep Vein Thrombosis：**DVT**）と肺塞栓症は両者が並存することが多く，近年では両者を区別せずに**静脈血栓塞栓症**（**VTE**）とよぶことが多い．
- DVTは筋膜下に発生する静脈血栓症であり，その多くは**ヒラメ筋静脈**に発生する（図5）．
- 下肢で形成された血栓が静脈壁から遊離すると，血流に乗って肺塞栓症を引き起こす．肺塞栓症は致死率が高く，突然死の原因となる．
- DVTの発症原因は，血流のうっ滞（長期臥床，麻痺，麻酔など），凝固能の亢進（がん，周産期，向精神薬投与など），血管壁の損傷（手術，外傷，カテーテル留置など）の3つ〔**ウィルヒョウ（Virchow）の3徴**〕に大別される．

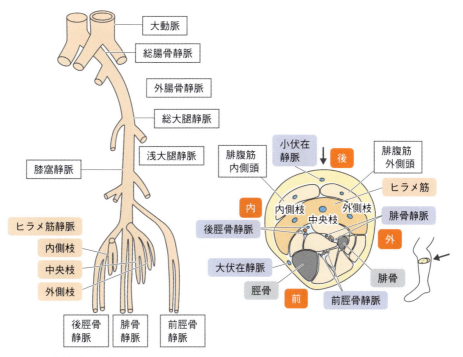

図5　下肢静脈の解剖

- 整形外科の患者では，手術や外傷により静脈を直接損傷することや，ギプス固定などにより歩行制限が遷延することから，他科の患者に比べてDVTの発生リスクが高い．特に，人工股関節置換術，人工膝関節置換術，大腿骨頸部骨折に対する手術後は高リスクである．
- DVTは，腸骨静脈や大腿静脈に血栓が存在する近位部型と，下腿静脈に血栓が存在する遠位型に分類される．近位部型の場合は下肢の腫脹や疼痛を伴うことが多いが，遠位型の場合は症状に乏しく，気づきにくい．
- 血液検査ではDダイマーが高値となるが，出血や炎症などでも高値となることから，手術後の患者においては異常値というだけでDVTの存在を確定することはできない．
- DVTが疑わしい場合は，下肢静脈エコー検査を行う．エコー検査では血栓の存在や範囲，血流の有無がわかるだけでなく，次に説明する血栓の時間経過による変化（器質化しているかどうか）を評価することができる．
- ヒラメ筋静脈で発生したDVTは，血流停滞のため，数日以内に血栓が中枢に向かって大きくなっていく（進展）．進展した血栓は発生初期ほど塞栓化しやすく，1週間前後で器質化して塞栓化しにくくなる．このような血栓の時間経過による変化は，治療方針を決定するうえで非常に重要であり，理学療法の内容にも深くかかわる．

2 下肢静脈瘤

- **下肢静脈瘤**は静脈疾患のうちで最も頻度が多い疾患である．
- 危険因子として，年齢，女性，妊娠，出産，長時間の立ち仕事，肥満などがあげられる．
- 症状は，長時間立位での足の痛み，だるさ，重量感，かゆみ，夜間の足つり，血栓性静脈炎による疼痛などがある．重症になれば下肢の腫脹や下腿潰瘍も認められる（図6）．

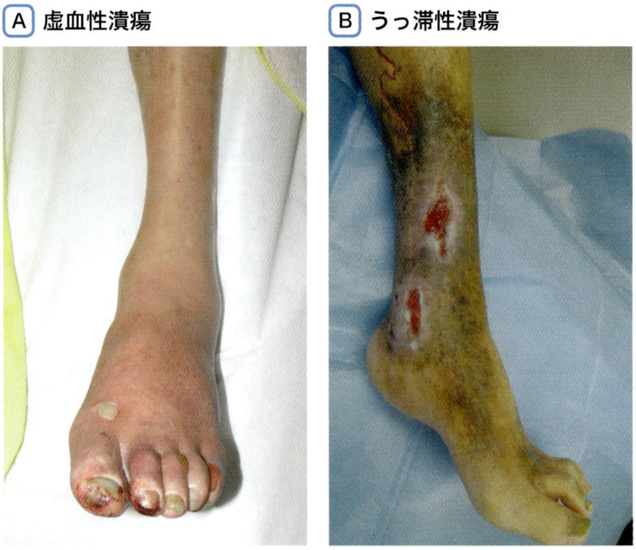

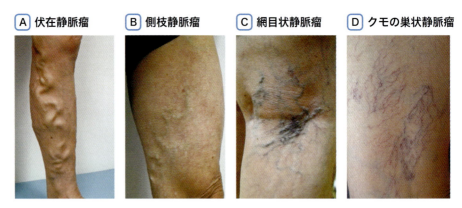

図6 虚血性潰瘍とうっ滞性潰瘍
ASOによる虚血性の潰瘍は足趾に起こるが，静脈の血流うっ滞による潰瘍は下腿に起こる．

図7 下肢静脈瘤の分類

- 下肢静脈瘤は大きく，伏在静脈瘤（大・小伏在静脈の本管または主要分枝の静脈瘤），側枝静脈瘤（伏在静脈の分枝の静脈瘤），網目状静脈瘤（径2〜3 mmの皮下小静脈瘤），クモの巣状静脈瘤（径1 mm以下の静脈瘤）に分類される（図7）．
- 治療適応は，静脈うっ滞症状を有するものであるが，美容的要望で行われることもある．
- 治療は弾性ストッキングによる圧迫療法や，伏在静脈高位結紮術，伏在静脈抜去術（ストリッピング手術）などの外科治療が行われる．また，近年ではレーザーやラジオ波による血管内焼灼術も行われている．

理学療法の理論と実際

1) ASOに対する理学療法

- **間欠性跛行**に対する運動療法は，歩行距離を延長させることが明らかになっている．跛行改善のメカニズムを表2に示す．
- 世界的なガイドラインであるTASC II（Trans-Atlantic Inter Society Consensus II）[1] では，中枢側病変を除く間欠性跛行肢の治療において，**運動療法**と**薬物療法**が第一選択として推奨されており，患者の満足がいく改善が得られない場合に侵襲的な血行再建術を考慮するようになっている（図8）．
- 運動は，専門の医師あるいはPTによる**監視下運動療法**が推奨されている．主にトレッドミルを用いて1日30〜60分，週2〜3回，3〜6カ月継続する．トレッドミルは跛行症状により10分以内に歩行が続けられなくなる程度の速度と傾斜に設定し，歩行による痛みが中等度以上になったところで運動を中断する．その後，痛みが治まるまで安静にし，症状改善後に再度同様の負荷をかける．

表2　運動療法による間欠性跛行改善のメカニズム

- 血管内皮機能の向上による血管拡張反応の改善
- 骨格筋における代謝や酸素利用能の向上
- 効率の良い歩行パターン獲得による，活動筋の酸素消費量減少
- 血液レオロジー（粘性）低下による血流の増加
- 血流分布の変化（不活動筋から活動筋への再分配）

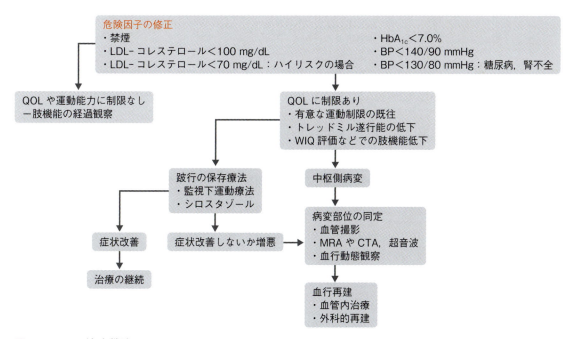

図8　ASOの治療戦略
文献1をもとに作成．

- 運動療法開始前後に，①下肢に痛みが出現する歩行距離（跛行出現距離），②もうこれ以上歩けないという距離（最大歩行距離），③立ち止まってから症状が消失するまでの時間（症状改善時間）を評価する．歩行速度や勾配によりこれらの値は変化するため，一定の勾配（10～12％）と速度（2.4～3.2 km）に設定したトレッドミル上で検査することが望ましい．また，最大歩行距離が長い患者では，速度は一定（3.2 km）で2～3分ごとにトレッドミルの勾配を漸増（0～17.5％）していく多段階負荷テストを選択してもよい．
- ASO患者は心血管疾患など他の動脈硬化性疾患を高率に合併しているため，運動時には注意が必要である．

2）VTEに対する理学療法

- VTEは発症予防が非常に重要であり，**理学的予防法**と**薬物療法**をリスクに応じて使い分ける．各種の領域におけるリスク分類を**表3**に示す[2]．

表3　各領域の静脈血栓塞栓症リスクの階層化

リスクレベル	一般外科	泌尿器科	婦人科	産科	整形外科	脳神経外科	重度外傷脊髄損傷
低リスク	60歳未満の非大手術 40歳未満の大手術	60歳未満の非大手術 40歳未満の大手術	30分内の小手術	正常分娩	上肢の手術	開頭術以外の脳神経外科手術	
中リスク	60歳以上，あるいは危険因子のある非大手術 40歳以上，あるいは危険因子がある大手術	60歳以上，あるいは危険因子のある非大手術 40歳以上，あるいは危険因子がある大手術	良性疾患手術（開腹，経腟，腹腔鏡） 悪性疾患で良性疾患に準じる手術 ホルモン療法中の患者に対する手術	帝王切開術（高リスク以外）	脊椎手術 骨盤・下肢手術（股関節全置換術，膝関節全置換術，股関節骨折手術を除く）	脳腫瘍以外の開頭術	
高リスク	40歳以上のがんの大手術	40歳以上のがんの大手術	骨盤内悪性腫瘍根治術 静脈血栓塞栓症の既往，あるいは血栓性素因のある良性疾患手術	高齢肥満妊婦の帝王切開術 静脈血栓塞栓症の既往，あるいは血栓性素因のある経腟分娩	股関節全置換術 膝関節全置換術 股関節骨折手術	脳腫瘍の開頭術	重度外傷，運動麻痺を伴う完全または不完全脊髄損傷
最高リスク	静脈血栓塞栓症の既往あるいは血栓性素因のある大手術	静脈血栓塞栓症の既往あるいは血栓性素因のある大手術	静脈血栓塞栓症の既往，あるいは血栓性素因のある悪性腫瘍根治術	静脈血栓塞栓症の既往，あるいは血栓性素因のある帝王切開術	「高」リスクの手術を受ける患者に，静脈血栓塞栓症の既往，血栓性素因が存在する場合	静脈血栓塞栓症の既往や血栓性素因のある脳腫瘍の開頭術	

総合的なリスクレベルは，予防の対象となる処置や疾患のリスクに，付加的な危険因子を加味して決定される．例えば，強い付加的な危険因子を持つ場合にはリスクレベルを1段階上げるべきであり，弱い付加的な危険因子の場合でも複数個重なればリスクレベルを上げることを考慮する．リスクを高める付加的な危険因子：血栓性素因，静脈血栓塞栓症の既往，悪性疾患，がん化学療法，重症感染症，中心静脈カテーテル留置，長期臥床，下肢麻痺，下肢ギプス固定，ホルモン療法，肥満，静脈瘤など（血栓性素因：主にアンチトロンビン欠乏症，プロテインC欠乏症，プロテインS欠乏症，高リン脂質抗体症候群を示す）．大手術の厳密な定義はないが，すべての腹部手術あるいはその他の45分以上要する手術を大手術の基本とし，麻酔法，出血量，輸血量，手術時間などを参考として総合的に評価する．重度外傷とは，多発外傷，頭部外傷（遷延性意識障害を有する），重症骨盤骨折，多発性（複雑）骨折などを示す．文献2より引用．

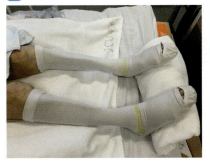
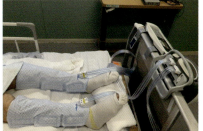

図9　静脈血栓塞栓症の予防方法

- 理学的予防法で最も重要なものは，早期離床である．歩行により下腿の筋ポンプ機能を活性化させ，下肢静脈のうっ滞を減少させることができる．歩行が困難である場合は，下肢の挙上やマッサージ，自動的・他動的な足関節運動を実施する．
- 脱水状態では血流速度が低下し，血栓が形成されやすくなるため，適切な水分摂取を促すことも重要である．
- 中リスク以上の患者では，弾性ストッキングを併用する（図9A）．弾性ストッキングは下肢を圧迫して静脈の総断面積を減少させることにより静脈の血流速度を増加させ，下肢への静脈うっ滞を減少させる．
- 間欠的空気圧迫法も，間欠的な空気の送入により下腿を圧迫・弛緩させることで，静脈のうっ滞を防ぐことができる（図9B）．手術前あるいは手術中から装着を開始し，十分な歩行が可能となるまで継続する．
- 高リスク以上の患者では，出血リスクを考慮したうえでヘパリンの皮下注射やワルファリンなどの経口抗凝固薬を内服する．また，近年では第Xa因子阻害薬の効果も報告されている．
- VTEが確認された場合は，いったん離床を中止し，下肢静脈の血栓が器質化するまで患肢の運動やマッサージは行わない．また，間欠的空気圧迫法も中止する．ただし，下大静脈フィルターを留置した場合は運動に制限を設けず，積極的に離床を進める．
- 下大静脈フィルターは，肺塞栓症を予防するために腎静脈直下に留置される．全例に適応されるものではなく，抗凝固療法ができない患者や浮遊する血栓が大きい場合に留置される．近年は回収可能型下大静脈フィルターが多く使われており，血栓が器質化されれば（1週間程度）回収される．
- VTEはくり返し発症する慢性反復性VTEが多いため，器質化した後も再発防止は厳重に行わなければならない．

国家試験頻出キーワード

- 閉塞性動脈硬化症（p176）
- 深部静脈血栓症（p178）
- 肺塞栓症（p178）
- 間欠性跛行（p181）

■ 文献

1) Norgren L, et al：J Vasc Surg, 45：S5-67, 2007
2) 「肺血栓塞栓症／深部静脈血栓症（静脈血栓塞栓症）予防ガイドライン」（肺血栓塞栓症／深部静脈血栓症（静脈血栓塞栓症）予防ガイドライン作成委員会/著），Medical Front International Limited, 2004

第5章 呼吸器疾患・呼吸障害の理学療法

1 呼吸器疾患と理学療法

> **学習のポイント**
> - COPDは，閉塞性換気障害の代表疾患であり，全身性疾患であることを学ぶ
> - COPD患者に対する理学療法以外の治療手段，運動耐容能評価法と運動処方，ADL指導を学ぶ
> - 気管支喘息の病態と治療目標，薬物療法，運動療法を学ぶ
> - 肺水腫の病態と治療を学ぶ
> - 肺炎の病態と治療を学ぶ
> - 誤嚥性肺炎の病態と治療の流れについて学ぶ
> - 誤嚥性肺炎患者に対する各種評価，理学療法介入を学ぶ
> - 肺結核後遺症の病態と治療を学ぶ
> - 肺がんを含む外科手術前後の症状・障害を学ぶ
> - 外科手術前後における理学療法評価，実際を学ぶ
> - 睡眠時無呼吸症候群の病態と治療を学ぶ
> - 筋萎縮性側索硬化症の呼吸障害の病態と臨床徴候評価，理学療法プログラムを学ぶ

A）慢性閉塞性肺疾患（COPD）

症状・障害の理解

1）慢性閉塞性肺疾患（COPD）とは

- **COPD**（Chronic Obstructive Pulmonary Disease）の患者数は，26万人を超えるとされるが，潜在患者は40歳以上で530万人，70歳以上では210万人に達することが推測されている（NICE study）．男女比は，約2：1で，圧倒的に男性が多い．
- 喫煙などにより有害物質を長期に吸入することによって起こる，**肺の炎症性疾患**である．
- 肺のコンプライアンス（伸展性）が上昇し，呼気時に気道が閉塞することにより，肺の容量は大きくなる（肺活量が増えるのではなく，伸びたゴムのようになり，空気が溜まった状態）．
- 臨床症状は，労作時呼吸困難と慢性的な咳，痰である．

> **基礎医学への振り返り**
>
> **COPDと呼吸・運動生理**
> 呼吸中枢では，化学受容体（中枢性，末梢性，存在する場所，反応物質）について理解し，CO_2ナルコーシスのメカニズムも合わせて理解しておく．呼吸機能検査では，肺気量分画の各層の名称，和の総称，フローボリューム検査の正常値と換気障害のタイプ，代表疾患，COPDに特徴的なフローボリューム曲線を理解しておく．血液ガス所見では，正常値と，アシドーシス，アルカローシス，呼吸性，代謝性，換気の変化などについて理解しておく．運動学では，吸気の主動作筋と補助筋，呼気の補助筋は，必ず覚える．運動生理学では，嫌気性代謝閾値（AT時）の％最高酸素摂取量，心拍数，自覚症状（ボルグスケール含む）を確認しておく．また，至適運動強度としての「FITT」を理解しておく．

2）病型

- COPDは，肺気腫と慢性気管支炎の総称である．近年では，前者を**肺気腫病変優位型**（気腫型），後者を**末梢気道病変優位型**（非気腫型）と分類する．
- 本邦では，肺気腫病変優位型の患者が多い．

3）病期（進行の程度）

- COPDの病期（進行の程度）は，1秒率（$FEV_{1.0}$％）で決められるのではなく，パーセント1秒量（％$FEV_{1.0}$）で決定する．
- $FEV_{1.0}$％が70％未満というのは，COPDの有無を判断するに過ぎない（表1）．$FEV_{1.0}$％ではCOPDの有無のみを判定し，病期の進行程度は％$FEV_{1.0}$で決定する．また，以前は軽症，中等症，重症，最重症と分類していたが，今は，Ⅰ期，Ⅱ期，Ⅲ期，Ⅳ期と表現する．

4）合併症

- COPDの合併症は，❶全身合併症と，❷肺合併症に分類される．

❶ 全身合併症

- COPDは**全身性疾患**とよばれる．1つは，労作時呼吸困難から体動が減少し，廃用症候群（筋力，持久力低下）により呼吸困難が増悪し，さらに体動が減少するという負のスパイラルに伴う全身性疾患であり，もう1つは，COPDが肺の炎症にとどまらず，全身性炎症を認めるため種々の疾患を生ずることからの全身性疾患である．
- **全身性炎症**は，栄養障害，心血管疾患，骨粗鬆症，代謝性疾患（糖尿病），骨格筋機能障害，抑うつ，睡眠障害などのリスクを高める．

表1 COPD病期分類

Ⅰ期	Ⅱ期	Ⅲ期	Ⅳ期
軽度の気流閉塞	中等度の気流閉塞	高度の気流閉塞	きわめて高度の気流閉塞
$FEV_{1.0}$％＜70％			
％$FEV_{1.0}$≧80％	50％≦％$FEV_{1.0}$＜80％	30％≦％$FEV_{1.0}$＜50％	％$FEV_{1.0}$＜30％

GOLDの病期分類．$FEV_{1.0}$％は，実測の1秒量／実測の肺活量で計算される．％$FEV_{1.0}$は，実測の1秒量／予測の1秒量（年齢，性別，身長から算出）で計算される．

- 特に，心血管疾患は，肺性心[※1]による右室不全に限らず，左室不全の合併にも留意する．

2 肺合併症

- **肺合併症**は，喘息，肺がん，肺線維症があげられる．
- COPDに喘息が合併したものを**オーバーラップ症候群**とよぶ．COPDと喘息は，症状が非常に似ているが，全く異なる疾患である．オーバーラップ症候群を有する患者は，労作時呼吸困難などの症状が強いことが特徴である．
- COPDは，喫煙の影響とは別に，**肺がん**との合併がみられる．また，COPDの存在は，肺がん治療（手術，放射線治療，化学療法）における，肺合併症の大きなリスクとなる．
- COPDに**肺線維症**を合併したものを**気腫合併肺線維症**とよぶ．経皮的酸素飽和度（SpO_2）の低下（デサチュレーション）が著明で，かつSpO_2の回復が遅いといった特徴がある．
- ガス交換障害が起こり，血液ガス所見（動脈血）で低酸素血症を生じ（呼吸不全），さらに，病期が進行すると，高炭酸ガス血症を生じる（Ⅱ型呼吸不全）ことがある．

> **memo** ※1 肺性心
> 肺性心とは，COPDなど呼吸器疾患が原因で起こる心不全のこと．低酸素血症により，肺の毛細血管攣縮が生じ，肺血管抵抗が上昇し，さらに，肺動脈圧が上昇することによる右室肥大や右心不全である．

5）呼吸機能検査

- 呼吸機能検査は，肺気量分画検査とフローボリューム検査がある（詳細は第2章-2参照）．
- COPD患者の**肺気量分画検査**の特徴として，機能的残気量が増加し，全肺気量（TLC）が増加する（静的肺過膨張）．さらに，運動時は，換気量の増加に伴い，正常では減少しない最大吸気量（IC）が運動強度の増加とともに減少する（動的肺過膨張，図1）．
- COPD患者の**フローボリューム検査**の特徴として，$FEV_{1.0}$%が70%未満を示し，閉塞性換気障害に分類される．病期が進行すると，さらに，パーセント肺活量（%VC）80%未満の拘束性換気障害も呈し，混合性換気障害となる（図2）．

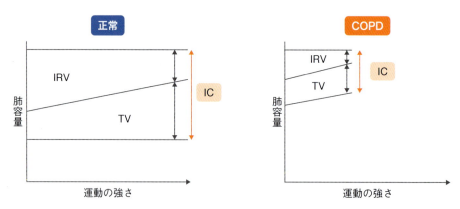

図1 動的肺過膨張と最大吸気量の変化

正常では，運動負荷の増加に伴って1回換気量（TV）が増加し，予備吸気量（IRV）が減少するため，最大吸気量（IC）は大きく変化しない．一方，COPDでは，運動負荷の増加に伴って，残気量（機能的残気量）が増加し，最大吸気量が減少する．これにより，肺が過膨張となる．この状況を動的肺過膨張とよぶ．文献1をもとに作成．

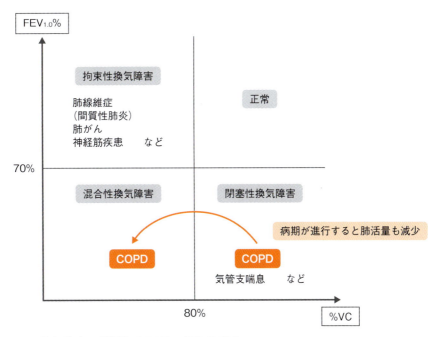

図2　換気障害の分類とCOPDの経年的変化
COPDは，閉塞性換気障害を呈するが，病期進行に伴って肺活量も減少し，混合性換気障害となる．

- 呼気時の気道閉塞により，運動（過換気）時には，肺が過膨張する動的肺過膨張とよばれる換気障害が起こる．動的肺過膨張が，COPD患者の労作時の息切れの大きな要因となる．

6）動脈血ガス分析

- **動脈血ガス**[※2]の正常値は，pH：7.35〜7.45（7.4），PaO_2：80〜100 torr（年齢によって幅がある．高齢者ほど低値），$PaCO_2$：35〜45（40）torr，HCO_3^-：22〜24（23）mEq/Lである．
- COPDにより**ガス交換障害**を生じる．肺胞低換気により低酸素血症を生じ，呼吸不全を呈する．病期が進行すると，高炭酸ガス血症により，Ⅱ型呼吸不全を呈することもある．
- 動脈血ガスでpHの正常値は，7.35〜7.45である．7.35より小さくなることをアシドーシス（酸性），7.45より大きくなることをアルカローシス（アルカリ性）とよぶ．
- COPDは肺胞低換気により，$PaCO_2$が上昇し，アシドーシスを呈することが多い（図3）．

> **memo　※2　動脈血ガス**
> 血液は，肺胞と肺毛細血管との間で，酸素と二酸化炭素の受け渡し（ガス交換）が行われ，ガス交換後の血液を動脈血とよぶ．ガス交換が正常に行われているのかを診断する検査として動脈血ガス分析がある．

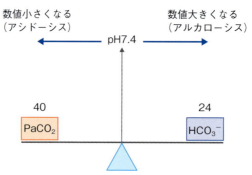

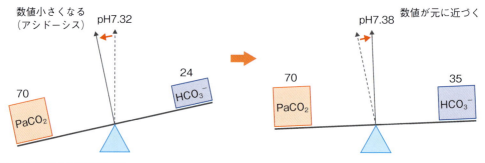

図3　COPDと酸塩基平衡

A）正常．$PaCO_2$：40程度（正常値）とHCO_3^-：24程度（正常値）で天秤のバランスが保たれている．そのときのpH：7.4程度である．pHの値が小さくなることをアシドーシス，大きくなることをアルカローシスとよぶ．B）COPDで肺胞低換気になり，$PaCO_2$が上昇（仮に70に上昇）する．HCO_3^-はそのままなので，天秤は左に傾きpHは小さくなるアシドーシスになる．しかし，そのままではおわらない．C）pHを正常（7.4）に近づけようと，腎機能などでHCO_3^-（仮に35に上昇）を大きくする．これを代償とよぶ．

7）胸部X線検査

- COPDの**胸部X線検査**の特徴は，肋間腔の拡大（肺が上下に大きくなる），肺野の透過性亢進（X線画像の黒い部分が濃くなる），横隔膜の平坦化（肺の過膨張により横隔膜が押し下げられる），滴状心（肺の過膨張により心臓が押しつぶされる：心胸郭比が減少）などである（図4）．

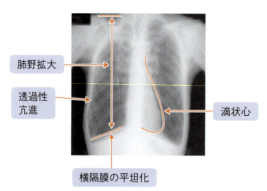

図4　COPD患者の胸部X線画像

肺の大きさが拡大し（肺野拡大），黒い部分が濃くなる（透過性亢進），横隔膜は下に押し下げられ（横隔膜の平坦化），心臓は左右から圧迫されて水滴のような形になる（滴状心）．

8）薬物療法（気管支拡張薬）

- 薬物療法には吸入薬，経皮貼付薬，経口内服薬があるが，COPD患者には吸入薬が最も一般的に用いられる．
- 近年，多くの種類の**気管支拡張薬**[※3]が販売され，選択肢が拡がっている．
- これまで，COPDは，気管支拡張薬ではFEV$_{1.0}$が改善しない（薬が効けば気管支喘息，効かなければCOPD）とされてきた．しかし，最近では，COPD患者に使用しても1秒量が改善，その他に，健康関連QOL，運動耐容能などが改善すると報告されるようになった．
- 動的肺過膨張を抑制するために，気管支拡張薬は，非常に有効な治療手段である．
- 気管支拡張薬は，短時間作用型β$_2$刺激薬（Short-Acting β$_2$-Agonist：SABA），長時間作用型β$_2$刺激薬（Long-Acting β$_2$-Agonist：LABA），短時間作用型抗コリン薬（Short-Acting Muscarinic Antagonist：SAMA），長時間作用型抗コリン薬（Long-Acting Muscarinic Antagonist：LAMA），吸入ステロイド薬，これらを合わせた合剤に分類される．
- COPDに対する第一選択薬は，LAMAであり，近年では，LABAもその位置づけにある（気管支喘息の第一選択薬は，吸入ステロイドである）．COPDの病期進行に伴い，吸入ステロイドが追加投与される．この分類に，製剤名，製品名が付される（臨床のなかでは，製品名でディスカッションされることが多い）．
- これまで，長時間作用型の気管支拡張薬は，持続性はあるものの，即効性に欠けるとされてきた．しかし，近年販売されている長時間作用型の気管支拡張薬では，即効性にも優れているものもある．
- 気管支拡張薬を吸入する方法（デバイス）として，ドライパウダー吸入気（DPI）と加圧式定量噴霧式吸入器（pMDI）がある．DPIは，速い吸気流速で吸入し，pMDIは，ゆっくり大きく吸入する．
- 気管支拡張薬と運動療法の併用（動的肺過膨張を抑制し，呼吸困難を軽減しつつ，運動療法を進める）が有効であると考えられている．

> ※3 気管支拡張薬
> 気管支拡張薬に関する知識は，医師に限らず，呼吸リハビリテーションスタッフにとって必須の知識である．また，うまく吸入できているかの確認は，薬剤師のみでなく，呼吸リハビリテーションスタッフも確認できることが必要である．これら，スタッフ間の共通の知識として，カンファレンスを通じ薬物療法が決定されるべきである．

9）在宅酸素療法（HOT）

- COPDは，HOT（Home Oxygen Therapy）の対象疾患のなかで最も数が多い．
- HOTの効果として，生存率の向上，ADLの改善，入院回数，入院期間の減少，肺性心の予防と改善，QOLの改善などがある．
- HOTの適応は，COPDなどによる高度慢性呼吸不全患者，肺高血圧症，慢性心不全，チアノーゼ型先天性心疾患患者が対象となる．高度慢性呼吸不全については，PaO$_2$が55 torr以下，および60 torr以下で睡眠時，運動負荷時に著しい低酸素血症をきたすものとしている[2]．
- HOTによる低酸素血症の改善は，肺動脈圧上昇（肺性心）を予防する．

表2 酸素投与方法と吸入気酸素濃度の関係

鼻カニューレ		酸素マスク		リザーバー付酸素マスク	
酸素流量 (L/分)	酸素濃度 (目安) %	酸素流量 (L/分)	酸素濃度 (目安) %	酸素流量 (L/分)	酸素濃度 (目安) %
1	24				
2	28				
3	32				
4	36				
5	40	5〜6	40	6	60
6	44				
		6〜7	50	7	70
		7〜8	60	8	80
				9	90
				10	90〜

通常大気中の酸素濃度は21%である．患者の吸気の能力により，若干，吸入気酸素濃度には違いが生じる．

- 中等症〜重症のCOPD患者において，運動時の酸素療法は，呼吸困難や運動耐容能の改善に有用である．また，夜間睡眠時，低酸素血症を呈するCOPD患者も多く，診断とHOT導入の検討が必要である．
- 酸素投与の方法は，鼻カニューレ，酸素マスク，リザーバー付酸素マスク，ベンチュリーマスクなどがある．酸素投与方法の違いにより，吸入気酸素濃度が違う（表2）．酸素流量の処方は，安静時，運動時，就寝時など，場面に応じて変更するよう医師と相談する．
- Ⅱ型呼吸不全症例は，CO_2ナルコーシス※4のリスクを十分に考慮する．
- HOTは，電気で高濃度の酸素をつくる酸素濃縮器と外出用携帯ボンベを組合わせた方法や，液体酸素を用いる方法などがある．COPD患者は，圧倒的に，前者を利用している在宅患者が多い．

 ※4 CO_2ナルコーシス
Ⅱ型呼吸不全患者に，高濃度の酸素を投与すると，水素イオン濃度の上昇により，脳脊髄液中のpHが低下し，意識障害を起こす．さらに，呼吸抑制による，高二酸化炭素血症となった状態をCO_2ナルコーシスとよぶ．

10）在宅人工呼吸療法

- **人工呼吸療法**には，侵襲的人工呼吸と非侵襲的人工呼吸がある．在宅COPD患者に用いられる人工呼吸療法は，後者が多く，マスクを使用した人工呼吸が行われる．
- $PaCO_2$の値が高い患者，Ⅱ型呼吸不全患者のCO_2上昇を抑制する在宅管理として用いられる．

理学療法の理論と実際

1）理学療法評価

❶ 問診

〈病歴，社会背景に関する問診〉

- 現病歴：いつから症状が出現しはじめた（どのような状況で），いつから症状がひどくなった，いつCOPDと診断された，気管支拡張薬，酸素療法など治療はいつからはじまった，現在の症状（日常生活の状況），などを聴取する．
- 合併症：COPDは全身性疾患であるため合併症の併存が多い．特に，心不全の合併症は，必ず聴取する．
- 栄養状態：COPD患者は，呼吸仕事量の増加，息切れによる摂取カロリーの減少など，栄養状態が不良な患者が多い．
  ▶ 身体計測では，体重測定，基準体重比（Ideal Body Weight：%IBW），体格指数（BMI）により評価する（表3）．
  ▶ 生化学検査では，長い経過としての栄養状態は，血清アルブミンで，最近の栄養状態は，プレアルブミンの値で評価する．
  ▶ 体組成計を用いて，骨格筋量，体脂肪率，除脂肪体重などを測定する．
- 喫煙歴：喫煙あり，なし，やめた（何年前），ブリンクマン指数（1日の喫煙本数×喫煙期間）などを聴取する．
- 運動習慣：運動習慣あり（種類，頻度，時間，歩数計，活動量計の記録など），なしを聴取する．
- 自宅周囲の環境：平地，坂道が多い，交通量が多い，散歩ができる場所があるかなど聴取する．
- その他：家族構成（キーパーソン），家屋構造，車の使用の有無などを聴取する．

〈症状に関する問診〉

- 息切れ：あり，なし，どのようなときに出現するかを聴取する．
  ▶ Fletcher–Hugh–Jones息切れ分類，修正MRC（mMRC）スケールを用いてグレード化する（表4）．国際的には，mMRCスケールを用いることが多い（mMRCスケールについては第2章–1参照）．

表3 基準体重比，体格指数の解釈

基準体重比（ideal body weight：%IBW）	
≧90	普通
80〜89	軽度栄養不良
70〜79	中等度栄養不良
≦69	極度栄養不良

IBW（kg）=〔身長（m）〕^{2}×22
IBW（%）=現体重（kg）/IBW kg×100

体格指数（body mass index：BMI）	
＜18.5	低体重
18.5〜24.9	普通体重
25.0〜29.9	肥満度（1度）
30.0〜34.9	肥満度（2度）
35.0〜39.9	肥満度（3度）
40≦	肥満度（4度）

文献3をもとに作成．

表4 Fletcher-Hugh-Jones息切れ分類

Ⅰ度	同年齢の健常者と同様の労作ができ，歩行，階段の昇降も健常者並にできる
Ⅱ度	同年齢の健常者と同様に歩行できるが，坂，階段の昇降は健常者並にはできない
Ⅲ度	平地でさえ健常者並には歩けないが，自分のペースでなら1.6 km（＝1マイル）以上歩ける
Ⅳ度	休みながらでなければ50 m以上歩けない
Ⅴ度	会話，着物の着脱にも息切れがする．息切れのため外出できない

- 咳嗽：あり（湿性：痰を伴う，乾性：痰を伴わない），なし，随意的な咳は可能か．
  - ▶COPD患者は，痰の喀出を伴う湿性咳嗽を呈することが多い．
  - ▶COPDの重症例では，随意的な，強い咳嗽ができず，無気肺や感染症の悪化などにつながるケースがある．
- 喀痰：あり，なし，いつ出るか，1回の喀出量，色，性状（粘液性，漿液性）について聴取，確認する．
  - ▶色は，白色，透明（正常），うす緑，うす黄色（感染の初期段階），濃い緑（感染），赤色（血液，喀血），ピンク色（泡沫状では肺水腫，心不全）と考える．
  - ▶濃い緑，赤色，ピンク色の痰が喀出される場合，積極的な理学療法が困難であることがある．他の血液検査，画像所見と合わせて，医師と相談，スタッフ間で話し合う．

2 視診

- 呼吸パターン：呼吸数12～20回程度で，呼気と吸気のリズムは一定か，吸気より呼気の方が長いか，呼気終了～吸気開始までの間に休止期があり，ゆっくりした呼吸になっているか（横隔膜呼吸），努力性呼吸（胸式呼吸，肩呼吸）パターンではないかなどをみる．
  - ▶横隔膜呼吸（腹式呼吸）は，上部胸郭がわずかに動き，吸気に腹部がもち上がるように膨らむ，同時に，下部胸郭が上，側方へ拡張することで確認する．
  - ▶COPDで，肺が過膨張し，横隔膜が平坦化している場合，下部胸郭が側方へ拡がらずに，内側方向に引ける．これをフーバーサインという．
  - ▶努力性呼吸として，吸気では斜角筋，胸鎖乳突筋，僧帽筋，大胸筋，小胸筋，肋骨挙筋，腰方形筋などが働いていないか，呼気では内肋間筋，腹直筋，内外腹斜筋，腹横筋，胸横筋，肋下筋などが働いていないかを確認する．
- 胸郭変形：胸郭がビールの樽のように丸く変形（胸郭の前後径が増加）したものをビヤ樽様変形とよぶ．
- 胸骨上切痕部から甲状軟骨下縁までの距離：通常，4横指程度あるが，COPD患者は，肺が過膨張しているために1～2横指程度に短縮している場合がある．
- 頸静脈怒張，四肢末梢の浮腫：心不全（右室不全）の有無を判断する．
- 胸郭の拡張性〔胸郭の動き（Active）〕：安静呼吸と深呼吸で，十分拡張しているか，左右差がないか，タイミングのずれがないかなどを観察する．観察は，患者を背臥位にし，頭側，足側，左右，上部あらゆる角度から観察する．
  - ▶胸郭の自動的な動きを客観的に評価するために，メジャーを用いて胸郭周径を測定する．測定は，腋窩部，剣状突起部で，最大吸気と最大呼気の拡張差を計測する．
  - ▶COPD患者の場合，全体として胸郭の拡張性が不良なことが多い．

3 触診
- 呼吸補助筋の筋緊張の程度などを触診する．
- 胸郭の柔軟性：胸郭の他動的な動きは，上部胸郭，下部胸郭を徒手で押し，胸郭の硬さ，左右差をみる．

4 聴診
- 正常呼吸音（気管音，気管支呼吸音，肺胞呼吸音）とラ音（異常呼吸音：高音性断続性ラ音，低音性連続性ラ音，高音性連続性ラ音，低音性連続性ラ音）に分類される．
- COPD患者では，肺胞呼吸音が減弱していることがある（COPDに特異的ではない）．
- COPD患者で，特に，確認したいラ音は，末梢気道閉塞を示す笛様音（高音性連続性ラ音：wheezes）と，痰の存在を示す水泡音（低音性断続性ラ音：coarse crackles）である．
- 笛様音は，COPD患者の運動直後に聴診する．呼気時に「ピー」，「キュー」などの高い音として聞かれる．前述の気管支喘息を合併したオーバーラップ症候群を確認する手段である．笛様音は，比較的容易に聴取することができる．
- 水泡音は，聴診のなかで最も難易度の高い聴診と考える．水泡音は，吸気時に「ブクブク」などの低い音で聞こえる．肺区域と，体位排痰の姿勢をイメージしながら聴取する．
- PTの場合の聴診のコツとして，吸気，あるいは呼気に絞って聞くことで，比較的聞きとりやすくなる．

5 検査・測定
- 呼吸筋力：呼吸筋力は，口腔内圧で測定する．呼気最大口腔内圧を呼気筋力，吸気最大口腔内圧を呼気筋力とする．
- ノーズクリップは，原則不要である（必要であれば使用してもよい）．
- 四肢筋力：四肢筋力として，上肢筋力は握力を，下肢筋力は，膝伸展筋力を測定する．膝伸展筋力は，等尺性筋力測定器（ハンドヘルドダイナモメーター）にて測定する．
- 運動耐容能：COPD患者にとって，最も重要な測定指標の1つである．COPD患者の運動耐容能評価法の代表として，心肺運動負荷試験，フィールド歩行テスト（6分間歩行テスト，漸増シャトルウォーキングテスト）があげられる．

〈心肺運動負荷試験〉
- 呼吸代謝測定装置を用い，症候限界（患者が限界と感じるところ）まで行う．
- トレッドミル，または自転車エルゴメーターを用いて行う．
- 心拍数，SpO_2，ボルグスケール（または修正ボルグスケール：Borg CR-10）も合わせて評価する（第2章-3を参照）．
- 運動中，運動後には，必ず，聴診にて笛様音（オーバーラップ症候群疑い）を確認する．運動に伴う笛様音があれば，気管支拡張薬の変更，追加を，医師と検討する．
- 運動耐容能の客観的指標である，最高酸素摂取量のほかに，換気効率の指標である酸素当量（$\dot{V}E/\dot{V}O_2$），炭酸ガス当量（$\dot{V}E/\dot{V}CO_2$），換気予備能の指標であるDyspnea Index（$\dot{V}E$ peak/MVV）[※5]，循環能の指標である酸素脈（O_2 Pulse）などが測定できる．
- 呼吸困難指標として，呼吸困難の感受性（Borg Scale Slope：BSS），呼吸困難を自覚する運動量閾値（Threshold Load of Dyspnea：TLD），自覚的$\dot{V}O_2$ peak（Breakpoint Load of Dyspnea：BLD）を算出できる（図5）．

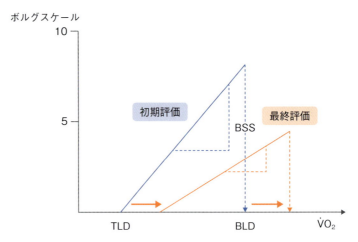

図5 BSS，TLD，BLDの解釈
BSSの傾きが小さくなり（呼吸困難が起こりにくくなった），TLDが右方向へシフト（呼吸困難が出現しにくくなった），BLDが右方向へシフト（長く運動できるようになった）．X軸の$\dot{V}O_2$は，wattなどの運動強度でも評価できる．

- 多くの客観的指標を測定することが可能であるが，高価な機器を必要とし，医師の立会いのうえでなければ実施できないという煩雑さもある．

> **※5 Dyspnea Index**
> Dyspnea Indexは，換気予備能の指標である．〔症候限界時の$\dot{V}E$/最大随意分時換気量（MVV）〕×100で算出する．通常，症候限界時の換気は，60～70％程度で30～40％程度の換気の予備をもって終了する．しかし，COPD患者は，80～100％で，症候限界時に換気の予備能力が残っていない．

〈フィールド歩行テスト〉
- 高価な機器を必要とせず，簡便に実施することができる．6分間歩行テスト（6MWT）と漸増シャトルウォーキング試験（ISWT）が，臨床的に広く用いられている（詳細は第2章-3を参照）．

6MWT
- 6MWTでは心拍数（脈拍数），SpO_2，ボルグスケール（修正ボルグスケール）を合わせて測定する．運動後には，必ず，聴診にて笛様音を確認（オーバーラップ症候群疑い）する．
- 運動に伴う笛様音があれば，気管支拡張薬の変更，追加を，医師と検討する．
- 同一個人の運動耐容能の変化を測定する指標であって，相対的な運動耐容能の評価とはなりにくい．
- COPD患者における，6MWTの臨床的に意味のある最小変化量（Minimal Clinically Important Difference：MCID）は，50 m以上である（近年の報告では，35 m，25 mもある）．

ISWT
- 心拍数（脈拍数），SpO_2，ボルグスケール（修正ボルグスケール）を合わせて測定する．運動後には，必ず，聴診にて笛様音を確認（オーバーラップ症候群疑い）する．
- 運動に伴う笛様音があれば，気管支拡張薬の変更，追加を，医師と検討する．

表5 長崎大学呼吸器ADL質問票（NRADL）

項目	動作速度	呼吸困難感	酸素流量
食事	0・1・2・3	0・1・2・3	0・1・2・3
排泄	0・1・2・3	0・1・2・3	0・1・2・3
整容	0・1・2・3	0・1・2・3	0・1・2・3
入浴	0・1・2・3	0・1・2・3	0・1・2・3
更衣	0・1・2・3	0・1・2・3	0・1・2・3
病室内移動（屋内歩行）	0・1・2・3	0・1・2・3	0・1・2・3
病棟内移動（階段昇降）	0・1・2・3	0・1・2・3	0・1・2・3
院内移動（外出）	0・1・2・3	0・1・2・3	0・1・2・3
階段昇降（荷物の運搬・持ち上げ）	0・1・2・3	0・1・2・3	0・1・2・3
外出・買物（軽作業）	0・1・2・3	0・1・2・3	0・1・2・3
合計	/30点	/30点	/30点
連続歩行距離	0：50m以内　2：50〜200m　4：200〜500m　8：500m〜1km　10：1km以上		
		合計	/100点

（　）は外来患者用の質問.

- ISWTのMCIDは，47.5 mである．

〈ADL評価〉

- 本邦では，長崎大学呼吸器ADL質問票（Nagasaki university Respiratory ADL questionnaire：NRADL）が最も広く用いられている（表5)[4]．
- 動作速度，呼吸困難感，酸素流量の点数からなり，0〜100点で，最高点が100点である．

〈健康関連QOL評価〉

- COPD患者は，呼吸困難によるQOLの悪化が問題となることが多い．健康関連QOLの評価は，呼吸リハビリテーションにとって重要な評価指標である．COPDに疾患特異的である健康関連QOL評価として，Chronic Respiratory Questionnaire（CRQ）やSt. George's Respiratory Questionnaire（SGRQ）がある．
- 近年，国際的にはSGRQを用いられることが多い．SGRQは，症状，活動性，影響小項目と合計点からなる．SGRQの採点には，専用のワーク使途が必要である．0〜100点で，100点が最も低いQOLと判定する．SGRQのMCIDは，4点である．SGRQは質問数も多く，煩雑である．近年は，COPDアセスメントテスト（CAT）を簡便的に用いることがある．

〈身体活動量評価〉

- 近年，COPDと身体活動量の関係が注目されている．
- 身体活動量は，COPDの病期分類の進行とともに低下する．
- 身体活動量は，COPD患者の死亡率に最も関連する因子であると報告された．また，急性増悪までの期間とも関連する．

- 身体活動量の評価法として，アンケート方式，日誌方式，歩数計や加速度計など機器を用いた方法などがある．
- 身体活動量の質問票には，国際標準化身体活動質問票（International Physical Activity Questionnaire：IPAQ）が，COPD患者の身体活動量の質問票として用いられるようになってきた．
- 加速度計は，3軸加速度センサーを搭載した加速度計が主流となっている．運動強度や時間も少ない誤差で測定できるようになってきている．

〈心理社会的評価〉
- COPD患者の20〜60%にうつや不安が合併するといわれている．COPD患者の固有リハビリテーションにとって重要な因子である．
- 不安・抑うつ測定尺度（Hospital Anxiety and Depression Scale：HADS），うつ病自己評価尺度（Center for Epidemiologic Scale of Depression：CES-D）などが用いられる．

2）理学療法プログラム

- 理学療法は，呼吸リハビリテーションの中核となるプログラムである．呼吸リハビリテーションの用語として，「理学療法≒運動療法」のニュアンスで使用されることが多い（本項では，「理学療法」という用語を使用する）．
- COPD患者の理学療法は，呼吸困難の軽減，運動耐容能の改善，ADL，QOLの改善において，高いエビデンスを得ている．
- 理学療法のプログラムの構成を示す（図6）[5]．軽症例は，運動耐容能トレーニング，筋力トレーニングを中心に実施し，重症例は，コンディショニング，基礎的なADLトレーニングを中心に実施する．

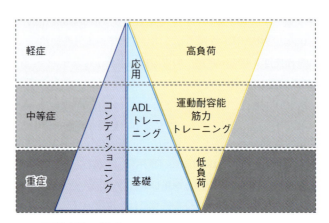

図6 理学療法の構成

軽症例は，高負荷の運動耐容能トレーニング，筋力トレーニングを中心に実施する．ADLトレーニングは，少ない要素で応用的な動作をとり入れていく．コンディショニングの要素は少なく実施する．一方，重症例では，コンディショニング，ADLトレーニングの要素を大きく，運動耐容能トレーニング，筋力トレーニングの要素は少なく，低負荷で実施する．文献5をもとに作成．

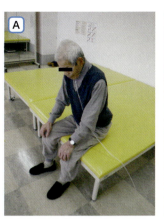 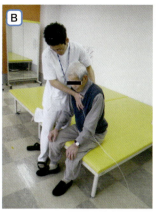

図7 パニック呼吸時の対応
パニック呼吸（強い呼吸困難）が起きたときの対応手順．**A）** 前傾姿勢をとる（座位でも，立位でも可．→目を閉じ，口すぼめ呼吸（呼気）だけを意識する．速い呼吸でよい．→落ち着きはじめたら少しずつ大きな呼吸（横隔膜呼吸）を間に入れていく．**B）** 必要に応じて呼気介助を加える．

1 リラクゼーション

- 頸や肩，肩甲帯周囲，体幹などの呼吸補助筋の使用が著しいCOPD患者にはリラクゼーションを実施する．
- リラクゼーションの方法は，**体操**（Hold and Relaxやストレッチなど），**物理療法**（ホットパックや極超短波などの温熱療法），**安楽姿勢の保持**（屈膝臥位，ファーラー位など）がある．
- COPD患者の安楽姿勢として，体幹前傾姿勢（両手を両膝の上において，頸と体幹を前傾する）がある．体幹前傾姿勢は，パニック呼吸時（強い呼吸困難時，喘息発作時など）の姿勢としても有効である．座位，または立位で体幹前傾姿勢をとり，口すぼめ呼吸や呼気介助手技などを併用する（図7）．

2 呼吸トレーニング

- 深く，ゆっくりとした，効率のよい呼吸をトレーニングする（1回換気量を増加させ，呼吸数を減少させる）[※6]．
- 吸気は，横隔膜を使用した横隔膜呼吸（腹式呼吸）をトレーニングする．吸気の補助筋は使用しない．
- 呼気は，口すぼめ呼吸をトレーニングする．口すぼめ呼吸は，口腔内圧を高め，気道内圧を高めることにより，気道の虚脱（閉塞）を予防する．また，乱流による気道の虚脱を予防することもできる．
- 呼吸トレーニングの方法は，**鼻から吸って**，**口から吐く**を基本とする．横隔膜呼吸ができているかの確認は，吸気時の腹部の自然な膨らみと下部胸郭の側方への拡がりを確認する．口すぼめ呼吸は，吸気の2倍以上の時間をかけてゆっくりと吐く（臨床的には2倍にこだわる必要はない．患者がゆっくりと楽に吐ける時間でよい）．
- 片方の手を上胸部に，片方の手を腹部にあてて確認する方法がある．安静（臥位，座位，立位），歩行，階段昇降と種々の場面を設定しトレーニングする．

- 呼吸トレーニングは，すべてのCOPD患者に適応となるわけではない．重症のCOPD患者（横隔膜の平坦化が顕著で，安静時からの努力性呼吸のある患者など）は，横隔膜呼吸を強要することで，呼吸筋の収縮効率や横隔膜の器械的効率が悪化する可能性がある．

> ※6 「深く，ゆっくりした呼吸」の利点
> 例えば，1回換気量500 mL，呼吸数12回の「深く，ゆっくりした呼吸」と，1回換気量300 mL，呼吸数25回の「浅く，速い呼吸」を比較する．死腔換気量を150 mLとする．
> 深く，ゆっくりした呼吸：肺胞レベルの1分間の換気量＝（500－150）×12＝4,200 mL/分
> 浅く，速い呼吸：肺胞レベルの1分間の換気量＝（300－150）×25＝3,750 mL/分
> 「浅く，速い呼吸」は，2倍の呼吸数であるにもかかわらず，肺胞でガス交換に関与する量は，「深く，ゆっくりした呼吸」より少ない＝効率が悪いことになる．

3 呼吸筋トレーニング

- COPD患者に対する呼吸筋トレーニングは，呼吸困難，運動耐容能などを改善させる．
- COPD患者の呼吸筋トレーニングには，大きく分けて吸気抵抗負荷法と過換気法の原理がある．
- **吸気抵抗負荷法**は，吸気時に負荷をかける方法である．腹部重錘負荷法（アブドミナルパッド法：屈膝臥位で腹部の上に重りをのせる），スレッショルド，ピーフレックスなどの器具を用いる方法などがある．
- **過換気法**は，深呼吸をすることにより呼吸筋をトレーニングする方法である．ボルダイン，トリフローⅡ，コーチ2など器具を使用する方法（インセンティブ・スパイロメトリー法）がある．主に，術後，肺合併症の予防，排痰の促通などを目的に実施されることが多い．

4 四肢・体幹筋力トレーニング

- 四肢・体幹筋力トレーニング単独の効果は，十分なエビデンスが得られていない．
- 筋力低下によるADL制限がある，上肢動作で呼吸困難が強い，日常生活で強い筋力を必要とするなどの患者に適応がある．
- 筋力トレーニングでは，最大筋力の60〜80%負荷が推奨されている．頻度は10〜15回を1セットとし，最低1セット以上で実施する．ゴムバンドやフリーウェイトで開始し，徐々に負荷を上げていく．重症例では，自重を用いた複合動作トレーニングで実施する．
- 筋持久力トレーニングは，最大筋力の40〜60%負荷で，25〜35回を1セットとする．
- 筋力トレーニングについて，COPDに特異的な方法はなく，廃用症候群患者のトレーニングに準じて実施する．

5 運動耐容能トレーニング（全身持久力トレーニング）

- COPD患者に対する理学療法の中核をなすプログラムである．
- プログラミングにあたっては，FITTを考慮する（第4章-1を参照）．
- Frequency（頻度）：頻度については，これまでいろいろな報告がある．一般的には，週3回以上が望ましく，週3〜5回を目標として実施する．導入のプログラムの期間も多くの報告があるが，6〜8週以上継続することが望ましい．
- Intensity（運動強度）：運動耐容能トレーニング実施に際し，最も重要な要素である．自覚症状，心拍数（脈拍数），フィールド歩行テスト，心肺運動負荷試験などによる決め方がある（表6）．

表6 Intensity（運動強度）

自覚症状	「ややきつい」～「きつい」程度で設定する．ボルグスケールの「11～14」，Borg CR-10の「3～5」で設定する．
心拍数	年齢別予測最大心拍数（220−年齢）の60％で単純に算出する．カルボーネン法を用い〔(220−年齢−安静時心拍数)×0.7〕＋安静時心拍数で算出する．50％の強度で設定する場合は，0.7→0.5を代入する．
フィールド歩行テスト（6MWTの結果を利用する場合）	最高摂取量予測値（$\dot{V}O_2$/分/kg）＝0.006×歩行距離（feet）＋3.38（1 foot＝0.305 m） 70％強度の場合：前述予測値×0.7/3.5＝70％相当のMETsを算出する．METsの換算表で歩行スピードを決定する．その歩行スピードが運動強度になる．
フィールド歩行テスト（ISWTの結果を利用する場合）	最高摂取量予測値（$\dot{V}O_2$/分/kg）＝4.19＋0.025×歩行距離（m） 70％強度の場合：前述予測値×0.7/3.5＝70％相当のMETsを算出する．METsの換算表で歩行スピードを決定する．その歩行スピードが運動強度になる．

- Time（運動時間）：運動時間は，最初5分程度から開始し，最終的には20分以上の運動時間が望ましい．呼吸困難が強い患者には，インターバル運動を実施する．2～3分の運動と2～3分の休息，あるいはクールダウンを行う．セット数は，2～3セットから開始し，最終的には運動時間が20分以上になることを目標とする．
- Type（運動の種類）：運動の種類は，平地歩行，自転車エルゴメーター，階段昇降，段差昇降，上肢エルゴメーターなどがある．一般的に継続しやすい運動の種類は，平地歩行，施設利用者であれば自転車エルゴメーターになる．

6 ADLトレーニング（ADL指導）

- 横隔膜呼吸，口すぼめ呼吸と組合わせてトレーニングする．
- 動作と呼吸を同調させる．動作中の息ごらえをなくし，動作速度をゆっくりすることを基本とする．動作は呼気時に合わせて行う．
- 上肢を挙上させる動作（呼吸補助筋の動員）や，かがみ動作（腹圧がかかる）は，呼吸困難を誘発しやすいため避ける（表7）．

7 排痰トレーニング

- 喀痰量の多い（25 mL/日以上が目安）COPD患者には，**排痰トレーニング**を行う．気道クリアランスともいう（第5章-2を参照）．
- COPD患者の場合，気腫型病変が多く，喀痰量の少ない患者が多い．非気腫型（気道病変型）の患者は，喀痰量も多く，排痰トレーニングの適応になることもある．

表7 ADL指導の例

更衣動作	前開きのシャツを選ぶ．かぶりのシャツは襟元が広いものを選ぶ．上肢は高く上げないように袖を通す．ズボンをはくとき，靴下をはくときは椅子を利用する．靴下は足を組んで前かがみにならなくてすむようにはく．靴は長い靴ベラを利用する．
整容動作	歯ブラシは電動歯ブラシを利用する．肘をつけるような台を利用する．椅子に座って行う．
入浴動作	シャワーチェアーなど椅子を利用する．背中を洗うときは長いタオルを利用する．頭を洗うときはシャンプーハットなどを利用し，息ごらえしなくてすむようにする．
食事動作	食事は，椅子とテーブルを使用して行う．肘をつきながら食事する．

- アクティブサイクル呼吸法（ACBT法）体位排痰療法が，自主的な排痰法として，最も臨床的，かつ一般的に広く用いられている．

> **国家試験頻出キーワード**
> - 呼吸筋力測定（p193）　・運動耐容能評価（p193）　・運動処方（p193）　・呼吸困難評価（p193）
> - 呼吸トレーニング（p197）

B）気管支喘息

症状・障害の理解

1）気管支喘息とは

- 気管支喘息は，くり返し起こる咳，喘鳴（ぜんめい），呼吸困難で特徴づけられる**閉塞性呼吸器疾患**である．
- 聴診所見は重要であり，呼気時に連続性ラ音を聴取する．聴診の際のポイントとして，音が聞こえにくい場合は患者に強制呼気を指示し確認する．
- 気管支喘息の基盤には，可逆性のある種々の程度の気道狭窄と気道過敏性の亢進，またそれらの上流に気道の慢性炎症が存在する（図8）．
- 長期罹患患者では，気道上皮基底膜直下の線維化，平滑筋肥厚，粘膜下腺過形成などで特徴づけられる組織構築の変化（気道リモデリング）を引き起こし，非可逆的な気流制限をもたらす．

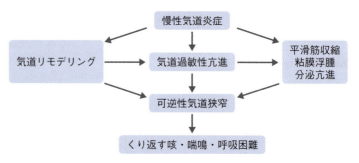

図8　気管支喘息の特徴と病態

> **基礎医学への振り返り**
>
> **気管支喘息の症状や治療の特性**
> 気管支喘息の症状や治療を理解するためには，気管支喘息の誘因や原因，最近の治療目標や薬物療法について覚えておくことが必要である．また，運動すると呼吸困難や喘息発作が誘発されることがある運動誘発喘息（EIA），運動療法を導入するにあたってのポイント，生活指導のポイントも重要である．

- 気管支喘息による死亡率は年々減少しているが，死亡者数の8割を65歳以上の高齢者が占めている．
- 高齢者の気管支喘息患者の特徴には，COPDや心疾患などの慢性疾患の合併頻度が高い．
- 気管支喘息の危険因子は個体因子と環境因子があり，それらが複雑にからみ合って病態を形成する（表8）．環境因子には，発病因子と増悪因子がある．
- COPDの国際委員会であるGOLDは，国際喘息指針（Global Initiative for Asthma：GINA）と合同で，2014年に**気管支喘息－COPDオーバーラップ症候群**（Asthma-COPD Overlap Syndrome：**ACOS**）を提唱した．ACOSの臨床的特徴は，気管支喘息とCOPDの両者にみられる臨床症状と気流閉塞を有することとされている．高齢者の気管支喘息には25〜50％にCOPDが合併するとの報告もある．

表8　気管支喘息の危険因子

個体因子	①遺伝子素因 ②アレルギー素因 ③気道過敏性 ④性差 ⑤出生時低体重
環境因子：発病因子	①アレルゲン ②ウイルス性呼吸器感染症 ③その他の因子 　・大気汚染 　・喫煙 　・食品・食品添加物 　・寄生虫感染 　・薬物
環境因子：増悪因子	①アレルゲン ②大気汚染 ③呼吸器感染症 ④運動ならびに過換気 ⑤喫煙 ⑥気象 ⑦食品・食品添加物 ⑧薬物 ⑨激しい感情表現とストレス ⑩刺激物質 ⑪二酸化硫黄 ⑫月経 ⑬妊娠 ⑭肥満 ⑮アルコール ⑯過労

2）気管支喘息の治療目標と薬物療法

❶ 気管支喘息の治療目標

- 治療目標は現在の症状の寛解と将来のリスクの軽減に集約される（表9）．
- 日中，また夜間に症状がなく，日常生活に支障がないことが目標となる．症状は主観的であることから，客観的な評価としてピークフローを含めた肺機能が正常範囲内にあることが重要な指標となる．在宅でも簡易に評価できる**ピークフローメーター**の使用が有用である（図9）．
- 将来のリスクの軽減としては，薬剤の副作用がなく，発作も生じず，肺機能が正常レベルに維持され，喘息死を引き起こさせないことが目標となる．

表9 治療目標

1. 健常人と変わらない日常生活が送れること．正常な発育が保たれること
2. 正常に近い肺機能を維持すること
   PEFの変動が予測値の20%未満
   PEFが予測値の80%以上
3. 夜間や早朝の咳や呼吸困難がなく十分な夜間睡眠が可能なこと
4. 喘息発作が起こらないこと
5. 喘息死の回避
6. 治療薬による副作用がないこと
7. 非可逆的な気道リモデリングへの進展を防ぐこと

文献6より引用．

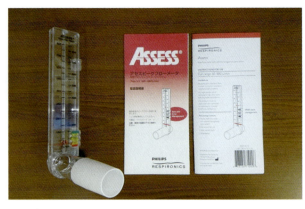

図9 ピークフローメーター

2 気管支喘息の薬物療法

- 薬物療法の長期管理の基本は，症状を目安に重症度に応じて，段階的に投与薬物を決める．
- 2006年のGINA，2007年の米国喘息管理・治療ガイドライン（Expert Panel Report 3：EPR3）に準じ，2009年に本邦のガイドライン（Japanese Asthma Prevention and Management Guideline：JGL）が改定され，コントロール状態に基づいた治療の増減を行うことになっている．コントロール状態は**良好**，**不十分**，**不良**の3つに分類される（表10）．薬物治療中の患者で，コントロール良好ならば現在の治療を継続し，良好な状態が3〜6カ月間持続していれば治療のステップダウンを考慮する．コントロール不十分な場合は，現行の治療ステップを1段階アップさせる．コントロール不良ならば，2段階アップさせる．
- 抗炎症治療に重きを置き，ステップ1から吸入ステロイド薬（ICS）が推奨され，治療はICSがベースとなる．また，ステップ2以上では，ICS＋LABA配合剤の使用も推奨されている（表11）．

表10 コントロール状態の評価

	コントロール良好 （すべての項目が該当）	コントロール不十分 （すべての項目が該当）	コントロール不良
喘息症状 （日中および夜間）	なし	週1回以上	コントロール不十分の項目が3つ以上あてはまる
発作治療薬の使用	なし	週1回以上	
運動を含む活動制限	なし	あり	
呼吸機能 （$FEV_{1.0}$およびPEF）	予測値あるいは自己最高値の80%以上	予測値あるいは自己最高値の80%未満	
PEFの日（週）内変動	20%未満	20%以上	
増悪（予定外受診，救急受診，入院）	なし	年に1回以上	月に1回以上

増悪が月に1回以上あれば他の項目が該当しなくてもコントロール不良と評価する．

表11 コントロール状態に基づく薬物療法

		治療ステップ1	治療ステップ2	治療ステップ3	治療ステップ4
長期管理薬	基本治療	吸入ステロイド薬（低用量）	吸入ステロイド薬（低～中用量）	吸入ステロイド薬（中～高用量）	吸入ステロイド薬（高用量）
		上記が使用できない場合は以下のいずれかを用いる ロイコトリエン受容体拮抗薬 テオフィリン（徐放製剤） ※症状がまれであれば必要なし	上記で不十分な場合に以下のいずれか1剤を併用 LABA（配合剤の使用可） ロイコトリエン受容体拮抗薬 テオフィリン（徐放製剤）	上記に下記のいずれか1剤，あるいは複数を併用 LABA（配合剤の使用可） ロイコトリエン受容体拮抗薬 テオフィリン（徐放製剤） LAMA	上記に下記の複数を併用 LABA（配合剤の使用可） ロイコトリエン受容体拮抗薬 テオフィリン（徐放製剤） LAMA 抗IgE抗体 経口ステロイド薬
	追加治療	ロイコトリエン受容体拮抗薬以外の抗アレルギー剤	ロイコトリエン受容体拮抗薬以外の抗アレルギー剤	ロイコトリエン受容体拮抗薬以外の抗アレルギー剤	ロイコトリエン受容体拮抗薬以外の抗アレルギー剤
発作治療		吸入SABA	吸入SABA	吸入SABA	吸入SABA

LABA：長時間作用型β_2刺激薬，SABA：短時間作用型β_2刺激薬，LAMA：長時間作用型抗コリン薬．

理学療法の理論と実際

1）運動誘発喘息と運動誘発気道収縮

- 気管支喘息患者が運動すると呼吸困難や喘息発作が誘発されることがある．これを**運動誘発喘息**（Exercise-Induced Asthma：**EIA**）または，**運動誘発気道収縮**（Exercise Induced Bronchoconstriction：**EIB**）という．
- 運動は，小児喘息患者の多くと一部の成人喘息患者にとって，喘息の急性悪化を引き起こす可能性がきわめて高い要因である．
- 健常者が運動すると，運動終了時には迷走神経緊張の低下や交感神経活動の亢進によるカテコールアミン放出などにより，気道は軽度拡張する．しかし，気管支喘息患者の場合，運動終了後5～10分で最大の気道収縮がみられ，1時間以内に運動前の状態にまで回復する．
- EIAの強さは，一般的にピークフローメーター値やFEV$_{1.0}$を使用し，運動前値に対する運動後最大の低下率として表示し，15～20％以上の低下を陽性とする．また，運動の種類，運動負荷量，運動の持続時間にも影響を大きく受ける．
- 運動の種類としては，ランニングがEIAを引き起こしやすく，最も引き起こしにくいのは水泳である．冷気や乾燥した空気の吸入によって，EIAを引き起こしやすいことから，過換気による気道内の水分蒸発がEIAの成因とも考えられている．
- 運動負荷量については，予測最大心拍数に近い運動になるとEIAを引き起こしやすくなり，負荷時間は6～8分程度の運動をした際にEIAを引き起こしやすい．そのため，低い運動負荷から開始すること，緩やかな運動から徐々に運動負荷を増加すること，10分以上の運動を実施すれば，EIAは誘発されにくい．
- EIA陽性の患者の約半数では，同じ程度の運動を4時間以内に再度くり返し実施すると，2度目以降の運動ではEIAは誘発されにくい．

2）気管支喘息患者の運動能力

- 気管支喘息患者の運動能力は，運動に対する患者の姿勢や個人をとり巻く社会環境などにも影響され，**個人差が大きい**．また，患者自身の気管支喘息のコントロールの状態によっても影響される．
- 若年成人喘息患者を対象とした調査では，喘息患者の運動能力（$\dot{V}O_2max$）はほぼ健常者と変わらないとの報告や，中高年齢の慢性喘息患者を対象とした調査では，運動能力は個人差が著しかったが，平均93.2％とごく軽度の低下を認めたとの報告がある．したがって，安定期の軽症〜中等症の成人喘息患者の運動能力はほぼ正常か軽度低下している．

3）気管支喘息患者の運動療法の適応と効果

- 運動療法の適応は，十分な薬物療法によっても呼吸困難が残存し，運動能力が障害されている者である．
- 運動療法は，普段から運動をしていない患者，日常生活での活動レベルの低い患者で心循環因子の改善による運動能力の改善が期待される．
- 運動療法によって，**呼吸困難**，**運動耐容能**，**健康関連QOL**が改善することが報告されている．
- 持久力トレーニングには，水泳，歩行，ランニング，階段昇降，自転車エルゴメーターなどが推奨されており，健常者と同様に高強度トレーニングの有用性が示されている．
- 喘息コントロールが良好な患者では高強度運動が有用であり，コントロールが不良な重症例では低強度運動が有用である．

4）運動療法を導入しやすくするポイントおよび注意点

- **気管支拡張薬**により，閉塞性換気障害を改善させることは，EIAを軽減し，運動に対する不安をとり除くうえでとても重要である．
- β_2刺激薬を運動前10〜30分に吸入させると，EIAの予防に有用である．
- 喀痰の多い患者には，自己排痰法などの気道クリアランスにより運動前に十分排痰を実施しておくことが重要である．運動中の咳，痰は自身の呼吸リズムを乱し，運動が中断することが多くある．
- マスクを着用することにより，空気の入口部の湿度と温度を保つことで，気道からの水分喪失を防ぐ．
- 気管支喘息患者は感染など種々の要因により，症状が不安定になることが多いため，β_2刺激薬吸入後のピークフロー値を測定して，最大ピークフロー値の60％以下や喘息症状が不安定なときは運動療法を実施せず，薬物療法による症状のコントロールを十分に行う必要がある．

> **国家試験頻出キーワード**
> ・気管支喘息の薬物療法（p202）　・運動誘発喘息（p203）　・気管支喘息の運動療法（p204）

C）肺水腫

症状・障害の理解

1）肺水腫とは

- 肺水腫とは血管内水分が肺間質，肺胞腔に漏出して増加した状態をいう．
- 通常，肺の間質への水分貯留の程度は，肺毛細血管内および周囲間質の静水圧と膠質浸透圧のバランスによって決まる．静水圧は血管内から間質へ水分を移動させる方向に作用し，膠質浸透圧は血管内の蛋白質濃度に基づき，水分を血管外から血管内へ引き込むように作用する．一般的に，毛細血管内皮の接合帯は蛋白質を容易には通過せず，少量の蛋白質が通過してもリンパにより除去されるため，膠質浸透圧のバランスは維持される．
- 病的な状態では血管内皮細胞のバリア機能が破綻することで蛋白質が血管外へ漏出し，静水圧は正常でも膠質浸透圧の勾配により水分が肺間質，肺胞腔へ移動するために肺水腫を引き起こす．

2）肺水腫の分類

- 肺水腫は，心原性肺水腫（Cardiogenic Pulmonary Edema：CPE）と非心原性肺水腫（Non-Cardiogenic Pulmonary Edema：NCPE）に大きく分類される（表12）．

1 心原性肺水腫（CPE）

- 急性心不全に代表される心臓の異常により，肺静水圧の上昇をきたした場合の肺水腫をCPEという．まず，左室拡張終期圧ないし左房圧が上昇し，肺静脈圧とともに肺網細血管の静水圧が増加する．左房圧が軽度上昇すると毛細血管周囲，傍気管血管周囲の間質の浮腫をきたす．間質の圧が，胸腔内圧を上回ると胸水が貯留する．左房圧がさらに上がると浮腫液は間質から肺胞腔に漏出し，蛋白質成分の少ない液で肺胞を満たす．肺胞上皮細胞は障害されず，Na，Cl，水分を再吸収する機能は保たれているため，心機能低下などの病態が改善すれば，比較的すみやかに肺水腫は改善する．
- CPEの聴診では，胸壁上で「プツプツ，ボコボコ」という水泡音を認める．肺胞内に赤血球などを含む液体成分が漏出すると，ピンク色の泡沫状痰を喀出する．
- CPEでは，背臥位になると静脈還流量が増加するため肺胞内に漏出する水腫液も増加し，症状が増悪する．そのため，体を起こすこと（起座呼吸）で静脈還流量を減少させると呼吸困難が軽減する（図10）．

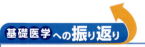

肺水腫の分類とその対策
肺水腫は心原性肺水腫と非心原性肺水腫の2つに分類される．急性心不全からの心原性肺水腫，ARDSに代表される非心原性肺水腫の機序や見分け方を再確認することは重要である．また，肺水腫治療の際，同時に実施される呼吸理学療法のポイントについても再確認しておく必要がある．

表12 肺水腫の分類と主な原因

	分類	主な原因
心原性肺水腫	急性心不全	虚血性心疾患，心筋症，弁膜症，高血圧症，不整脈
	薬剤による心原性肺水腫	α作動薬，β遮断薬，Ca拮抗薬，副腎皮質ステロイド薬
非心原性肺水腫	急性呼吸窮迫症候群 　1）直接的障害 　2）間接的障害	肺炎，誤嚥，胸部外傷 敗血症，多発外傷，高度熱傷
	薬剤による非心原性肺水腫	抗悪性腫瘍薬，免疫抑制薬，抗真菌薬，利尿薬，抗精神病薬，非ステロイド性抗炎症薬，麻薬性鎮痛薬，陣痛防止薬，造影剤
	高地肺水腫	登山
	再膨張性肺水腫	気胸，胸水のドレナージ
	陰圧性肺水腫	急性上気道閉塞（喉頭浮腫など）
	神経原性肺水腫	中枢神経系疾患（重症頭部外傷など）
	輸血関連急性肺障害	輸血
	その他	吸入（フッ素樹脂，硝酸ガスなど）

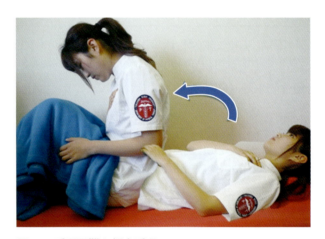

図10　呼吸困難と起座呼吸

2 非心原性肺水腫（NCPE）

- 急性呼吸窮迫症候群（Acute Respiratory Distress Syndrome：ARDS）に代表されるような血管透過性亢進型の肺水腫をNCPEという．血管透過性が亢進するために水分と蛋白質成分が，ともに間質や肺胞腔に漏出しやすくなる．血管の膜がより蛋白質を通しやすくなるため，水腫液の蛋白質濃度は高くなっている．肺胞上皮細胞の障害を伴うために，肺胞内の水腫液の回収に時間がかかり，肺水腫状態を改善するのに時間がかかる．
- ARDSでは，高度の低酸素血症により，急激な呼吸困難，頻呼吸チアノーゼを認め，胸壁上での聴診は「プツプツ，ボコボコ」という水泡音を認める．起座位でも呼吸困難は軽減されない．
- ARDSの多くは基礎疾患の先行後，12～48時間経過して発症する．

3）心原性肺水腫（CPE）と非心原性肺水腫（NCPE）の見分け方

- CPEとNCPEはともに肺の間質から肺胞腔まで水分が過剰に漏出して肺の換気血流比分布の異常を引き起こし，顕著な低酸素血症，肺コンプライアンス低下，気道抵抗上昇などの呼吸仕事量の増大などを伴う．

- CPEは静水圧上昇が原因であるが，NCPEは血管透過性の亢進が主体の肺水腫のため，**治療方針が異なる**ことから見極めが重要である（図11）．

- まず，心不全を疑う病歴の有無，感染症の有無，誤嚥などについて確認する．CPEでは，末梢冷感が強い．NCPEで敗血症状態であれば末梢は温かい．また，外頸静脈が怒張していれば前負荷の過剰が疑われる．さらに，心電図異常や，脳性ナトリウム利尿ペプチド（BNP）値の異常高値はCPEを疑う．

- 胸部X線所見において，CPEでは心陰影の拡大，両側肺野の肺門部に蝶形陰影（butterfly shadow），中心性浸潤影，小葉間の間質浮腫により，肺野末梢で胸壁に対して垂直に走る線状陰影（kerley's B line），葉間に胸水が貯留し，腫瘤のようにみえる一過性腫瘤状陰影（vanishing tumor）などがみられる（図12）．NCPEでは，両側肺野全体にスリガラス状陰影がみられ，心陰影の拡大は少ない．

- CPEでは，左室不全により左房圧が上昇する．左房圧は通常，肺動脈楔入圧（PCWP）と等しいため，肺動脈楔入圧の上昇がみられる．肺動脈楔入圧が18 mmHgを超える場合はCPEであり，18 mmHg未満の場合はNCPEである．

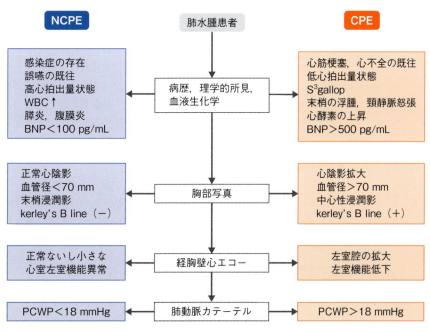

図11　CPEとNCPEの見極め方
文献7をもとに作成．

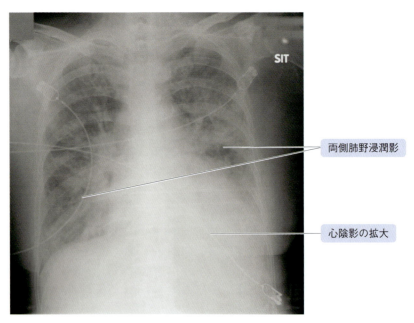

図12　CPEの胸部X線写真

理学療法の理論と実際

1）心原性肺水腫（CPE）の治療

- CPEの治療は，肺毛細血管の静水圧を下げることが主体となり，ループ利尿薬やアルドステロン拮抗薬，血圧に影響しない程度のヒト心房性ナトリウム利尿ペプチドを使用して除水をしながら，亜硝酸薬を併用して容量血管の拡張，冠血流の維持を行う．心原性ショックであれば，ドブタミン，PDE3阻害薬などの血管拡張作用とβ作用を併せもった強心薬が適応となる．
- 低酸素血症を認めれば酸素療法が開始されるが，反応しない場合は**非侵襲的陽圧換気療法**（Non-invasive Positive Pressure Ventilation：**NPPV**）を開始する．NPPV導入時には，陽圧換気に同調してうまくマスク着用できない症例があり，PTによる呼吸介助法を同時に併用することでスムーズにNPPV導入が実施できる．また，背臥位より静脈還流量が低下するsemi-Fowler体位をとりながら実施する．

2）非心原性肺水腫（NCPE）の治療

- NCPEの代表的な病態であるARDSの薬物療法は，これまでに生存率の改善効果を無作為化比較試験（RCT）で確認できた薬剤は少なく，致死率は40～50％と依然高く，予後不良である．
- 副腎皮質ステロイド薬は，メチルプレドニゾロンの少量ステロイドを使用したコホート研究とRCTについてのメタアナリシスでは，死亡率低下，人工呼吸換気日数の減少，P/F比の改善など有用性が報告されている．
- 基本的に肺保護戦略に基づいた人工呼吸管理が実施される（表13）．

表13 肺保護戦略

1. 低容量換気	低容量（6〜8 mL/kg程度，高頻度換気）
2. 容認される高CO_2血症	人工呼吸関連損傷（VALI）の抑制
3. Open lung戦略	リクルーメント手技や高いPEEPなどで一時的に高い気道内圧をかけ，肺胞や末梢気道の再開放を促進
4. 自発呼吸温存療法	Open lung戦略と併用し，強制換気をできるだけ回避

- 陽圧換気を要するARDS患者に対して気管挿管を行わず鼻マスクやフェイスマスクを用いたNPPVを行うことは推奨されていない．
- ARDSに対する呼吸理学療法は，体位変換と体位ドレナージによって構成される．体位変換は新たな肺合併症の予防が目的であり，体位ドレナージは排痰手技を併用して貯留分泌物の排出を促進することが目的である．
- 体位変換は左右側臥位を1〜2時間ごとにくり返し，人工呼吸中はなるべく半座位を保つことが重要である．
- ARDS患者において腹臥位呼吸管理が酸素化能を改善するという数多くの報告がある．しかし，海外でのRCTでは一時的な酸素化能の改善がみられたが，死亡率や在院日数などの予後に関する効果は示されなかった報告もあり，実際には腹臥位による褥瘡などの皮膚障害の合併症も増えるため，ルーチンに行う必要があるともいわれている．
- ARDS患者における体位ドレナージは，無気肺，分泌物の貯留などに対して有効である．分泌物は末梢気道に存在することが多いため，体位ドレナージ実施後15〜30分後に気管内吸引を実施する．
- 呼吸理学療法はリラクゼーション，呼吸訓練，呼吸筋訓練，離床と運動療法などの手段があるが，これらについては慢性呼吸不全とその急性増悪時に有効性が認められている．しかし，ARDSの急性期呼吸管理においての有用性は示されていない．

国家試験頻出キーワード
- 心原性肺水腫（p205）
- 非心原性肺水腫（p206）
- ARDS（p206）

D）肺炎

症状・障害の理解

1）肺炎とは

- 肺炎とは，細菌やウイルスなどの病気を起こす微生物（病原微生物）が肺に入り感染し，**肺が炎症を起こしている状態**をいう．
- 病原微生物の多くは空気と一緒に身体のなかへ侵入し，通常は人の身体に備わっているさまざまな防御機能が働き，これを排除する．ところが，何らかの原因で体力や抵抗力が低下することで，病原微生物の感染力の方が上回ると，肺炎になる．

> **基礎医学への振り返り**
>
> **高齢者に多い肺炎とその治療**
> 年々，肺炎による死亡率が増加していることから，市中肺炎（CAP）や院内肺炎（HAP），医療・介護関連肺炎（NHCAP）のガイドラインやその治療の流れの把握は必須である．特に高齢者では誤嚥性肺炎が多く，呼吸障害や嚥下障害を伴い再発をくり返すため，その各種評価方法を理解し，理学療法での標準的な介入について整理することが重要である．

- 急性炎症は，発熱，痰，咳嗽，胸痛，呼吸困難などの症状を有し，C反応性タンパク（CRP）陽性，赤沈亢進などの検査所見や胸部X線写真にて浸潤影などの異常陰影がみられる．
- 厚生労働省の人口動態統計月報年計では，肺炎患者数は約12万5,000人となり，本邦の死因第3位となった（図13）[8]．これまでは，1位悪性新生物，2位心疾患，3位脳血管疾患，4位肺炎であった．
- 85歳以上の高齢者の肺炎による死亡率は性別にかかわらず，若年成人の1,000倍以上であり，90歳以上の男性では死因第1位である．

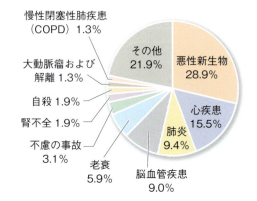

図13 主な死因別死亡数の割合

2）肺炎診療におけるガイドライン

- 本邦における肺炎診療に関するガイドラインは，2000年の市中肺炎（Community-Acquired Pneumonia：CAP）ガイドラインにはじまり[9]，2002年に成人院内肺炎（Hospital-Acquired Pneumonia：HAP）診療ガイドラインが作成され[10]，前者は2007年に，後者は2008年に改訂された．
- 2011年に新たに医療・介護関連肺炎（Nursing and HealthCare-Associated Pneumonia：NHCAP）診療ガイドラインが作成され[11]，現在これら3つのガイドラインが用いられている．
- 海外においても米国胸部疾患学会（American Thoracic Society：ATS）と胸部感染症学会（Infectious Disease Society of America：IDSA）は，2005年にHAP診療ガイドラインのなかで医療ケア関連肺炎（HealthCare-Associated Pneumonia：HCAP）を提唱している．

3）市中肺炎（CAP），院内肺炎（HAP），医療・介護関連肺炎（NHCAP）とは

- CAPは病院外で日常生活をしていた人に発症する急性炎症で，社会生活を送っているうえで感染するものである．
- HAPは他の病気で医療機関に入院して，48時間を経過した後に発症，または退院後48時間以内に発症するものである．HAPには，人工呼吸器に関連した肺炎，術後肺炎なども含まれる．
- NHCAPとは，CAPとHAPの間に位置する肺炎の概念である（図14）．定義として，長期療養型病床群もしくは介護施設に入所している，90日以内に病院を退院した，介護を必要とす

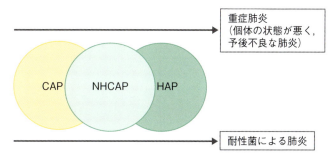

図14 わが国におけるCAP，NHCAP，HAPの位置づけの実際

文献11より引用．

表14 医療・介護関連肺炎（NHCAP）の定義

①長期療養型病床群もしくは介護施設に入所している
②90日以内に病院を退院した
③介護を必要とする高齢者，身障者
④通院にて継続的に血管内治療（透析，抗菌薬，化学療法，免疫抑制薬等による治療）を受けている

介護の基準．PS3：限られた自分の身の回りのことしかできない，日中の50％以上をベッドか椅子で過ごす，以上を目安とする．①には精神病棟も含む．文献11より引用．

る高齢者，通院にて血管内治療を受けているものが該当する（表14）．

4）重症度分類・治療区分の設定

① CAP

- 成人市中肺炎診療ガイドラインにおける重症度分類では，年齢，尿素窒素（BUN），酸素飽和度，意識状態，血圧の5項目の指標により，軽度〜超重症までの4段階に分類されて，重症度によって治療場所が決定される（表15）．

② HAP

- 成人院内肺炎診療ガイドラインにおける重症度分類は，生命予後の予測因子と肺炎の重症度を規定する因子によって，軽症群，中等症群，重症群の3群に分類されている（図15）．

③ NHCAP

- 本邦では高齢者の居住環境が多様化しており，さらには多くの基礎疾患や合併症を有し，NHCAPを発症することから，重症度を単純に層別・区分することは困難となってきている．そのため，医療・介護関連肺炎（NHCAP）診療ガイドラインでは，NHCAP患者にどのよ

表15 成人市中肺炎診療ガイドラインにおける重症度分類

使用する指標
男性70歳以上，女性75歳以上
BUN 21 mg/dL以上，または脱水あり
SpO_2 90％（≒PaO_2 60 Torr）以下
意識障害あり
血圧（収縮期）90 mmHg以下

重症度分類
軽 症：上記5つの項目のいずれも満足しないもの → 外来治療
中等症：上記項目の1つまたは2つを有するもの → 外来または入院治療
重 症：上記項目の3つを有するもの → 入院治療
超重症：上記項目の4つまたは5つを有するもの → ICU入院
ただし，ショックがあれば1項目のみでも超重症とする

文献9より引用．

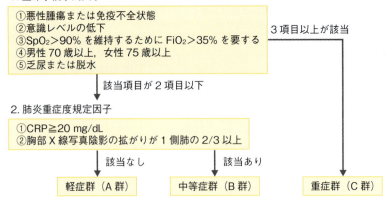

図15 重症度分類
文献10より引用.

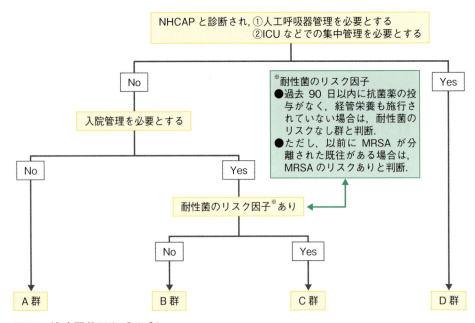

図16 治療区分アルゴリズム
文献11より引用.

うな肺炎治療が必要であるのかという観点に基づき，重症度ではなく治療区分に分け明確化している（図16）．

- 治療区分では，外来治療が相当である例をA群，入院治療が相当であると考えられる群のうち薬剤耐性菌関与のリスクがないものをB群，そのリスクがあるものをC群，ICUでの集中治療または人工呼吸管理のいずれか，あるいは双方が必要な重症例であると考えられる場合はD群と区分設定をしている（図16）．

- 入院治療が必要か否かについては，医師が肺炎の重症度だけではなく，患者の基礎疾患や合併症，栄養状態，精神的・身体的活動性，そして家族や関係者の援助の状況などを勘案しながら決定する．
- 治療を区分するには総合的判断が必要であり，肺炎自体の重症度判断の助けになるCAP，HAPのガイドラインの重症度基準などを用いて判断する．
- NHCAPにおいて，入院が必要な群では，薬剤耐性菌関与のリスク因子の有無でB群とC群の2つに区分され，B群は90日以内に抗菌薬の投与を受けていない，経管栄養もされていない場合で，C群はそれらのいずれか，あるいは両方を満たしている場合としている．
- 抗菌薬の投与歴とは，90日以内に広域の抗菌薬である抗緑膿菌ペニシリン系薬，第3世代または4世代セファロスポリン注射，カルバペネム系薬，キノロン系薬の2日以上の使用歴がある場合を指す．加えて，それ以前にメチシリン耐性黄色ブドウ球菌（MRSA）が分離された既往がある場合はMRSAのリスクありとして，C群とされる．

5）病原微生物と耐性菌

■1 CAP，HAP

- CAPにおける病原微生物は，肺炎球菌，インフルエンザ菌が多く，HAPではMRSA，黄色ブドウ球菌，緑膿菌，グラム陰性桿菌などが多い傾向があるが，その頻度は各国ごとに異なることも報告されている．

■2 NHCAP

- NHCAPにおける病原微生物になり得ると考えられるものは，耐性菌のリスク因子の有無で分けられる．耐性菌のリスクがない場合は肺炎球菌，メチシリン感受性黄色ブドウ球菌（MSSA），グラム陰性腸内細菌，インフルエンザ菌，口腔内連鎖球菌，非定型病原体であり，耐性菌のリスクがある場合は緑膿菌，MRSA，アシネトバクター属，ESBL（基質特異性拡張型βラクタマーゼ）産生腸内細菌などが原因菌としてあげられる．
- NHCAP患者における病原微生物は，CAP患者と異なり耐性菌が多い傾向がある．その背景に多様性をもち，地域や施設ごとで病原微生物の分布と頻度が異なる点がある．
- NHCAP患者ではCAP患者よりも不適切な初期抗菌治療（薬剤感受性の低い薬剤が初期抗菌薬として選択された治療）を受けることが多く，その初期抗菌治療は患者の予後を悪化させる．

6）肺炎の一般療法

- 肺炎の根本的な治療は，抗菌薬による化学療法である．病原微生物が特定された場合は，その菌に対して抗菌活性が高い薬剤による抗菌療法に加えて，一般療法として環境では安静と保温，脱水には輸液，低アルブミン血症には経口や経静脈からの栄養管理，低酸素血症には呼吸管理，感染症対策は標準予防策ならびに感染経路別予防策，基礎疾患合併症にはその治療などが実施される．
- CAPやHAPの治療は，病原微生物や重症度に応じた抗菌療法が主体となるが，誤嚥性肺炎の多いNHCAP患者では，口腔ケアや**嚥下障害**などへのアプローチも必要である．また，すべての肺炎でより重症になるほど排痰法や早期離床などPTによる介入が重要となる．
- 嚥下障害とは，何らかの原因により飲食物の咀嚼や飲み込みが困難となる障害をいう．

7）肺炎の予防

- 病原体への感染免疫力を高めるためには，ワクチン接種が有効とされている．ワクチンとしてインフルエンザワクチンと肺炎球菌ワクチンの2つが実用化されている．介護施設における肺炎球菌ワクチンの効果を検証した研究では，肺炎球菌性肺炎の発症を有意に低下させ，結果として全肺炎症例も有意に低下させたとの報告がある．高齢者介護施設に入居中の寝たきり高齢者を対象とした研究では，インフルエンザと肺炎球菌ワクチンの両者を接種した場合，インフルエンザワクチンと比較して肺炎による1年間あたりの入院が約半分に低下したと報告されている．そのことからNHCAPの対象となる患者に対しては，インフルエンザワクチンと肺炎球菌ワクチン両者の接種が強く推奨される．
- 病原微生物の曝露対策として，マスクの着用，うがい（含嗽）や手洗いは**飛沫感染**や**接触感染**を予防するために有効である．
- 飛沫感染とは，咳やくしゃみなどによって空気中に飛び散った病原体を体内へ吸入し，感染することである．

8）誤嚥性肺炎の病態と治療の流れ

1 誤嚥性肺炎

- 肺炎のうち誤嚥性肺炎（aspiration pneumonia）の頻度は加齢とともに増加し，65歳以上の肺炎の80%は誤嚥性肺炎の疑いがある．
- **誤嚥性肺炎**とは，病原体や胃酸などの化学物質を誤嚥[※7]することによって異物が気道に入り込み，気道内に感染して肺炎を発症することである．
- 誤嚥性肺炎のリスク因子は，①誤嚥を生じる嚥下障害，②喀出力や気道内防御機能の低下，③誤嚥物の量と性状があげられる（図17）．
- 高齢者では気道内に侵入した細菌，分泌物などを除去する気道内防御機能が低下，また誤嚥物を喀出する咳反射も低下していることから，弱毒菌であっても誤嚥性肺炎を引き起こす．
- 口腔の衛生状態が良好であり，誤嚥されたものが清潔であれば肺炎を生じることは少なく，誤嚥しても喀出能力が高く，また免疫力があれば発症することは少ない．しかし，口腔衛生状態が悪い場合では，誤嚥量が少量であっても，そのなかの細菌の種類や数が多いために誤嚥性肺炎を発症する．

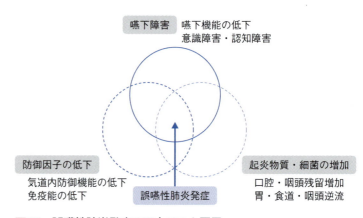

図17 誤嚥性肺炎発症の三大リスク因子

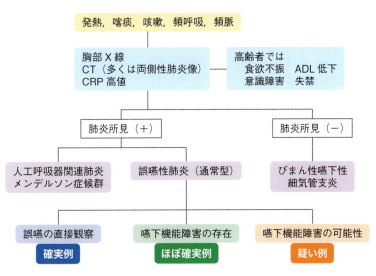

図18 嚥下性肺疾患診断フローチャート
文献10より引用.

- 誤嚥性肺炎は**嚥下性肺疾患**に含まれる．嚥下性肺疾患は誤嚥性肺炎，人工呼吸器関連肺炎，メンデルソン症候群，びまん性嚥下性細気管支炎に分類される（図18）．

> ※7 誤嚥
> 食物や唾液などの分泌物が下咽頭を通過するときに，声門を越えてさらに気管より深い部分に侵入することである．

2 顕性誤嚥と不顕性誤嚥

- 食事中や嘔吐後に誤嚥して，ムセなどの誤嚥症状が認められる場合を顕性誤嚥といい，睡眠など本人が意識しないときに唾液や分泌物が気管支や肺胞内に流れ込むことを不顕性誤嚥という．不顕性誤嚥が高齢者の誤嚥性肺炎の主たる原因と考えられている．
- 高齢者のなかでも大脳基底核に**多発性ラクナ梗塞**を有する患者は，仮性球麻痺を伴い，不顕性誤嚥が生じやすいといわれている．多発性脳梗塞患者ではサブスタンスP[※8]が低下していることが原因とされ，嚥下反射が誘発されにくくなっている．夜間の睡眠時姿勢は，背臥位であることから，口腔，咽頭内の細菌を含んだ分泌物や胃食道逆流による胃液などが喉頭侵入し，肺炎を生じることが多い．

> ※8 サブスタンスP
> 「正常に食べ物を飲み込む」，「咳をする」これらができるよう神経に働きかける物質．

3 誤嚥性肺炎の治療

- 誤嚥性肺炎の**抗菌薬治療**については，誤嚥リスクのない患者群よりも口腔内常在菌，嫌気性菌の関与が強くなることから病原微生物を同定し，これらに有効な薬剤が選択される．
- 誤嚥性肺炎患者は，嚥下障害を伴っていることがあり，抗菌薬治療で肺炎は治癒しても嚥下障害は残存していることから，誤嚥の再発によって再燃することも多い．したがって，抗菌薬選択と同時に**嚥下障害に対する**リハビリテーションやその他の治療を並行しながら実施する必要がある（表16）．

表16 医療・介護関連肺炎（NHCAP）における誤嚥性肺炎の治療方針

① 抗菌薬治療（口腔内常在菌，嫌気菌に有効な薬剤を優先する）
② PPV接種は可能であれば実施
　（重症化を防ぐためにインフルエンザワクチンの接種が望ましい）
③ 口腔ケアを行う
④ 摂食・嚥下リハビリテーションを行う
⑤ 嚥下機能を改善させる薬物療法を考慮（ACE阻害剤，シロスタゾール，など）
⑥ 意識レベルを高める努力（鎮静剤，睡眠剤の減量，中止，など）
⑦ 嚥下困難を生ずる薬剤の減量，中止
⑧ 栄養状態の改善を図る（ただし，PEG自体に肺炎予防のエビデンスはない）
⑨ 就寝時の体位は頭位（上半身）の軽度挙上が望ましい

文献10より引用．

9）誤嚥性肺炎患者に対する各種評価

- 誤嚥性肺炎患者に対する理学療法介入のために必要な評価について，他職種が実施する評価についても解説する．

1 問診，カルテからの情報

- 受診に至った経緯，過去の病歴，誤嚥性肺炎を引き起こす他の疾患を有していないか，また，誤嚥性肺炎の過去の治療歴についても把握しておく（PTが実施）．

2 バイタルサイン

- 体温，血圧，脈拍，呼吸に加えて，酸素化能や意識障害の確認は重要である．酸素化能の評価は，動脈血液ガスの酸素分圧（PaO_2）とパルスオキシメーターによるSpO_2である（PTが実施）．

3 胸部画像所見

- 胸部X線写真や胸部CT写真の胸部画像を用いて，病変の種類や部位，その範囲を評価し，重症度の把握や治療効果の前後比較などを実施する．また，排痰や体位変換などの姿位の決定に役立つ．誤嚥性肺炎では粒状影から浸潤影などを呈する（図19，PTが実施）．

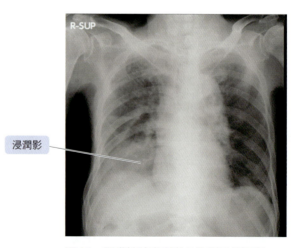

図19　誤嚥性肺炎患者の胸部X線画像

4 胸部理学所見

- 視診では呼吸パターン，呼吸数，喀痰量と性状，触診では胸部の柔軟性，気道分泌物の有無，打診では肺の含気量，聴診では分泌物貯留の有無，貯留部位などを得る．これらより，呼吸状態の把握，排痰法の適応，効果判定を実施する（PTが実施）．

5 嚥下障害の検査所見

〈摂食・嚥下機能のスクリーニングテスト〉

- 代表的なスクリーニングテストは，質問紙，反復唾液嚥下テスト，水飲みテスト，改訂水飲みテスト，フードテスト，頸部聴診，嚥下誘発テスト，咳テストなどがある．嚥下障害の特徴，重症度を把握するものである（表17，STが実施，まれにPTが実施）．

〈嚥下造影検査（VF）〉

- VF（VideoFluoroscopic examination of swallowing）はX線透視下で造影剤を飲み込み，透視画像で嚥下状態をみる検査である．口への取り込みから嚥下の終了までの過程を観察できる．嚥下障害の重症度を判断し，誤嚥しにくい食形態，姿勢を決めるために必要な情報を

表17 摂食・嚥下機能のスクリーニングテスト

摂食・嚥下障害スクリーニングのための質問紙
・大熊らの質問紙は，15項目の質問にて，重い症状，軽い症状，症状なしの3段階で分類し，1項目でも重い症状があれば摂食・嚥下障害ありと判断する[12]． ・Belafskyらのthe 10-item Eating Assessment Tool（EAT-10）は，10項目の質問で「0＝問題なし」から「4＝ひどく問題」の5段階で分類し，40点満点中3点以上の場合は嚥下障害ありと判定する[13]．
反復唾液嚥下テスト（Repetitive Saliva Swallowing Test：RSST）
・随意的な嚥下反射を引き起こし，嚥下機能を測定する方法である．示指で舌骨，中指で甲状軟骨を触知した状態で空嚥下を指示し，30秒間に何回空嚥下が行えるかを数える．原法は触診のみで評価するが，聴診器を用いて嚥下音の確認と触診を併用するとより評価が正確になる．喉頭隆起が完全に中指を乗り越えた場合に1回と数えて，30秒間に3回未満の場合にテスト陽性，問題ありとする．口腔内の乾燥がある場合には，湿潤した後に施行する．
改訂水飲みテスト（Modified Water Swallowing Test：MSWT）
・口腔内に冷水3 mLを入れて嚥下を指示し，嚥下反射誘発の有無，呼吸の変化，ムセを評価する．頸部聴診を併用すると本検査の判定をより正確に行うことが可能である．1〜5点の5段階の評価である．このテストでムセや湿声がない場合は，30 mL（大さじ2杯程度）の水飲みテスト（窪田式）を実施することがある．
フードテスト（Food Test：FT）
・粥あるいはプリンなど4 gを口腔内に入れて，改訂水飲みテストと同様に嚥下反射誘発の有無，呼吸の変化，ムセを評価する．頸部聴診との併用で判定をより正確に行うことが可能である．1〜5点の5段階の評価である．
頸部聴診
・嚥下する際の咽頭部で生じる嚥下音ならびに嚥下前後の呼吸音を頸部で聴診し，嚥下音の性状や長さ，および呼吸音の性状や発生するタイミングを聴取し，嚥下障害を判定する方法である． ・頸部聴診法によって，湿性音，嗽音，泡立つような液体の振動音が聴取される場合は，梨状陥凹への残留あるいは誤嚥を疑う．
嚥下誘発テスト
・患者を背臥位とし，5 Frの経鼻細管を鼻腔から13〜14 cm挿入する．蒸留水を0.4 mL注入し，3秒以内に嚥下反応が観察されれば，正常と判断する．
咳テスト
・クエン酸，カプサイシン，酒石酸を用いて超音波ネブライザーで吸入させ，咳反射を誘発させるテストである．クエン酸1％溶液を超音波ネブライザーで1分間吸入し，5回以上咳が生じた場合は正常とする．

表18　喉頭侵入・誤嚥の重症度スケール

①喉頭に侵入しない
②喉頭侵入があるが，声門に達せずに排出される
③喉頭侵入があるが，声門に達せず，排出もされない
④声門に達する喉頭侵入があるが，排出される
⑤声門に達する喉頭侵入があり，排出されない
⑥声門下まで食塊が入り（誤嚥），喉頭または声門下から排出される
⑦声門下まで食塊が入り，咳嗽しても気道から排出されない
⑧声門下まで食塊が入り，排出しようとする動作がみられない

文献14をもとに作成．

得ることができる．喉頭侵入・誤嚥の重症度スケールを用いれば，8段階で評価できる（表18，医師が実施）．

〈嚥下内視鏡検査（VE）〉

- VE（VideoEndoscopic examination of swallowing）は経鼻的に鼻咽腔喉頭ファイバー（内視鏡）を挿入して，直視下で嚥下状態をみる検査である．食物や唾液などの咽頭残留の状態を直視下で観察できる．VF検査に比べ放射線の被曝がなく，ベッドサイドでも実施可能であり，実際の摂食場面での評価が可能である（医師が実施）．

6 咳嗽能力の評価

- ピークフローメーターにフェイスマスクを接続し，咳嗽時の最大呼気流速（Peak Cough Flow：PCF）を測定し，気道分泌物の排出能力を把握するために行う．PCFが270 L/分以下となると喀痰喀出が困難となり，160 L/分以下となると日常的に気道分泌物の除去が困難となる（PTが実施）．

7 身体の運動機能，ADL評価

- 頸部および体幹の関節可動域や四肢の筋力，運動機能，移動能力，ADLの把握などを実施する（PTが実施）．

理学療法の理論と実際

- 理学療法介入にて行う5つのアプローチ（1）呼吸理学療法，2）姿勢管理，3）頸部・体幹の可動域確保，4）口腔ケアの併用，5）早期離床・運動療法）について解説する．

1）呼吸理学療法

- 誤嚥性肺炎の発症時は，気道分泌物の除去が必須であり，早期介入することでさらなる合併症の予防につながる．体位排痰法，徒手的排痰法，自己排痰法などを用いた分泌物の排出を実施する（詳細は第5章-2参照）．

2）姿勢管理（ポジショニング）

- 食事の際，座位の不良姿勢が摂食に影響を与える．不良姿勢により，摂食時間の延長，疲労の増大，上肢の動きを制限，さらに誤嚥を誘発することから注意が必要である．

- 座位時での評価は，頭頸部から肩甲帯にかけての継時的な筋緊張変化，両上肢の自由度，上肢を動かした際の体幹の傾き，自己修正の程度，座位バランスなどを実施する．
- 非対称的な座位姿勢の場合，座位姿勢保持と上肢との協調動作が困難となり，摂食動作に影響を及ぼす．
- 座位姿勢における足底接地の有無は，体幹保持と最大咬合力に影響を及ぼすため，座位での足底接地の有無を確認する．
- 食後の2時間は胃食道逆流防止を引き起こさぬように座位や頭部挙上位を保持する．
- 重症者で背臥位が多く強いられている症例については，30°背臥位頭部前屈位の保持が誤嚥予防に有用である．
- 長期臥床の患者では，不顕性誤嚥にて下側肺に分泌物貯留を生じやすい．そのため，背側の換気をより有効にするため，半腹臥位や側臥位を有効に利用する．

3) 頸部・体幹の関節可動域確保

- 嚥下に関与する筋群は頭頸部のみでなく，鎖骨，胸骨，肩甲骨など体幹に付着しており，姿勢保持や呼吸補助筋としての役割も担っている．
- 頸部の可動性や筋緊張は，喉頭や舌骨運動に影響を及ぼす．頸部の可動性として，屈曲・伸展・回旋・側屈の自動および他動的な可動域を測定し，加えて頸部の可動性に影響を受けやすい筋緊張についても評価する．
- 頸部が過伸展になれば後頸部の筋緊張が亢進し，口唇閉鎖が困難となり，顎関節の可動性低下，舌骨下筋の伸張により喉頭挙上制限など影響をうけ，誤嚥しやすい状態になる．
- 頸部の可動性を向上させることで，嚥下機能の改善を認めたとの報告もある．

4) 口腔ケアの併用

- 排痰を目的とした理学療法と**口腔ケア**を併用した場合，理学療法単独と比較し，除去できた分泌物の量が増加したとの報告がある．
- 口腔ケアにより口腔内病原体を減少させることができる．また，口腔ケアによる舌・軟口蓋への刺激は嚥下反射の賦活，意識レベルの改善などの効果が期待できる．
- 理学療法を実施する際は，口腔内観察，口腔内清潔の保持，口腔内刺激や運動を併用すれば，より有効である．

5) 早期離床・運動療法

- 積極的な早期離床は，肺合併症や廃用症候群の予防につながり，筋力増強，咳嗽能力の増強，声門閉鎖機能，姿勢保持など嚥下機能を含めた運動機能に好影響を及ぼす．
- 他の疾患同様に座位から徐々に開始し，立位，歩行へとダイナミックな全身運動へと移行する．ADLの改善に伴い，嚥下機能の改善を認めたとの報告もある．
- 四肢筋に対する筋力増強とともに嚥下筋への強化も重要である．嚥下筋に対する運動として，**頭部挙上訓練**（シャキア・エクササイズ：shaker exercise）がある（図20）．頭部挙上を行うことで，舌骨上筋群など喉頭挙上にかかわる筋の筋力強化を行い，喉頭の前上方運動を改善して食道入口部の開大を誘発する．挙上位の保持や反復挙上運動での方法がある．

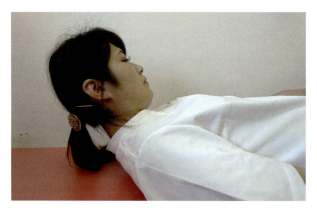

図20　頭部挙上訓練
シャキア・エクササイズ：shaker exercise.

国家試験頻出キーワード
- 嚥下障害（p214）
- 飛沫感染（p214）
- 誤嚥性肺炎（p214）
- シャキア（p219）

E）肺結核後遺症

症状・障害の理解

1）肺結核とは

- 肺結核は18〜20世紀前半まで，ヨーロッパ，アメリカおよび日本で結核は死因の1位であった．
- 結核感染巣は肺，骨，腎臓，リンパ節，脳，髄膜，腸など，あらゆる臓器に生じるが，最も多いのが肺とリンパ節である．
- 1945〜1955年頃まで，結核治療の中心は安静療法だった．
- 戦中，戦後には補助的治療法として人工気胸療法もさかんに併用されたが，1950年頃からは胸郭形成術や肺区域切除などの外科的治療が新たに加わり，'50〜'65年頃までの15年間は**外科的治療**の全盛期であった（表19）．

基礎医学への振り返り

肺結核の後遺症特性とその治療
肺結核後遺症は拘束性換気障害を呈する拘束性胸郭疾患（RTD）である．過去に実施されてきた肺結核の外科的治療とは，どのような治療なのか，その後の後遺症の特徴も理解しておく．安定期や増悪期についての所見も整理しておく．治療はNPPVによる補助換気が有用であり，その目的・適応・効果を理解することは重要である．また，NPPVを併用しながらの運動療法も効果があることから詳しく評価を実施し，個々の状態にあった治療プログラムを作成，治療することが必要である．

表19 外科的治療 (surgical treatment)

1. 人工気胸術 (artificial pneumothorax)
2. 胸郭形成術 (thoracoplasty)
3. 横隔膜神経麻痺術 (phrenic nerve paralysis)
4. 胸郭充填術 (plombage)：空気の代わりに異物を胸郭内に充填して肺の動きを抑制
5. 肺切除術 (resectional therapy)
   ① 肺区域切除 (segmental resetion)
   ② 肺葉切除 (lobectomy)
   ③ 一側肺切除 (pneumectomy)

- 胸郭形成術は数本の肋骨を切除し胸郭を縮める手術，人工気胸術は胸腔内に空気をくり返し注入する手術であり，ともに空洞を含む肺を虚脱させ病巣の換気と血流を減らして病気の勢いを減弱させる．また，肺切除術は病巣を含む肺部分を切除する方法であり，胸郭形成術を併用することが多かった．

2) 肺結核後遺症とは

1 外科的治療による影響

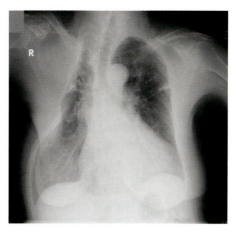

図21 肺結核後遺症患者の胸部X線写真

- 肺結核後遺症患者は，外科的治療後30～40年経過し，拘束性換気障害が生じ，さらに加齢に伴い慢性呼吸不全状態となることが多い（図21）．
- 肺結核後遺症により拘束性換気障害を呈する疾患を**拘束性胸郭疾患**（Restrictive Thoracic Disease：RTD）という．
- 外科的治療の影響として，人工気胸後に生じる胸膜の肥厚・強度な癒着や，慢性膿胸および胸郭形成後に生じる胸郭の硬化や変形により，**胸郭コンプライアンスが低下**すること，肺切除後の肺容量の亡失および人工気胸術・胸郭形成術後の肺容量の圧排減量などにより，**肺コンプライアンスが低下**すること，さらに手術による直接の障害や横隔神経麻痺のため，呼吸筋力の低下が生じることなどが影響を及ぼしていると考えられる．外科的治療後の胸郭の左右非対称性も換気血流比の不均等を助長し，酸素化能に影響を与え，換気努力を増加させる要因とも考えられている．

2 拘束性胸郭疾患（RTD）

- RTDでは，平均で肺コンプライアンスは1/2に，胸郭コンプライアンスは1/4以下にまで低下し，正常な呼吸パターンでは呼吸仕事量が5倍以上になる．そのため，呼吸筋疲労を防ぐために速く浅い呼吸パターンをとるが，これにより死腔換気量が増加し，分時換気量のさらなる増加が必要となる．
- RTDは夜間時において睡眠時低換気も生じる．健常者でも基本的にはすべての睡眠ステージで，覚醒時に比べて換気は低下する．ノンレム睡眠時は比較的低下は少ないが，レム睡眠時には顕著となる．睡眠中の低換気の原因は，呼吸中枢出力の低下，呼吸補助筋を含む骨格

筋緊張の低下，上気道抵抗の増加，閉塞性睡眠時無呼吸症候群の合併，低酸素換気応答・高炭酸ガス換気応答の鈍化などがあげられる．RTDでは，覚醒時より1回換気量が小さいことから肺胞換気量も小さい，死腔を考慮するとわずかな1回換気量の低下が著しい肺胞換気量の低下を招くため，夜間睡眠時に低酸素状態となり，昼間においても高二酸化炭素血症を生じる．高二酸化炭素血症が進行すると，急性増悪による入院をきたしやすい．

- **安静期における身体所見**は，朝の頭痛，昼間の眠気，記銘力の低下，$PaCO_2$の高値を維持，呼吸補助筋を使用した呼吸，胸郭変形，胸椎変形，胸郭コンプライアンスの低下，肺コンプライアンスの低下などを呈する．
- 増悪期では，意識障害，呼吸困難，チアノーゼ，$PaCO_2$上昇による発汗，PaO_2の低下，頸静脈の怒張，血圧低下，頻脈などを呈する．労作時呼吸困難，体重増加，頸静脈怒張や下肢の浮腫の急速な出現があれば，肺性心の合併を疑う．

理学療法の理論と実際

1）肺結核後遺症の治療（急性期と安定期）

- 急性増悪時は起炎菌に対する薬物療法，また合併する肺性心，右心不全に対し，利尿薬やアンジオテンシン変換酵素阻害薬，アンジオテンシンⅡ受容体拮抗薬を投与する．
- **酸素療法**や**非侵襲的陽圧換気療法（NPPV）**で酸素化能および換気を補助する（図22）．
- NPPVは肺結核後遺症の急性期でも，COPD急性増悪と同様に，最初に試みられる呼吸管理方法である．
- NPPVが適応とされる患者への急性期の導入では，患者・家族にNPPVを施行しなければ気管内挿管にいたる危険性が高いことやNPPVを施行しても効果的ではない場合，本人・家族の希望があれば気管内挿管を施行することになることを説明する．
- 気道分泌物が多い症例にNPPVを連続的に使用していくと，最初は動脈血液ガスの改善が認められても，3～4時間後に喀痰貯留により，呼吸状態の再度悪化を生じることがある．

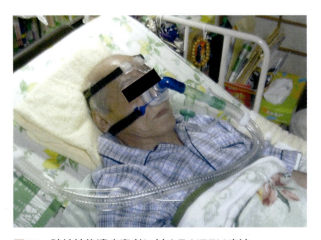

図22 肺結核後遺症患者に対するNPPV療法

- 肺結核後遺症における急性期NPPVの成功率は全体として92％であり，呼吸器系感染症を伴わない場合は96％，気道感染のみなら93％，昏睡・昏迷状態の患者に対しても88％の成功率であったと報告されている．
- **在宅酸素療法**（HOT）施行患者の上位3疾患は，COPD 45％，肺線維症18％，肺結核後遺症12％であり，肺結核後遺症は3位である（図23）．
- 在宅NPPV施行患者の上位3疾患は，COPD 26％，肺結核後遺症23％，神経筋疾患18％であり，肺結核後遺症は2位である（図24）．
- 長期（在宅）NPPV導入後，臨床症状・QOL・生存率の改善が多くの研究で得られている．
- 肺結核後遺症などのRTDにおける長期NPPVの適応を考えるうえで，自・他覚症状の有無，睡眠時の低換気の有無，覚醒時自発呼吸下の高二酸化炭素血症の有無が重要である（表20）．

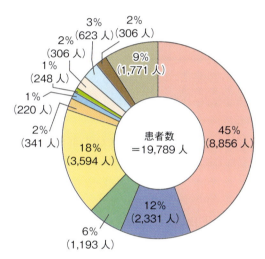

図23 在宅酸素療法の疾患別患者数
文献15をもとに作成．

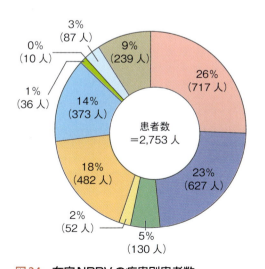

図24 在宅NPPVの疾患別患者数
文献15をもとに作成．

表20 RTDにおける長期NPPV適応基準

- 自・他覚症状として，起床時の頭痛，昼間の眠気，疲労感，不眠，昼間のイライラ感，性格変化，知能の低下，夜間頻尿，労作時呼吸困難，体重増加・頸静脈の怒張・下肢の浮腫などの肺性心の徴候のいずれかがある場合，以下の①，②の両方あるいはどちらか一方を満たせば長期NPPVの適応となる
  ① 昼間覚醒時低換気（$PaCO_2 > 45$ mmHg）
  ② 夜間睡眠時低換気（室内気吸入下の睡眠で$SpO_2 < 90\%$が5分間以上継続するか，あるいは全体の10％以上を占める）
- 上記の自・他覚症状のない場合でも，著しい昼間覚醒時低換気（$PaCO_2 > 60$ mmHg）があれば，長期NPPVの適応となる
- 高二酸化炭素血症を伴う急性増悪入院を繰り返す場合には長期NPPVの適応となる

文献16より引用．

- RTDの長期NPPVは，夜間睡眠時の換気補助が主目的であるため，軽症例では夜間のみの使用であり，重症度が上がるにつれて昼間の追加使用時間が増えてくる．

2）肺結核後遺症と運動療法

- NPPVを用いて呼吸リハビリテーションにおける運動療法の効果を高めることができる．
- NPPVによる運動中の換気補助で呼吸筋を休ませながら下肢筋への負荷を行うことで，呼吸困難感の軽減と運動持続時間の延長が得られる．
- 運動療法の効果に関して，肺結核後遺症群と年齢と1秒量を一致させたCOPD群を同一の治療プログラムで比較した結果，呼吸困難，運動耐容能，ADLスコアにおいて，同様の改善効果が得られている．
- 運動療法実施時は，著しい低酸素血症や心負荷への状態に注意する必要があり，パルスオキシメーターとともに必要に応じて心電図モニターを使用する．
- 痰の自己喀出が困難となっている症例もあることから，聴診などで無気肺や感染の合併を早期発見できるように観察することも重要である．適宜，体位ドレナージ，排痰法を組合わせる．
- 電気刺激で筋肉を収縮させる電気的筋刺激（Electrical Muscle Stimulation：EMS）が近年注目されており，他の呼吸不全患者での効果が得られていることから，肺結核後遺症患者についてもEMSの効果が期待されている．

国家試験頻出キーワード
- NPPV（p222）

F）肺がんを含む胸部外科手術前後

症状・障害の理解

1）外科手術前後の病態

- 肺がんや食道がんの**外科手術**には，胸部外科手術による肺切除術や食道がん手術が行われ

> **基礎医学への振り返り**
>
> **重力が"呼吸"に与える影響**
> 人間は重力の影響を受けている．立位時や座位時の血液は下肢へ，腹腔内臓器は骨盤方向へ移動し，横隔膜は引き下げられる．それにより胸腔内は陰圧となり，肺自体は拡張しやすい．その結果，肺容量や機能的残気量が増加する．しかし，背臥位時の血液は背側へ，腹腔内臓器は骨盤の存在で腹部から背側かつ横隔膜側へ移動し，横隔膜を頭側へ押し上げ，結果背側の肺を圧迫するため肺容量や機能的残気量が減少する．

る．近年，手術の低侵襲化が進んでおり，肺がんであれば胸腔鏡下手術（Video-Assisted Thoracic Surgery：VATS）※9が標準術式になりつつある．

- 肺切除，胸部外科手術による侵襲，麻酔などによって，術後に低酸素血症や無気肺といった呼吸器合併症が発症することがある．
- 肺がん患者の約7割以上は高齢者であり，COPDや慢性心不全などを併存している患者が増えている．
- 胸部外科手術によって機能低下が起こり，❶呼吸機能の低下，❷筋力や運動耐容能の低下，❸術後の疼痛，❹術後の体液移動などがある．以下，順に解説する．

> **memo　※9　VATS**
> 胸郭の数カ所を小切開し，その穴から先端に小型カメラを装着した胸腔鏡と手術器具を挿入して行う手術である．その利点は開胸術よりも侵襲が小さく，早期回復が可能である．

❶ 呼吸機能の低下

- **肺活量の低下**：肺切除，胸部外科手術による侵襲，全身麻酔による呼吸抑制などによって肺活量が低下する．術後の継時的変化をに示す[17]．
- **機能的残気量の低下**：術後はさまざまな要因で背臥位時間が長い．肺血流は下側（背側）で増加するため肺胞が圧迫される．さらに全身麻酔の影響で呼吸機能が低下し，機能的残気量が低下する．それによって低酸素血症や無気肺を呈しやすくなる．

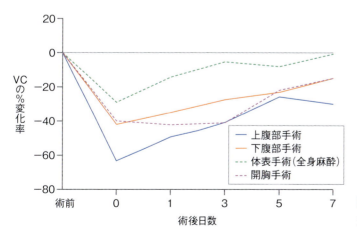

図25　術後における肺活量の変化
文献17をもとに作成．

- 換気血流比の不均等の増加：長時間の背臥位により，下側（背側）には含気が少なくなり，逆に血流が増加するため換気血流比が不均等になる．結果，ガス交換効率が悪くなり，低酸素血症を呈しやすくなる．
- 気道内分泌物の増加：全身麻酔などによる影響，気道や喉頭への刺激が加わると気道内分泌物が増加する．
- 咳嗽力の低下：咳嗽時に働く腹筋群や胸郭の筋が切開されることで咳嗽力が低下する．
- これらのことから，術後は低酸素血症や無気肺などに注意することが重要で，その予防のために**早期離床**[※10]が必要とされている．

> 　※10　早期離床
> 筋骨格系の廃用予防だけでなく，呼吸器系の機能低下予防，術後呼吸器合併症予防にもなる．

❷ 筋力や運動耐容能の低下

- 加齢やデコンディショニングによって，筋力や運動耐容能が低下し，身体活動量が低下している患者も少なくない．
- 胸部外科手術後は，手術による侵襲や身体活動の低下などにより，筋力や運動耐容能が低下する．

❸ 術後の疼痛

- 術後は創部に**疼痛**が生じ，その影響で呼吸が制限されることで呼吸機能が低下すること，深呼吸や咳嗽が妨げられること，ADLや活動性が低下してしまうことがある．

❹ 術後の体液移動

- 手術侵襲は，炎症を伴い血管透過性が亢進する．結果，水分や血漿成分が血管外へ漏れ出てサードスペース（血管内と細胞内以外のところ）に貯留する（非生理的細胞外液）．
- 術後2〜3日ほど経つとサードスペースに貯留していた体液が血管内に戻ってくる（**リフィリング**）．この時期は気道内分泌物が増える患者も多く，無気肺に注意する必要がある．また，心機能や腎機能が低下している患者は，肺水腫や不整脈などに注意する必要がある．そのため，術後のイン・アウトバランスは重要な評価となる．なお，食道がんの手術は侵襲が大きいため，リフィリングが生じやすい．

2）術後呼吸器合併症について

- 本邦の**術後呼吸器合併症**のリスクは，診療技術の向上によって，以前に比べると少なくなった．しかし，患者の高齢化やCOPDなどの併存疾患を有している場合も少なくないため，心肺機能や肝腎機能の低下が起きており，術後呼吸器合併症は一定割合存在する．
- 術後呼吸器合併症を起こしやすい患者の特徴は，高齢者，喫煙者，開胸・開腹手術患者，呼吸機能が低下している患者，呼吸筋力や咳嗽力が低下している患者，運動耐容能が低下している患者，肥満者，栄養状態が不良である患者，長時間の手術を行った患者などがあげられる．
- 術後に発症しやすい呼吸器合併症は，無気肺，低酸素血症，人工呼吸器関連肺炎，誤嚥性肺炎，急性促迫症候群，肺水腫，不整脈などがある．

理学療法の理論と実際

1）肺がんを含む外科手術前後における呼吸リハビリテーションの目的

- 術前呼吸リハビリテーションの目的は，術前評価から術後状態を予測すること，術後リハビリテーションをスムーズに行えるように促すことである．
- 術後呼吸リハビリテーションの目的は，早期離床を促し，呼吸器合併症の予防と改善，術前の心身機能を早期に回復できるように促すことである．
- 胸部外科手術にかかわる「がんのリハビリテーションガイドライン」を表21に示す[19]．
- ガイドラインでは，術前後における推奨グレードが示されているが，術後呼吸器合併症に関する内容が中心であり，術後の身体機能や身体活動量，健康関連QOLなどについては検証されていない．

2）周術期呼吸リハビリテーション（術前）の評価と実際

1 術前評価

- 術前評価に必要であろう項目を表22左に示す．
- カルテや医師などから予定術式や術後の治療計画，患者情報（既往歴，併存疾患，血液検査結果など）を収集することが重要である．また，近年，術前の栄養状態が術後呼吸器合併症などに影響することが報告されていることから，栄養評価も有益な情報となる．

表21 胸部外科手術にかかわる「がんのリハビリテーションガイドライン」

質問	回答	推奨グレード
開胸・開腹術を施行される予定の患者に対して，術前から呼吸リハビリテーションを行うと，行わない場合に比べて術後の呼吸器合併症が減るか？	開胸・開腹術を施行される予定の患者に対して，術前から呼吸リハビリテーションを行うと，術後の呼吸器合併症が減るので勧められる．	B
開胸・開腹術が施行される予定の患者に対して，術前から呼吸リハビリテーションの指導を行うと，行わない場合に比べて術後の入院期間は減るか？	術後の入院期間の短縮のために，開胸・開腹術を施行される患者に術前から呼吸リハビリテーションの指導を行うことが勧められる．	B
開胸・開腹術を施行された患者に対して，肺を拡張させる手技を含めた呼吸リハビリテーションを行うと，行わない場合に比べて，呼吸器合併症が減るか？	開胸・開腹術を施行された患者に対して肺を拡張させる手技を含めた呼吸リハビリテーションを行うと，呼吸器合併症が減少するので，行うよう強く勧められる．	A
開胸・開腹術を施行された患者に対して，荷重側肺障害の予防を行うと，行わない場合に比べて術後の肺機能を改善することができるか？	術後低酸素血症に対して，肺機能の改善のために術後体位ドレナージを行うよう勧められる．	B
開胸・開腹術を施行された患者に対して，早期離床・歩行訓練を行うと，行わない場合に比べて術後の呼吸器合併症が減るか？	術後の呼吸器合併症の予防のために早期離床を行うことを考慮してもよいが，十分な科学的根拠はない．	C1
胸部食道がんの患者に対して，手術後に摂食・嚥下リハビリテーションを行うと，行わない場合に比べて肺炎の発症率が減るか？	胸部食道がんの術後に他職種チームによる摂食・嚥下リハビリテーションを行うと術後肺炎の予防が可能となるので，行うことが勧められる．	B

文献18をもとに作成．

表22　術前後における評価内容

	術前評価	術後評価
情報収集	・既往歴，併存疾患，喫煙歴 ・予定術式，術後治療計画 ・呼吸機能 ・バイタルサイン（血圧，脈拍など） ・血液検査，画像診断，心電図 ・栄養評価（GNRI，簡易栄養状態の評価表など） ・抑うつ，認知機能 ・健康関連QOL ・身体活動量	・安静度や禁忌事項など ・術式，切除部位，手術時間など ・ドレーン挿入部，ルート位置 ・イン・アウトバランス ・バイタルサイン（血圧，脈拍など） ・血液検査，血液ガス，画像診断，心電図 ・SpO_2，酸素吸入の有無と流量 ・人工呼吸器の有無と設定（換気モード，気道内圧など）
理学所見	・身体組成（BMIなど） ・呼吸状態（呼吸パターン，横隔膜機能，呼吸補助筋の活動，胸郭の柔軟性など） ・呼吸音の聴診（左右差，ラ音の有無） ・呼吸困難，疼痛	・意識レベル ・呼吸状態（呼吸パターン，横隔膜機能，呼吸補助筋の活動，胸郭の柔軟性など） ・呼吸音の聴診（左右差，ラ音の有無，換気状態） ・呼吸困難，疼痛，不快感，など（安静時・深呼吸時，咳嗽時・動作時など） ・自己排痰の可否
身体機能評価	・パフォーマンスステータス ・四肢筋力（握力，膝伸展筋力） ・呼吸筋力（最大呼気・呼気口腔内圧） ・咳嗽能力（Peak cough flow） ・運動耐容能評価（6分間歩行テスト，シャトルウォーキングテスト，心肺運動負荷テスト）	・パフォーマンスステータス ・四肢筋力（握力，膝伸展筋力） ・呼吸筋力（最大呼気・呼気口腔内圧） ・咳嗽能力（Peak cough flow） ・運動耐容能評価（6分間歩行テスト，シャトルウォーキングテスト，心肺運動負荷テスト）

- 術前はがんや手術への不安などから，不安状態や抑うつ状態であることも少なくない．そこで不安・抑うつ評価や健康関連QOL評価（SF-36など）などの情報も収集しておくとよい．
- 術前の呼吸機能検査と運動耐容能評価は，図26に示す通り，術後呼吸器合併症のリスク判定手順に有用である[18]．まず，心電図などで心機能評価を行い，呼吸機能検査もしくは運動負荷試験を行う．呼吸機能検査で%$FEV_{1.0}$を測定し，その値と残存肺区域数などから計算される術後%$FEV_{1.0}$〔projected postoperative (ppo) %$FEV_{1.0}$〕または術後予測DL_{CO}（一酸化炭素肺拡散能）が60%以上であれば，低リスクと判断できる．

  ▶ ppo%$FEV_{1.0}$ ＝ 術前%$FEV_{1.0}$ ×［1 －〔残存する肺区域数/全肺区域数（19区域）〕］

- その他，階段昇降や漸増シャトルウォーキングテストで一定値以上あること，心肺運動負荷テストで$\dot{V}O_2max$が20 mL/kg/分以上もしくは予測比$\dot{V}O_2max$が75%以上であれば低リスクとなり，$\dot{V}O_2max$が10 mL/kg/分以上20 mL/kg/分未満もしくは予測比$\dot{V}O_2max$が35%以上75%未満であれば中リスク，$\dot{V}O_2max$が10 mL/kg/分未満もしくは予測比$\dot{V}O_2max$が35%未満であれば高リスクと判定できる．なお，こうしたガイドラインは学会によって若干異なる．
- バイタルサインや理学所見として呼吸状態や呼吸音の聴診などを実施すること，身体機能評価として握力や膝伸展筋力などの四肢筋力や咳嗽能力を評価する．また，運動能力として6分間歩行テストなどのフィールド歩行テストを評価する．

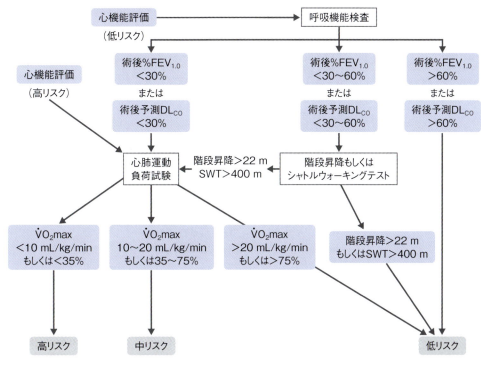

図26 周術期リスク判定の手順
文献18をもとに作成.

2 術前呼吸リハビリテーションの実際

- 術前には術後呼吸リハビリテーションの目的や具体的内容を説明することが重要であり,十分なオリエンテーションとコミュニケーションにより,術後早期からスムーズな介入が可能となる.
- 術前指導は,術後に予想される呼吸機能や身体機能の低下,呼吸器合併症などについて説明するとともに,それに対する早期離床や呼吸練習,身体活動向上のための術後呼吸リハビリテーションなどを説明する.

3) 周術期呼吸リハビリテーション（術後）の評価と実際

1 術後評価

- 術後評価に必要であろう項目を**表22右**に示す.
- 術式や切除部位はもちろん,手術時間や硬膜外麻酔の有無,ドレーンの挿入部などを医師やカルテから情報収集する.また,酸素吸入や人工呼吸器の有無および設定などを確認することも必要である.
- 周術期のリフィリングの影響も考慮して,体内に入る水分量と体内から出ていく水分量の差（イン・アウトバランス）を評価する.
- 心電図やバイタルサイン,理学所見を評価し,術後の状態を評価する.
- 近年,入院日数が減少しており,VATSによる肺葉切除では1週間足らずで退院となることが多い.そのため,退院時には運動耐容能評価をはじめとする身体機能評価を実施し,退院後の目標設定を立てやすくする必要がある.

2 術後呼吸リハビリテーションの実際

- 術後呼吸リハビリテーションは，体位管理，呼吸練習，気道クリアランス（排痰法）やコンディショニング，早期離床，歩行トレーニングなどの運動療法を行う．
- 術後，さまざまな要因で体位変換が困難になる患者もいる．そこで体位変換やポジショニングが有用であり，気道クリアランスはもちろん，換気血流比を是正することで無気肺などの呼吸器合併症を予防する．
- ガイドラインでは，**インセンティブ・スパイロメトリー**※11（図27A）や深呼吸，IPPV，CPAPといった肺を拡張させる手技を含めた呼吸リハビリテーションは術後の呼吸器合併症の減少に寄与すると結論している．しかし，インセンティブ・スパイロメトリー単独では，その効果は十分に証明されていない．

> **memo** ※11 インセンティブ・スパイロメトリー
> 最大吸気持続訓練に用いる訓練機器．深くゆっくりとした吸気を行う．術後の無気肺予防．

- ガイドラインでは，術後呼吸器合併症の予防のために早期離床を行うことを考慮してもよいが，十分な科学的根拠はないとされている．しかし，周術期において，早期離床（段階的早期離床）は術後管理として重要である．施設間に若干の差はあるものの可及的早期に歩行トレーニングが行われている．
- 身体機能や精神状態が低く，早期歩行が困難である患者は，術後早期からギャッチアップや端座位などを行い，段階的に重力刺激を患者に与えるようにする（図27B）．端座位や立位は，重力の影響を受け，四肢骨格筋や体幹筋の筋活動を亢進させ，横隔膜を押し下げ，換気血流比を是正することで呼吸機能が改善する．
- 施設におけるリハビリテーションの例：術後1病日目は病室内歩行を行い，術後2病日目は300 m以上の歩行トレーニングもしくは病棟内歩行を実施している．その後，歩行距離を延長させるため，自転車エルゴメーターなどを使用し，運動耐容能を回復できるよう指導している（図27C）．胸部外科手術の前後における呼吸リハビリテーションの流れを表23に示す．
- 近年，肺がん術後における運動療法の効果検証がなされるようになってきている．術後に高強度の筋力トレーニングを行った介入群は，コントロール群よりも$\dot{V}O_2max$や最大下肢筋力が有意に向上していたことが報告された．一方，Arbane Gら[20]によって，コントロール群と運動介入群で術後に漸増シャトルウォーキングテストが有意に減少するが，術後4週では

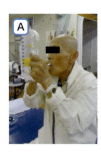 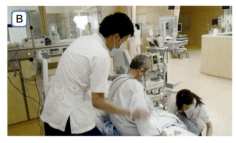 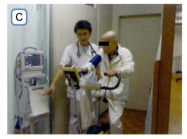

図27 外科手術後患者の理学療法
A) インセンティブ・スパイロメトリーなどによる呼吸練習．B) 早期離床．C) 自転車エルゴメーターなどによる全身持久力トレーニング．

表23 胸部外科手術の前後における呼吸リハビリテーションの流れ

手術前 (外来および術前日)	手術日	手術後 (術後1病日)　(術後2病日)　(術後3～5病日)　(術後6病日)			
①術前評価 ●情報収集 ●理学的所見 ●身体的機能評価 　(運動耐容能，四肢筋力など)	→ (ICU管理)	情報収集 理学的所見 歩行能力など (一般病棟)			術後評価 ●情報収集 ●理学的所見 ●身体機能評価
②患者教育 ●早期離床の重要性 ●呼吸法や咳嗽法の指導	→ 早期離床	早期離床 深呼吸の奨励 咳嗽・排痰	→ (インセンティブ・スパイロメトリー)		患者教育 → 退院後の身体活動 向上へ向けた指導
③運動療法 ●有酸素運動など 　(虚弱など必要性を考慮して)	→	室内歩行	→ 病棟内歩行 300 m歩行	→ 運動耐容能トレーニング 筋力増強トレーニング	

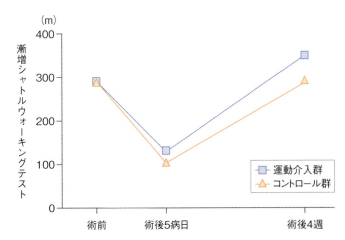

図28　肺がん術後における漸増シャトルウォーキングテストの継時的変化
文献20をもとに作成．

どちらも術前に戻ることが報告された(図28)．入院期間が短縮している昨今，入院中に行えることには限界がある．そのため，限られた入院期間のなかで，退院後の身体活動向上をめざした患者指導の充実が課題である．

国家試験頻出キーワード

・早期離床 (p226)　・術後呼吸器合併症 (p226)　・インセンティブ・スパイロメトリー (p230)

G）睡眠時無呼吸症候群

■ 症状・障害の理解

1）睡眠時無呼吸症候群（SAS）とは

- 睡眠時無呼吸症候群（Sleep Apnea Syndrome：SAS）は閉塞性SAS（Obstructive SAS：OSAS）と中枢性SAS（Central SAS：CSAS）とに分けられるが，一般的にSASといえば，最も頻度が高いOSASのことを指す．
- OSAS以外にも睡眠に関連し，発病または増悪する呼吸・循環障害は多数存在する．これらは総称して睡眠関連呼吸障害（sleep related breathing disorders）または睡眠呼吸障害（Sleep-Disordered Breathing：SDB）とよばれる．

2）OSASの病態

- OSASの基本的病態は，睡眠中に出現する上気道の狭窄・閉塞であり，これが10秒以上持続したときに無呼吸と定義される．ヒトは通常，背臥位で就寝するが，このとき重力の影響を受け，口蓋垂，舌根部が沈下するため上気道は狭小化する．睡眠状態に入ると，上気道を構成している筋肉群（頤舌筋などの上気道拡張筋）が活動性を失い，弛緩するために上気道はさらに狭小化する．基本的に，上気道に形態学的・機能的異常のない健常者では，この程度の上気道の狭小化は呼吸に大きな影響を及ぼさないが，OSAS患者は上気道の形態学的あるいは機能的な異常により睡眠中に容易に上気道が狭窄・閉塞し，無呼吸が出現する（図29）．OSASに特有ないびきは，狭窄した上気道を通過するときの呼吸音である．
- 覚醒時では，十分な上気道拡張筋の働きにより気道は開存しているが，睡眠時にはその活動性が失われ，その程度が異常であれば上気道は閉塞し，閉塞性無呼吸が出現する．
- アルコールや睡眠導入薬はOSASを増悪させる．これは舌下神経の活動が抑制されて上気道拡張筋の活動性が失われるためである．
- OSASは心血管系・代謝系をはじめ，さまざまな合併症を引き起こすことが報告されている．OSAS（AHI＞30）は心血管イベントの発生を3倍に増やすことやOSAS（AHI＞15）は糖尿病のリスク因子と報告されている．

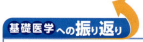

睡眠時無呼吸症候群の治療と生活指導

睡眠時無呼吸症候群は眠気や集中力・記銘力の低下により，日常生活の質を低下させ，交通事故などを増加させる．閉塞性睡眠時無呼吸の病態や自覚・他覚症状ならびにその重症度を検査する方法を知ることは重要である．また，日常生活で是正すべきポイントを知ることで，症状の緩和，改善を期待できる指導ができる．

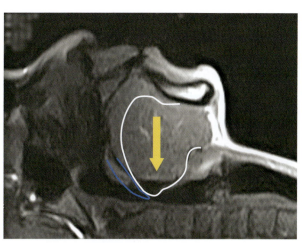

図29 睡眠時無呼吸症候群の形態学的変化

3）上気道閉塞をきたす形態学的因子

- 上気道の狭小化をきたす因子は，**軟部組織，頭蓋顔面形態，体位**の3つがある（表24）．
- 肥満はOSAS発症の最大のリスク因子であり，肥満者の上気道は軟部組織の発達や過度の脂肪沈着のため，常に狭小化している．したがって，吸気時の陰圧により容易に閉塞する．
- 本邦のOSAS患者の1/4〜1/3は非肥満であり，非肥満のOSASでは，しばしば頭蓋顔面形態の異常がみられる．長顔，下顎の後退，小顎症などのため，背臥位で咽頭部が狭小化しOSASを発症することがある．
- 上気道の形態は，体位により大きな影響を受ける．前述のように背臥位では重力による舌根部の沈下のため上気道が狭小化するが，側臥位や腹臥位では重力の影響を受けにくいため狭小化を防ぐことができる．
- 頸部の屈曲は，上気道の狭小化を増強させる．また，肺気量変化においても上気道の形態を変化させ，肺気量増加は上気道を拡大し，低下は狭小化を誘発する．立位から臥位による体位変化でも循環血液量の変化から上気道の狭小化を誘発する．

表24 上気道の狭小化をきたす因子

軟部組織の因子
肥満による上気道軟部組織への脂肪沈着
扁桃肥大
巨舌
上気道の炎症（アレルギー性鼻炎，慢性副鼻腔炎，咽頭炎など）
頭蓋顔面形態の因子
上顎骨の後方偏位
下顎骨後方偏位
下顎骨の未発達，小顎症
体位の因子
背臥位
頸部の屈曲
肺気量の変化
循環血液量の変化

文献21より引用．

4）OSASの自覚症状・他覚徴候

- OSASの**自覚症状**としては，日中傾眠，起床時の頭痛，口渇感，日中の意欲低下，夜間睡眠の分断化などがある．

表25 日本語版ESS（JESS）質問票

JESS™ (Japanese version of the Epworth Sleepiness Scale)
ESS日本語版

もし，以下の状況になったとしたら，どのくらいうとうとする（数秒～数分眠ってしまう）と思いますか．最近の日常生活を思いうかべてお答えください．

以下の状況になったとこが実際になくても，その状況になればどうなるのかを想像してお答えください（1～8の各項目で○は1つだけ）．すべての項目にお答えしていただくことが大切です．できる限りすべての質問にお答えください．	うとうとする可能性はほとんどない	うとうとする可能性は少しある	うとうとする可能性は半々くらい	うとうとする可能性が高い
1）すわって何かを読んでいるとき（新聞，雑誌，本，書類など）→	0	1	2	3
2）すわってテレビを見ているとき →	0	1	2	3
3）会議，映画館，劇場などで静かにすわっているとき →	0	1	2	3
4）乗客として1時間続けて自動車に乗っているとき →	0	1	2	3
5）午後に横になって休息をとっているとき →	0	1	2	3
6）座って人と話をしているとき →	0	1	2	3
7）昼食をとった後（飲酒なし），静かにすわっているとき →	0	1	2	3
8）すわって手紙や書類などを書いているとき →	0	1	2	3

文献22より引用．

- 日中傾眠の自覚症状に関しては，Epworth Sleepiness Scale（ESS）もしくはJapanese version of Epworth the Sleepiness Scale（JESS）が使用され，11点以上が異常な眠気あり，16点以上で重症と判定する（表25）．
- OSASにおいては，上気道閉塞時に胸腔内圧が陰圧となることで心房性ナトリウム利尿ペプチド（ANP）の分泌が亢進し，夜間頻尿が生じることがある．また，胸腔内の陰圧により胃液が食道内に逆流しやすく，この結果，胃食道逆流症の合併を認めることがある．
- OSASは夜間口呼吸をしており，口腔内・咽頭などが乾燥するために扁桃炎をくり返し生じることがある．
- 他覚徴候としては，OSASの象徴であるいびきがあげられるが，本邦ではOSASの93%でいびきの合併を認めている．

5）夜間SpO₂測定

- パルスオキシメーターによる夜間SpO_2測定は最も簡易に外来で実施することができ，SASを疑ったときに容易に使用できる．
- 簡易型無呼吸モニターは近年，小型化され同様に外来で測定できる．脳波測定を使用せず，口・鼻気流，胸郭運動，SpO_2測定にて分析する．パルスオキシメーター測定より，信頼性は高い．
- 終夜睡眠ポリグラフ検査（PolySomnoGraphy：PSG）は専門医療機関へ一泊入院のうえ，検査を実施する．最も詳しく検査する方法である．脳波，眼球運動，頤筋筋電図の記録より睡眠段階を判定し，気流，胸腹壁の呼吸運動，SpO_2，体位，前脛骨筋筋電図，心電図，いびき，食道胸腔内圧，体温，炭酸ガス分圧などの生体信号および映像音声を同時記録する．

6) 診断基準

- 10秒以上続く，3%以上のSpO_2の低下を伴う呼吸停止，または呼吸振幅が正常時の30%以下となり，微小覚醒を伴う低呼吸回数をあわせ，睡眠1時間あたりに平均したものを無呼吸低呼吸指数（apnea hypopnea index：AHI）と定義し，自覚症状の程度と組合わせてOSASと診断する．
- 簡易型無呼吸モニターなどの簡易検査では睡眠時間の評価が困難なため，記録1時間あたりの無呼吸，低呼吸の回数をRDIとしAHIと近似する値として使用する．
- AHI（RDI）が5/時間未満は正常，15/時間未満を軽症，30/時間未満を中等症，30/時間以上を重症と定義する．

理学療法の理論と実際

- 治療適応のあるSASの基本治療は，経鼻的持続気道陽圧換気や口腔内装置が主体である．

1) 経鼻的持続気道陽圧換気（CPAP）

- **CPAP**は鼻マスクまたは鼻・口を覆うフェイスマスクを装着し，ホースを介して機械から気道に陽圧を送気することで気道の虚脱を防ぎ，無呼吸を予防する方法である（図30）．
- 本邦では1998年に保険適応となり，SAS治療の第一選択として使用されている．CPAPの保険適応は脳波付きの終夜睡眠ポリグラフ検査にてAHIが20/時間以上，もしくは簡易の睡眠呼吸検査にてRDIが40/時間以上であり，かつ日中傾眠，起床時の頭痛などの症状が強い場合に適応となる．

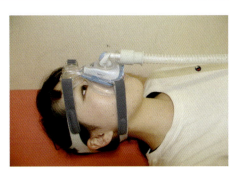

図30　経鼻的持続気道陽圧換気（CPAP）

2) 口腔内装置（OA）

- **口腔内装置**（Oral Appliance：**OA**）は，下顎を前方に突出するように歯科でオーダーメイドで作成したスプリント（マウスピース）を夜間睡眠時に装着することで気道の面積を確保し，睡眠中の気道の虚脱を防ぐ装置である．
- OA治療の有効率は50～80%と報告されており，CPAPの保険適応にならない軽症～中等症のOSAS，中等症以上であるがCPAP治療の継続が困難な症例に使用される．
- 本邦では2004年より検査の結果，SASと診断され，医師からの依頼があれば，上下顎一体型のOAが保険適応となっている．

3) 改善が期待できる生活習慣の是正ポイント（体重，喫煙，飲酒，姿勢）

- 肥満により気道の脂肪組織が増加し，気道の狭小化を促進するため，体重コントロールはOSAS治療の基本である．アメリカのウィスコンシン州における縦断的研究では，10%の体

重増加によってAHIは32%増加し，中等症から重度のOSASに移行する危険度は6倍に増加する．10%の体重減少により，26%のAHIの減少が認められた報告もある．栄養管理，運動療法などにより，体重管理を実施する必要がある．
- 喫煙は気道の炎症を引き起こし，気道の浮腫を促進させることから禁煙指導は重要である．
- 飲酒は上気道保持筋を弛緩させ，睡眠中の気道の狭窄を助長するため睡眠直前の飲酒は控えるように指導する．
- 背臥位での睡眠と比べ，側臥位での体位が重力の影響を受け，気道虚脱が軽度になることを利用し，症状緩和を試みる．

> **国家試験頻出キーワード**
> - OSAS（p232～235）　・CPAP（p235）

H）神経難病の呼吸障害

症状・障害の理解

1）筋萎縮性側索硬化症（ALS）の概要

- **筋萎縮性側索硬化症**（Amyotrophic Lateral Sclerosis：**ALS**）は，運動ニューロンの脱落をきたす神経変性疾患である．
- 大脳皮質運動野から脊髄側索錐体路を下行する上位運動ニューロンと，脊髄前角・脳幹運動核から筋へ向かう下位運動ニューロンの両方または一方が慢性進行性に変性脱落する．
- リルゾールが進行をやや遅らせることが示されているのみで，根治的な治療はいまだ開発されていない．
- ALS診断確定例とは，上位運動ニューロン徴候と下位運動ニューロン徴候の両者を示すとされている[23]．初発は上位または下位運動ニューロン徴候のいずれかであっても，経過とともに両者の症状を呈するが，上位運動ニューロン徴候のみ，あるいは下位運動ニューロン徴候のみが進行していくケースがある．

基礎医学への振り返り

呼吸筋力低下と肺胞低換気
$PaCO_2 = 0.863 \times \dot{V}CO_2/\dot{V}A$とあらわされ，$PaCO_2$は肺胞換気量（$\dot{V}A$）に反比例する．つまり，二酸化炭素分圧（$PaCO_2$）の上昇は，肺胞低換気によって生じる．最大吸気圧が30 cmH₂O以下になると高炭酸ガス血症を伴う．吸気筋力が低下すると，呼吸筋の疲労を避けるために，1回換気量を小さくすることで，1回の換気に要する筋力を小さくする．分時換気量（1回換気量×呼吸数）を維持するために呼吸数を増加させる．肺胞換気量は，（1回換気量－死腔）×呼吸数であり，死腔はおよそ150 mLである．したがって，呼吸数増加で代償して分時換気量が維持されても，肺胞換気量を保つことはできない．

- 上位運動ニューロン徴候（upper motor neuron sign）とは，痙性麻痺，深部腱反射亢進，病的反射出現をいい，下位運動ニューロン徴候（lower neuron sign）とは，弛緩性運動麻痺（髄節性分布を示す筋力低下），筋萎縮，線維束攣縮，深部腱反射減弱・消失をいう．
- 上位運動ニューロン徴候のみが進行するのが**原発性側索硬化症**（Primary Lateral Sclerosis：**PLS**），下位運動ニューロン徴候のみが進行していくのが**脊髄性進行性筋萎縮症**（Spinal Progressive Muscular Atrophy：**SPMA**）である．
- 一般に，四肢の遠位筋から筋力低下が進行し，呼吸筋力は相対的に初期には保たれているが，呼吸筋麻痺が先行する例も存在する．
- ALSの25％は球麻痺型であり，延髄運動核の脱落変性によって下位4脳神経（舌咽神経，迷走神経，副神経，舌下神経）に支配される筋群の麻痺による嚥下障害，構音障害が初発症状である．

2）呼吸障害

- 呼吸筋を支配するC3～5頸髄節レベルにおける脊髄前角細胞の脱落変性の結果，呼吸筋麻痺をきたす（下位運動ニューロン徴候）．症状の進行とともに肺胞低換気となり，動脈血ガス分析では$PaCO_2$の上昇がみられる．
- 吸気筋力の低下による浅く早い呼吸，深呼吸やあくびの低下は，微小無気肺，肺・胸郭のコンプライアンスの低下を招く．コンプライアンスの低下は，呼吸仕事量の増加につながる．微小無気肺は，換気血流比不均等から低酸素血症をきたすとともに，肺炎につながる．
- $PaCO_2 > 45$ torr，睡眠中のSpO_2が88％以下の時間が5分以上持続，努力性肺活量（FVC）が予測値の50％以下になると，NPPVによる換気補助が必要となる．
- 横隔膜麻痺では，背臥位では腹部臓器が吸気における横隔膜の下方への偏位の抵抗となるが，座位では重力によって横隔膜の働きが補助される．このため，起座呼吸として知られるように，座位よりも背臥位で呼吸が困難となる．
- 横隔膜麻痺が進行し吸気圧が-30 cmH_2O以下になると，吸気時に上胸部が拡張し，腹部が陥没する現象が生じる．これを**奇異呼吸**という．呼吸補助筋の代償的な使用によって胸腔内圧が陰圧となった結果，弱化した横隔膜は頭側に移動し腹部前壁が内側に動くためである．
- PLSでは，両側錐体路（上位運動ニューロン）の障害であり，進行に伴い随意的な呼吸運動は不可能となるが，自動的な呼吸運動は長期に保たれている．
- 球麻痺では，声門閉鎖が不十分になり，咳嗽前に必要な胸腔内圧の上昇が困難になる．その結果，咳嗽が障害され，気道内の異物を除去することができなくなる．
- 仮性球麻痺では，上位運動ニューロンの障害であるため，随意的な咳嗽や嚥下は不可能になるが，咳嗽反射は保たれている．
- 咽頭筋群の麻痺の進行によって，重力によって背臥位では上気道閉塞による呼吸困難をきたす．
- ALSでは，嚥下時の無呼吸（食物が咽頭を通過するときに喉頭蓋が反転して気道を閉鎖し，呼吸が約1秒停止する）が延長していることがある．
- 正常では，嚥下時の無呼吸の後に呼気が起こり，誤嚥を防ぐために機能している．しかし，ALS，特に上位運動ニューロン徴候が優位なケースでは，無呼吸後に吸気がみられる傾向がある．

理学療法の理論と実際

1) 理学療法評価

1 問診

- 初期〜中期では,夜間の低換気をきたしていても,FVCや日中のSpO_2は正常な場合がある.そのため,夜間の低換気の徴候である頻回な夜間の覚醒,日中の疲労・眠気,早朝の頭痛,集中力の低下,短期記憶の低下などの有無を確認する[24].
- 会話での呼吸困難の有無(声量の低下,単一のフレーズでなければ話すことが困難)を確認する.これは,肺活量(VC)の低下を反映する.
- ALS機能評価スケールの呼吸に関する項目で,日常生活における呼吸困難や起座呼吸の有無・程度について確認する(表26).

2 視診,触診

- 頻呼吸(呼吸数の増加),起座呼吸の有無,胸郭の拡張性の減少,奇異呼吸(吸気時の腹部の陥没),呼吸補助筋の使用の有無を確認する.

3 SpO_2

- SpO_2が95%未満に低下すれば,肺胞低換気あるいは気管支の粘液による閉塞が疑われる.

表26 日本語版ALS機能評価スケール改訂版

呼吸(呼吸困難,起座呼吸,呼吸不全の3項目を評価)	
①呼吸困難	
4	なし
3	歩行中に起こる
2	日常動作(食事,入浴,着替え)のいずれかで起こる
1	座位または臥位いずれかで起こる
0	極めて困難で呼吸補助装置を考慮する
②起座呼吸	
4	なし
3	息切れのため夜間の睡眠が困難
2	眠るのに支えとする枕が必要
1	座位でないと眠れない
0	全く眠ることができない
③呼吸不全	
4	なし
3	間欠的に呼吸補助装置(bipap)が必要
2	夜間に継続的に呼吸補助装置(bipap)が必要
1	一日中呼吸補助装置(bipap)が必要
0	挿管または気管切開による人工呼吸が必要

文献25をもとに作成.

4 VC測定

- 横隔膜の筋力低下が進行すると，座位に比べて背臥位でVCが顕著に低下する．そのため，背臥位と座位の両方で測定する[26]．
- PLSでは，自動的な呼吸は保たれていても随意的な呼吸は困難であるため，測定結果の信頼性に問題が生じるようになる．
- 球麻痺症状が進行するとマウスピースをくわえることが困難となるため，測定に際しては，フェイスマスクを接続するなどの工夫を要する．
- 有効な咳嗽には，VCは1,500 mL以上が必要となる．

5 最大強制吸気量（MIC）の測定[20]

〈MICの意義〉

- 最大強制吸気量（Maximum Insufflation Capacity：MIC）とは，強制的に肺に送られた空気を，声門を閉じて息溜め（air stacking）によって肺に保持することが可能な量である．
- %VCが50％以下，あるいはVCが1,500～2,000 mL以下に低下すれば，MICを測定する．
- 肺の伸張性，胸郭可動性の指標となる．
- 咳嗽には，呼出に先立って十分な吸気が必要であり，MICが高値に保たれているほど咳の流速を上げることができる．
- 声門を閉鎖して空気を溜めるためには，喉咽頭機能が必要である．したがって，球麻痺を呈する症例では，MICを維持することが困難となる．
- MICとFVCの差が小さい場合は，肺・胸郭の伸長性が小さいか，あるいは声門の機能障害が考えられる．
- MICが500 mL未満になるとNPPVでの管理が困難となり，気管切開が必要になる．

〈MICの測定方法〉

- 強制的に空気を送り込む方法としては，蘇生バッグや従量式人工呼吸器などが用いられる（図31）．

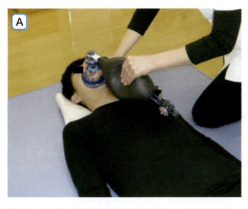
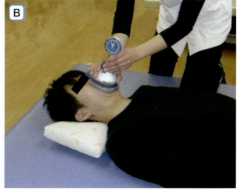

図31　最大強制吸気量（MIC）の測定方法

A）蘇生バッグを用いる場合．空気が漏れないようにマスクをしっかり固定し，数回加圧をくり返し，胸郭が拡張しなくなるまで肺内に空気を送り込む．最大吸気位で声帯を閉じ，数秒息溜めをする（air stacking）．B）呼出された空気の量をフェイスマスクに接続した簡易流量計で測定．

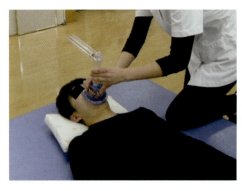

図32 咳の評価
咳嗽時の最大呼気流速（Peak Cough Flow：PCF）を測定.

- 蘇生バッグを用いる場合，空気が漏れないようにマスクをしっかり固定し，数回加圧をくり返し，胸郭が拡張しなくなるまで肺内に空気を送り込む．
- 最大吸気位で声帯を閉じ，数秒息溜めをする．その後，呼出された空気の量をフェイスマスクに接続した簡易流量計で測定する．
- 肺活量が低下し排痰困難な場合にMICの1つとして，**舌咽頭呼吸**（舌・咽頭を使用して少量の空気を飲み込むように反復して肺に送り込む方法）が実施されるが，ALSで球麻痺が進行した症例では適応できない．

⑥ 咳の評価[26]

- ピークフローメーターをフェイスマスクやマウスピースに装着して，咳嗽時のPCFを測定する（図32）．
- PCFが270 L/分以下であれば分泌物の量，粘稠度が増加した場合には喀出が困難となり，160 L/分以下になると日常的に排痰が困難となる．PCFが160 L/分以下であることは，気管切開の適応の判断基準の1つとなる．
- 自力咳嗽（介助なし）を測定し，これが低値（270 L/分以下）のときは，介助によるPCF〔MICからの自力咳嗽（吸気介助），徒手による呼気介助（咳のタイミングを合わせて胸部下部や腹部上部を圧迫），MICと徒手による呼気介助の併用〕を調べる．

2）理学療法プログラム

① 肺・胸郭のコンプライアンスの維持[26]

- VCが予測値の50％以下，1,500〜2,000 mL以下に低下すれば，肺と胸郭の可動性を維持するためにMICレベルまでの肺の拡張を行う．
- 1日3回以上，1回に3〜5呼吸ずつ行う．
- 球麻痺や気管切開下では，息溜めができないため，一方向弁が取りつけられたバッグ（呼気弁をブロックした蘇生バッグ）による最大強制換気（Lung Insufflation Capacity：LIC）を行うか，あるいは後述のメカニカル・イン-エクサフレーションの吸気を行う．
- MICレベルまでの深吸気は，肺胸郭のコンプライアンス低下の予防のほかに，PCFの増加，微小無気肺の予防のためにも重要である．

② 気道クリアランス[26]

- PCFが270 L/分未満の患者では，咳の介助を行う．

〈徒手による咳介助〉
- 患者の下部胸郭や腹部上部を咳に合わせて圧迫する．吸気が不十分な場合は，マスクなどによるMICレベルまでの吸気補助を行う（図33）．

〈機械による咳介助（MAC）〉
- 機械による咳介助（Mechanically Assisted Coughing：MAC）はメカニカル・イン-エクサフレーション（Mechanical In-Exsufflation：MI-E）とよばれ，本邦では，カフ・マシーン（cough machine）と新しいモデルのカフ・アシスト（Cough-Assist）が市販されている（図34）[※12]．
- MICと徒手的な咳の介助を行ってもPCFが160 L/分以下の場合や，270 L/分以下の場合でも上気道感染や誤嚥による急性増悪時には適応になる．
- 気道にゆっくり陽圧（＋40 cmH_2O）を加えた後，急速に陰圧（－40 cmH_2O）に切り替えることで高い呼気流速を生じさせ，分泌物の除去を助ける．
- 陽圧をかけながら吸気努力をさせ，胸部が上がったことを確認後，呼気相（陰圧）にシフトさせると同時に咳をさせる．呼気のタイミングに合わせて，徒手介助を併用する．

〈体外式陽・陰圧人工呼吸器（RTX）〉（図35）
- 下部胸部から腹部にかけてキュイラスといわれるドームを装着し，そのなかの圧を陽圧・陰圧とくり返すことで胸郭運動を助ける非侵襲的人工呼吸器である．

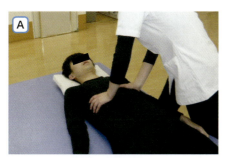
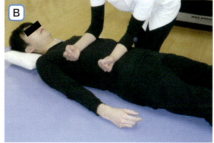

図33　徒手による咳介助

A) 下部胸郭の圧迫：介助者は手を対象者の腹部にかからないよう体幹のやや外側の下部胸郭の外側に手を置き，深吸気を保持させた後，咳に合わせて胸郭を内下方へ圧迫する．**B)** 上部胸郭と腹部の圧迫：上肢を対象者の上部胸郭と腹部に平行に置き，深吸気を保持させた後，上部胸郭を下後方へ，腹部を上後方に圧迫する．

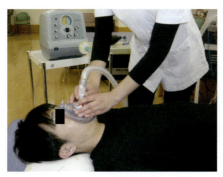
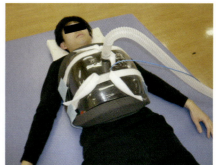

図34　機械による咳介助（MAC）　　**図35　体外式陽・陰圧人工呼吸器（RTX）**

- 換気の補助として使用するだけでなく，キュイラスのなかの胸腹部にバイブレーションを加えることで排痰を促進させる（クリアランスモード）．

> **memo** ※12 MACと診療報酬
> 2010年度診療報酬改定において，排痰補助装置加算として算定できるようになった．入院中の患者以外の人工呼吸器装着下の神経筋疾患の患者に対して使用した場合に保険適応となる．

国家試験頻出キーワード

- 上位運動ニューロン徴候（p237）
- 下位運動ニューロン徴候（p237）
- 奇異呼吸（p237）
- 舌咽頭呼吸（p240）

文献

1) O'Donnell DE, et al：Am J Respir Crit Care Med, 164：770-777, 2001
2) 「平成28年医療診療報酬点数表」，厚生労働省，2016
3) 「肥満症診断基準2011」（日本肥満学会／編），日本肥満学会，2011
4) 「COPD（慢性閉塞性肺疾患）診断と治療のためのガイドライン 第4版」（日本呼吸器学会COPDガイドライン第4版作成委員会／編），メディカルレビュー社，2013
5) 「呼吸リハビリテーションマニュアル－運動療法－第2版」（日本呼吸ケア・リハビリテーション学会，日本呼吸器学会，日本リハビリテーション医学会，日本理学療法士協会／編），照林社，2012
6) 「喘息予防・管理ガイドライン2015」（一般社団法人日本アレルギー学会喘息ガイドライン専門部会／編），協和企画，2015
7) Ware LB & Matthay MA：N Engl J Med, 353：2788-2796, 2005
8) 「平成23年人口動態統計」，厚生労働省，2011 (http://www.mhlw.go.jp/toukei/saikin/hw/jinkou/kakutei11/dl/10_h6.pdf)
9) 「成人市中肺炎診療ガイドライン」（日本呼吸器学会 市中肺炎診療ガイドライン作成委員会／編），日本呼吸器学会，2007
10) 「成人院内肺炎診療ガイドライン」（日本呼吸器学会 呼吸器感染症に関するガイドライン作成委員会／編），日本呼吸器学会，2008
11) 「医療・介護関連肺炎（NHCAP）診療ガイドライン」（日本呼吸器学会 医療・介護関連肺炎（NHCAP）診療ガイドライン作成委員会／編），日本呼吸器学会，2011
12) 大熊るり，他：日本摂食嚥下リハビリテーション会誌，6：3-8, 2002
13) Belafsky PC, et al：Ann Otol Rhinol Laryngol, 11：93-98, 1996
14) Rosenbek JC, et al：Dysphagia, 117：919-924, 2008
15) 「在宅呼吸ケア白書」（日本呼吸器学会肺生理専門委員会在宅呼吸ケア白書ワーキンググループ／編），日本呼吸器学会，2010
16) 「NPPV（非侵襲的陽圧換気療法）ガイドライン」（日本呼吸器学会NPPVガイドライン作成委員会／編），南山堂，2006
17) Ali J, et al：Am J Surg, 128：376-382, 1974
18) Brunelli A, et al：Chest, 143：e166S-e190S, 2013
19) 「がんのリハビリテーションガイドライン」（日本リハビリテーション医学会，がんのリハビリテーションガイドライン策定委員会／編），金原出版，2013
20) Arbane G, et al：Physiotherapy, 100：100-107, 2014
21) 「成人の睡眠時無呼吸症候群診断と治療のためのガイドライン」（睡眠呼吸障害研究会／編），メディカルレビュー社，2005
22) 福原俊一，他：日呼吸会誌，44：896-898, 2006
23) Brooks BR：J Neurol Sci, 124：96-107, 1994
24) 「筋萎縮性側索硬化症治療ガイドライン2013」（日本神経学会／編），南江堂，2013
25) 熱田直樹，他：神経内科，73：606-611, 2010
26) 「神経筋疾患・脊髄損傷の呼吸リハビリテーションガイドライン」（日本リハビリテーション医学会／編），金原出版，2014

第 5 章 呼吸器疾患・呼吸障害の理学療法

2 気道クリアランス法

学習のポイント
- 気道クリアランスのメカニズムを学ぶ
- 気道クリアランス法の実際を学ぶ

症状・障害の理解

- **気道クリアランス**とは，気道から分泌物とともに不要物を排泄し気道をきれいにする機能で，気道感染を防ぎ，気道を保護するうえで重要な機能である．
- 気道クリアランスを障害する因子は，1) 気道内分泌物の量と性状の変化，2) 粘液線毛輸送能の低下，3) 換気運動の障害，4) 咳嗽能力の低下，5) 気道の障害，6) 体位の制限があげられる．

1) 気道内分泌物の量と性状の変化 [1]

- 咳嗽によって気道系から喀出されるものの総称を**喀痰**とよぶ．
- 喀痰は，気道の杯細胞や気管支腺からの粘液性分泌物が主で（図1A），その量は10〜100 mL/日である．喀痰には脱落細胞成分，細菌などの異物，上気道分泌物や唾液などが含まれる．
- 通常，粘液線毛輸送系により無意識下に喉頭へ運ばれ，咽頭を経て嚥下されるが，量が超えると咳嗽刺激を生じて喀痰として喀出される．
- 気道クリアランスは喀痰の量や粘稠度により影響を受ける．粘稠度が高くても，低くても喀出は困難となる．

基礎医学への振り返り

気道と肺の解剖
気道は声帯を境に上気道と下気道に分かれ，気管は2本の気管支に分かれ，その後，23回分岐し肺胞に至る．肺は右が上葉・中葉・下葉の3葉，左が上葉・下葉の2葉に分けられる．肺葉はさらに右が10個の区域，左が8個の区域に分けられる．体表面からでは気管分岐部が胸骨角の高さ，肺尖部が鎖骨内側3分の1より2横指上，肺の下界が前面で鎖骨中線上第6肋骨の高さ，背面で第10胸椎の高さに位置する．気道内分泌物の貯留部位を特定するうえで，気道と肺の解剖は重要である．

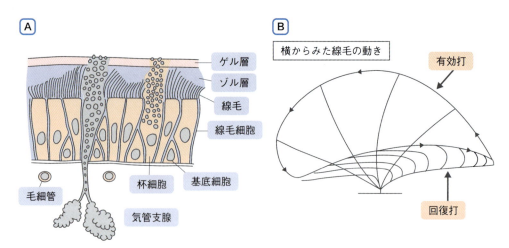

図1 粘液層と線毛運動
A) 粘液層．B) 線毛運動．線毛は絶えず波がうねるように動き全表面をおおう粘液を頭方向に運ぶ．文献1をもとに作成．

2) 粘液線毛輸送能の低下[2]

- **線毛**は終末細気管支から喉頭まで存在し，そのリズミカルな動きが過剰な粘液を気道から排出する重要な役割を担っている（図1B）．
- 線毛は毎秒11〜16回の頻度で進行方向へしなり，粘液の移動速度は気管で毎分20 mm，末梢気道で5 mm前後である．
- 線毛運動は睡眠，乾燥，感染，胃液，血液に抑制され，運動，過換気に促進される．その他，喫煙や過去の肺感染症により影響を受ける．

3) 換気運動の障害

- 気道内分泌物の移動には，換気量だけでなく呼気流速が重要な要素である．
- 換気を決定する因子としては，気道肺胞系のみでなく，胸郭系も影響する．
- 拘束性換気障害例では換気量が低下し，閉塞性換気障害例では呼気流速が低下する．

4) 咳嗽能力の低下

- **咳嗽**は，気道内の異物や分泌物などを排除して気道内を清掃する正常な生体防御反射である．
- 咳嗽反射のメカニズムは咳嗽の誘発，深い吸気，圧縮，速い呼気の4相に分けられる（図2）．
- 咳嗽の発生過程はまず最大吸気を行い，声門を閉鎖し呼気筋を収縮させ胸腔内圧を高め，そして声門を爆発的に開放させる．喀痰を排出するためには25 m/秒の気流は必要で弱い咳嗽は効果的でない．咳嗽反射は第5次気管支より中枢気道に作用する．

5) 気道の障害

- 気道は分泌物を排出する通路となるため，問題がある場合，気道内分泌物の通過を障害する．
- 気道狭窄の原因は，気道内分泌物，腫瘍による閉塞，気道炎症による気道壁の肥厚，気管支攣縮による機能的狭窄があげられる．

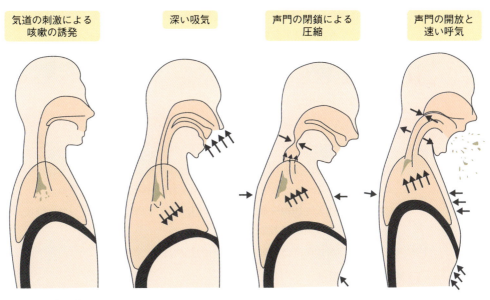

図2 咳嗽反射
第5次気管支より中枢気道に作用し中枢気道に移動してきた分泌物の喀出に最も必要とされる.

- 上気道の障害としては，舌根沈下による狭窄が一因である.

6）体位の制限

- 気道クリアランスには重力が影響し，体位の制限は気道内分泌物貯留の一因となる.
- 急性呼吸不全例や外科手術後例では，全身管理上で体位変換に制限がある場合が多い．特に，背臥位を長時間強いられると，下側肺障害を引き起こすことがある.
- 中枢性運動麻痺や意識障害が強い場合，自分で体位を変えることが困難である.

理学療法の理論と実際

1）気道クリアランスの評価

■1 喀痰の量と性状の評価

- 喀痰としては，量，色，におい，粘稠度などの性状の特徴を観察し，病態を推察する必要がある.
- 問診のチェック項目は1日の喀痰の量はどの程度か，最も多い時間帯はいつか，増加傾向にあるか，粘液性か泡沫性か，色調の変化，悪臭はあるか，血痰，喀血はあるか，の8点である.
- 濃い緑色の膿性痰では緑膿菌感染，漿液性痰では血漿成分の漏出，粘性痰では気道粘液の過分泌が考えられる．ピンク色泡沫痰は心不全，肺水腫が疑われる.
- 血痰の場合，点状か全体的に赤いかで出血量を推察し，鮮血痰か暗赤色痰かなども重要な情報である.

- 臨床的に喀痰の粘稠度は，吸引された喀痰により評価分類するのが簡便である．吸引後，吸引カテーテルがクリアな場合を薄い喀痰，1回水を吸引すると分泌物が除去される場合を中等度の喀痰，除去されない場合を濃い喀痰とする．

2 咳嗽の評価

- 問診のポイントは以下2点である．
  - ▶ いつ，どのようなきっかけで咳嗽が起こるか，またその頻度．
  - ▶ 喀痰を伴うのか（湿性），伴わないのか（乾性）．
- 咳嗽力の評価は，反射による咳嗽と随意的な咳嗽を観察する．咳嗽力の客観的評価として，ピークフローメーターを用い咳嗽時の最大流量（CPF）を測定する．
- CPFは健常成人で360～960 L/分の流量だが，CPF＜160 L/分では喀痰の性状に関係なく分泌物の排出は困難である．
- 意識障害がある場合は，気管圧迫法で誘発し観察する．

3 貯留部位の同定

- 排痰を行うにあたって**分泌物貯留部位**を同定する必要がある．
- 聴診所見では，いびき音，水泡音，呼吸音消失となる場合，分泌物の貯留が疑われる．
- 貯留が疑われる場合，上気道内に貯留しているか，下気道内に貯留しているか判別する必要がある．
- 舌根沈下によるいびき音と気道内分泌物によるいびき音との鑑別は，下顎を挙上するか，側臥位をとり上気道の開存した状態で聴診を行う．いびき音が消失あるいは軽減した場合は，舌根沈下によるものと判断する．
- 触診では分泌物貯留部位の胸壁に振動が感じられる．

4 気道閉塞・狭窄の評価

- 聴診所見では，いびき音，笛様音，スクウォークが聴取され，完全閉塞の場合は呼吸音が消失する．
- 上気道の閉塞・狭窄の場合，呼吸パターンとして吸気時に上腹部が引き込まれる**胸腹壁異常運動**や吸気時に胸骨が沈む現象（著明なバタフライ様運動）が観察される（図3）[3]．舌根沈下が原因である場合，下顎を挙上するとこれらの異常パターンは消失あるいは軽減する．

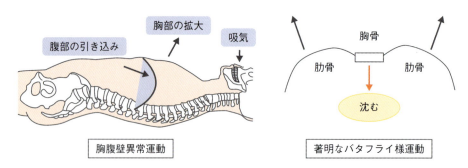

図3 気道閉塞・狭窄時にみられる呼吸パターン
文献3をもとに作成．

- 気道閉塞・狭窄がある場合，呼吸介助すると抵抗感が感じられ呼気流速を速めるとさらに抵抗感が増す．

2）気道クリアランス法

1 徒手による排痰法

〈呼吸介助手技〉

- 呼吸介助手技は徒手的に胸郭運動を他動的に介助することと定義されている（図4）．
- 呼吸介助手技は，呼気介助法，胸郭外胸郭圧迫法，胸壁圧迫法，スクイージングなどさまざまな用語でもよばれ，それぞれの目的と方法は異なっている．
- ここでは，呼吸介助手技のポイントについて紹介する（表1）[4]．

〈咳嗽介助手技〉

- 効果的な咳嗽を行うためには十分な吸気が必要だが，喀痰を末梢へ移動させないためゆっくり吸気を行う．姿勢は楽な体位をとるか前傾座位をとる．
- PTは，胸郭を急に圧縮して速い呼気を誘導する．気道内分泌物の移動には呼気流速が大切である．

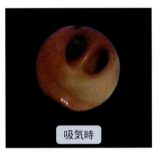
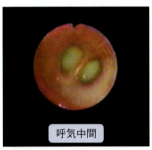
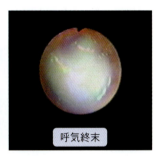

吸気時　　　呼気中間　　　呼気終末

図4　呼吸介助による気道内分泌物の移動
写真提供：神津 玲先生（長崎大学大学院医歯薬学総合研究科）．

表1　呼吸介助手技

目的	
全体的あるいは選択的な換気の促進	
分泌物排出の促進（図4）	
呼吸パターンの改善（横隔膜の活性化）	
肺および胸郭コンプライアンスの改善	
筋リラクゼーション	
呼吸介助手技のポイント	
適切なタッチング	指尖を添え，胸郭に触れることで手根部に圧が集中しないようにする
適切な運動方向と刺激の加え方	圧迫するのではなく，肋骨を動かすようにする
	手だけで誘導するのではなく，体全体で胸郭運動に合わせていく
適切な吸気・呼気のタイミング	胸郭に添えた指尖で呼吸のタイミングを感じとる
吸気方向の誘導	胸郭の広がってほしい吸気方向へ圧を逃す

- 気流に伴う内圧低下により気道内圧と気道にかかる側圧が等しくなる点（チョーキングポイント）が起こる．この点よりも口側では胸腔内圧の上昇により気道が狭小化し，気流速度は局所的に最大となり気道内分泌物の喀出に作用する（図5）[5]．
- 胸郭外科手術後は，創部を保護するように手をあて，腹部外科手術後ではファーラー位で腹壁を両側から中心に寄せるように固定すると疼痛は減少する．
- 咳嗽は中枢気道の喀痰の除去によく，1回の最大吸気位から2回の咳嗽を行う方がよい．1回目の咳嗽で喀痰を気管支から外し，2回目の咳嗽で喀出するためである．
- 意識障害があり，咳嗽ができない場合は咽頭蓋を刺激し，胸骨上切痕部で気管を圧迫する．

〈強制呼気手技〉
- 効果的な咳嗽ができないときや，咳嗽に先立って行うと有効である．
- 口と声門を開きハーと強く呼出させる．最大吸気位から呼吸基準位までは中枢気道からの喀痰の除去によく，中等度の吸気位より最大呼気位までの呼出では末梢気道からの除去によいとされている．

〈振動法[6]〉
- 胸郭に手をあて胸郭の中心に向かって，呼気時に圧迫しながら細かい振動を加える．
- 電動式のバイブレーターを利用するとよく，その振動数は10〜15 Hzで13 Hzが最もよく，喀痰の粘稠度を下げ線毛運動を促進する作用がある．

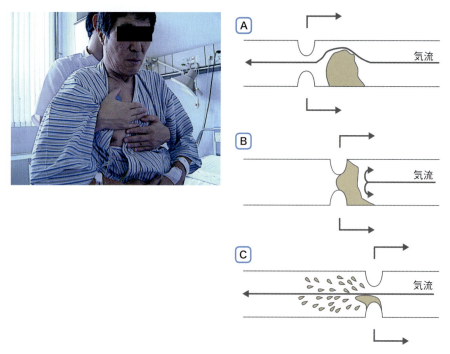

図5 咳嗽介助・強制呼気法による気道内分泌物の移動
A）チョーキングポイントが肺気量の減少に伴い末梢に移動して粘液栓に到達．B）粘液栓がチョーキングポイントに捉えられる．C）呼出気流が粘液栓を狭窄部の向こうへと吹き飛ばす．文献5をもとに作成．

- 用手振動法の周波数は12〜20 Hzであり，ゆすり法は強く粗大な振動（2 Hz程度）で，粘稠痰に有効である．
- バイブレーターは末梢気道の喀痰の移動に有効で同じ部位に30秒〜1分間は加える必要がある．
- 振動法は呼吸に合わせ，呼吸介助とともに行う方が効果的である．

〈軽打法〉
- 呼気相に合わせて手をお椀のように丸くしてパカパカと音が出るように叩く．できるだけ速く行い1回の呼気相にできるだけ多く叩く．
- 手をカップ状にするのは空気の振動波が肺実質に伝わりやすくするためである．
- 通常，軽打法は100〜480回/分，58〜60 Nの力が加わり胸腔内圧は5〜15 cmH$_2$O程度変化する．
- 軽打法は侵襲も大きく気管支攣縮を誘発しやすく，低酸素血症に落ち入りやすい．また，手術創の疼痛がある場合は痛みを誘発しやすい．急性白血病や凝血異常がある場合には血小板が5万mL^{3}以下なら軽打法は禁忌となる．
- 急性呼吸不全において軽打法は禁忌と考えられており，現在，用いられることはない．

❷ 機器・器具を使った排痰方法[7]

〈呼気陽圧（PEP）効果を利用する方法〉
- 呼気陽圧（PEP）効果とは，呼気時に気道内に陽圧をかけ気道閉塞を防ぐことであり，これにより気道内分泌物の移動を促す．
- 方法としては，TheraPEP，FLUTTER，Acapellaなどの**呼吸練習器具**を用いる．FLUTTER，AcapellaはPEP効果に加え振動作用があるため，排痰を目的として臨床上使用しやすい（図6）．

〈持続的気道陽圧療法〉
- 人工呼吸器によるCPAP法と簡易な器具EzPaPを用いた方法がある．
- CPAP法は，自発呼吸をしているときに気道内に持続的に陽圧をかけることで肺の虚脱・気道閉塞を防ぐ方法である．

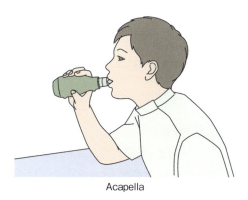

Acapella

図6 振動呼気陽圧療法

- EzPaPは50〜60 psiのガス源に接続され，0〜15 L/分の流量で簡単にPEEP[※1]がかけられる機器で，圧モニタリングポートに圧力計を接続してPEEPを測定し使用する．

> ※1 PEEP（呼気終末陽圧）
> 呼気のおわりに陽圧をかけることで，気道虚脱を防ぎ，肺の酸素化を改善する効果がある．

〈肺内パーカッション療法〉
- **肺内パーカッションベンチレーター**を用い，加湿されたガスを振動とともに気道に送る．
- IPVはスライド式のベンチュリ効果[※2]を利用した200〜300回/分（2〜5 Hz）の振動を加える機器である．
- Percussive Nebは，60 L/分のガス供給源を用い，20 mLのネフライザーで，呼気陽圧（6〜15 cmH_2O）と吸気呼気に振動（6〜30 Hz）を加えることができる．

> ※2 ベンチュリ効果
> チューブの中を空気が流れる際に，その内容が小さくなると空気の速度が速くなり，その部分の圧力が他に比べて低くなる効果をいう．

〈高頻度胸壁振動法（HFCWO）〉
- 胸壁ベストを装着し振動させる方法（Smart Vest）と体外式人工呼吸器でキュイラスを体幹へ装着し陰圧と陽圧を交互に送ることで振動を生じさせる方法（RTX）がある．

〈機械的咳介助（MI-E）〉
- 気管内チューブあるいはマスクを介して気道に＋40 cmH_2O前後の陽圧をかけた後，急激に−40 cmH_2O前後の陰圧を数秒間かけて喀痰を除去するものである．
- 適応は神経筋疾患や頸髄損傷など咳嗽が弱くて喀痰の出にくい症例で，PCF（咳嗽の最大流速）が270 L/分以下が導入の目安とされている．
- 禁忌は，ブラ[※3]のある肺気腫，気胸や縦隔気腫の疑い，人工呼吸による肺障害例，不整脈，心疾患のある患者の場合，脈拍，SpO_2をモニタしながら慎重に行うとされている．
- 徒手的な強制呼気介助を組合わせると有効である．
- 近年，振動を併用したMI-E機器が増え臨床で用いられている．

> ※3 ブラ
> 肺胞壁の破壊，融合，拡張により生じた気腔で径が1 cmを越えるものをいう．臨床上，ブラと囊胞に明確な区別はされておらず，ほぼ同義語として使用されている．囊胞は，病理組織学的にはブラとブレブの2つに分けられるが，胸部画像上区別することはできずブラという用語が使われている．

〈バッグによる加圧換気〉
- エア・エントリーの悪い部位に対しバッグによる加圧換気を行う．
- 加圧バッグには**フロー装着式**（ジャクソン・リースなど）と**非フロー装着式**（アンビュー・バッグなど）の2種類がある．

- フロー装着式は吸入気酸素濃度を一定に保てるが非フロー装着式はバッグの押し方により患者に送られる吸入気酸素濃度が変わる．
- フロー装着式は，肺の硬さ，喀痰のつまり具合をバッグの揉む手で確認可能で，自発呼吸がバッグの膨らみでわかり，呼吸を補助しやすい特徴がある．
- バッグによる加圧換気を行う場合，肺の圧損傷に注意を要し加圧のタイミングが重要である．

3 体位排痰法（体位ドレナージ）

- 原則として排痰したい肺区域に合わせた**排痰体位**をとる（図7A)[8]．
- 臨床場面では，リスク管理上で頭低位をとることは困難なため，修正された排痰体位を用いることが多い（図7B）．
- 水平断からみた肺区域の簡単な覚え方は図8に示す通りである．排痰体位は，気道内分泌物の貯留した部位を上にした体位を選択する．
- 循環動態，頭蓋内圧，痛み，挿管チューブの屈曲などに注意する必要がある．
- 下側肺障害例では，腹臥位が有効であり背側部の排痰効果に加え酸素化能の改善効果が期待できる．

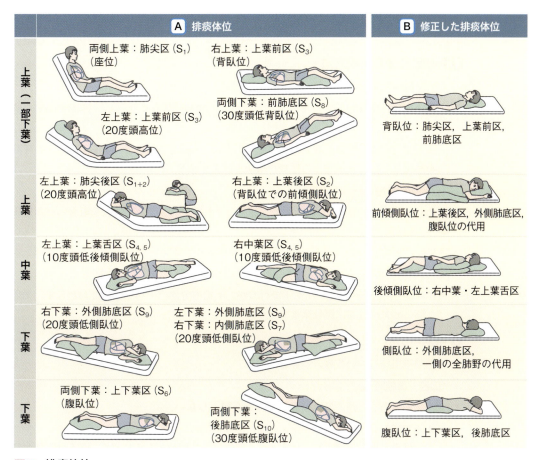

図7　排痰体位

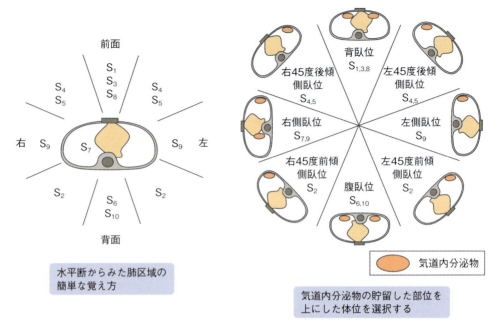

図8 修正した排痰体位の覚え方

4 呼吸法による排痰方法[9]

〈自律性排痰法（AD）〉

- 患者自身による肺気量位を変えたレベルでの強制呼気をくり返し，排痰を促す方法である（図9A）．
- 生理学的には低肺気量域での呼吸で気管支から喀痰を遊離させ，中肺気量域での呼吸で喀痰を移動し，高肺気量域での呼吸で喀痰を除去させる．

〈自動周期性呼吸法（ACBT）〉

- Pryorらにより提唱された方法で，従来行われている3つの呼吸法を組合わせた排痰法である（図9B）．
- 3つの呼吸法とは，ゆっくりと落ち着いて呼吸する呼吸コントロール（BC）と呼気を強調した強制呼気テクニック（FET），吸気を強調した深吸気（TEE）である．
- 3つの呼吸法を一連のサイクルで行うが，気道内分泌物の喀出まででおわらず，気道の開存と肺の拡張を目的に深吸気まで行う．

5 喀痰吸引法（図10）[10]

- 喀痰吸引法について表2にまとめる．

〈口腔・鼻腔吸引〉

- 上気道である口腔・鼻腔は清潔操作を必要としない．
- 人工気道を介さないため，挿入の際，粘膜の損傷に気をつけなければいけない．特に鼻腔吸引の場合，鼻入口部（キーゼルバッハ部位）は粘膜がきわめて薄く，直下に毛細血管網が存在するため，鼻出血を好発しやすく侵入方向に注意を要する．
- 咽頭部の奥を吸引する場合は，嘔吐反射が起こることがあるため注意する．

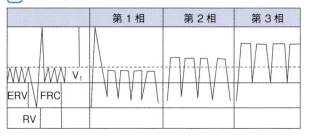
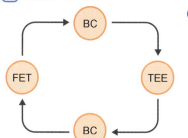

図9 呼吸法による気道クリアランス

A）Autio genic Drainage. 第1相：喀痰を気管支から遊離させる，第2相：喀痰を集める，第3相：喀痰を除去する. B）BC：呼吸コントロール. FET：強制呼気法. TEE：深吸気法.

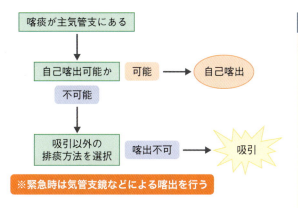

気管内吸引の手順
1. 気道クリアランスの評価
2. 手指消毒・個人防護具の着用
3. 患者への説明
4. 吸引圧のチェック
5. 吸引前の酸素化（必要によりバッグ換気）
6. 吸引用カテーテルの選択・準備（滅菌手袋の着用）
7. 回路を外し，吸引カテーテルの挿入
8. 吸引，回路を装着
9. 使用後カテーテルの廃棄
10. 個人防護具を外す
11. 吸引器の電源を切る
12. 気道クリアランスの再評価
13. ポジショニング

図10 吸引を実施するまでの判断と気管内吸引の手順
文献10をもとに作成.

〈気管内吸引〉
- 本来無菌である下気道を吸引するため，**清潔操作**でなければいけない．
- 人工気道を介するため挿入は容易であるが，口腔・鼻腔吸引に比べ急変のリスクは高い．
- 人工呼吸管理下では，閉鎖式吸引が用いられる場合がある．
- 閉鎖式吸引は気道内分泌部が飛散することがなく，医療者への感染可能性が低い．低酸素血症や肺胞虚脱などの予防に有益である．

〈カフ上部吸引〉
- カフ上部に溜まった誤嚥物を吸引するための機能で，一部のカフつき気管チューブにある．
- カフ上部の持続吸引は人工呼吸器関連肺炎（VAP）の発生を減少させることが報告されている．

表2 喀痰吸引法

目的
気道の開放性を維持・改善することにより,呼吸仕事量や呼吸困難感を軽減すること
肺胞でのガス交換能を維持・改善すること

適応
気管切開,気管挿管などの人工気道を用いている患者
患者が自分自身で効果的に気道内分泌物の喀出ができないとき

合併症と原因	
低酸素血症,高炭酸ガス血症	吸入酸素濃度の低下,PEEP解除
気管粘膜の損傷,出血	硬い吸引カテーテルによる外傷
感染	不潔操作
血圧異常,不整脈,頻脈・徐脈	咳嗽反射,自律神経反射
無気肺,気管支攣縮	末梢気道・肺胞虚脱,肺容量低下

吸引時のポイント	
感染防止	滅菌ディスポーザブルのカテーテルを単回使用とすることが望ましい.吸引操作は清潔操作で行い,両手に手袋を着用し吸引前後に手指消毒を行う(スタンダードプリコーションの遵守).
吸引カテーテルのサイズ	カテーテルの外径が気管チューブ内径の1/2以下とする.例えば,8 mmの気管チューブであればカテーテルサイズは4 mm(12 Fr*)を選択する.小児は体格に合わせ6〜10 Frを選択する. *Fr=mm×3
適正な吸引圧	推奨されている圧は150〜200 mmHg(150 mmHg≒20 kPa)で,閉塞させた状態で圧を確認する.過度の吸引圧は,肺胞虚脱や粘膜損傷を起こす場合がある.多孔式カテーテルでは分泌物が全孔に接している場合,吸引圧は高くなる.小児の場合,110〜150 mmHg(15〜20 kPa)に圧を調整する.
吸引時間	挿入開始〜終了までの時間は20秒以内とし,吸引圧をかけている時間は10秒以内にする.10秒を超える吸引は低酸素血症を起こし,吸引時間が長いほどSpO$_2$の低下が著しい.吸引時間が長いほど,SpO$_2$の回復にも時間がかかる.
カテーテル挿入の深さ	カテーテル先端が気管分岐部にあたらない程度まで挿入する.気管チューブ先端より2〜3 cmカテーテル先端が出る程度とする.鼻腔吸引で約20 cm,気管内吸引で約25 cm,気管切開で約15 cmの深さまで挿入する.
カテーテルを回して吸引すべきか	単孔式では先端が回転しても意味はないが,多孔式ではすべての孔に喀痰をからめて圧が上がり喀痰を引き込む.カテーテルを回す場合,手首を回しても先端は回転しないため,こよりをよじるように回す.

3) 無気肺改善のアプローチ

◼ 徒手による手技

- 無気肺改善のため,**ポストリフティング**や**スプリングアクション**といった呼吸介助の応用手技を用いる[4].

〈ポストリフティング〉
- 背側肺の拡張と換気改善を目的とし,下側無気肺の改善にも用いる.
- 背臥位でセラピストの両手掌あるいは一側手掌を患者の背面にあて,吸気に伴って背側にゆすり刺激を加える.

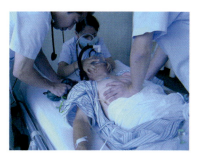
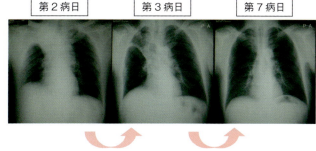

①健側胸郭固定（左胸部・右下部胸郭）
②バギング（マスク固定・バッグ操作）

図11 Manual Lung Hyperinflation
文献12をもとに作成.

- 背部をもち上げて，脊柱が過伸展しないように注意する．
- 片側でのリフティングの場合，体幹が回旋しないように注意する．

〈スプリングアクション〉
- 呼気に続く急速な吸気を誘導し，肺，胸郭の弾性を利用して末梢部へのエア・エントリーを改善する．
- 無気肺の認められる場所に対して，十分な呼気を介助し吸気の再開とともに瞬間的に圧を逃すことで急速な吸気を誘導する．
- 熱いやかんに触れたときのように，瞬間的に胸壁から手を離す．
- 吸気のタイミングに合わせるが，手を離す直前に胸郭を押し込まない．
- 手を離す（圧を逃す）方向は，胸郭が拡張してほしい方向に離す．

2 バッグによる肺過膨張手技（Manual Lung Hyperinflation）[11]

- 気管内チューブあるいはマスクを介して行う．マスクの場合は**気道確保**と**マスク固定**が重要である．
- 方法としては，①ゆっくりとした深い吸気（安静換気の1.5倍程度），②吸気位での静止，③急にバッグを離し呼気流速を増大させる．
- 呼吸介助・強制呼気手技と組合わせバッグで加圧換気を行い，換気と気道クリアランスを改善する．
- 大葉性無気肺の場合，健側胸郭を手でブロックしてバッグで加圧換気を行う方法が有効である（図11）[12]．

3 無気肺改善の機序

- **無気肺の発生**は，粘液栓などにより太い気道が閉塞し起こる閉塞性要因，胸水などによって肺胞が圧迫され起こる圧迫要因，肺サーファクタントの減少により肺胞が虚脱する粘着性要因，間質の線維化により肺胞が膨らむことができない瘢痕性要因がある．
- 前述の手技が有効な無気肺は，気道内分泌物貯留による粘液栓を原因とする閉塞性によるものである．

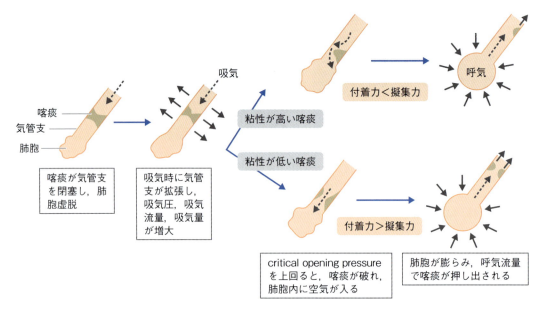

図12 無気肺改善メカニズム
文献13をもとに作成.

- **無気肺の改善**は，critical opening pressureを超える圧が加わると喀痰が破れて肺胞に空気が入ることで，虚脱した肺胞が膨らむ．次に速い呼気流量で喀痰が押し出されることで無気肺が改善すると考えられている（図12）[13]．

4) 気道クリアランス法の選択基準と注意点

① 気道クリアランス法の選択基準[14]

- 気道クリアランス法の選択は，**病態に応じリスクを考慮**したうえで選択する．
- まず排痰体位を併用し軽打法以外の気道クリアランス法を選択する．
- 改善が困難な場合には，胸壁から行う方法と肺内に直接行う方法を併用した気道クリアランス法を選択する（図13）．

② 気道クリアランス法の注意点

- 気道内分泌物が粘稠な場合は，排痰法に先立ち，ネブライザーによる十分な加湿，痰溶解剤の吸入をさせておく．
- 排痰後は聴診，喀痰の性状，など必ず評価を行い，施行中はモニタリングしながら行うと安全である．
- 胃食道逆流を起こしやすい場合は，食後2時間は避けたほうが望ましい．
- 誤嚥傾向がある場合，排痰後は口腔内分泌物を誤嚥しないようにポジショニングを行うことが大切である．
- 低酸素血症，頭蓋内圧亢進，肺内出血，気管支攣縮，不整脈，循環動態の不安定なものは注意が必要である．

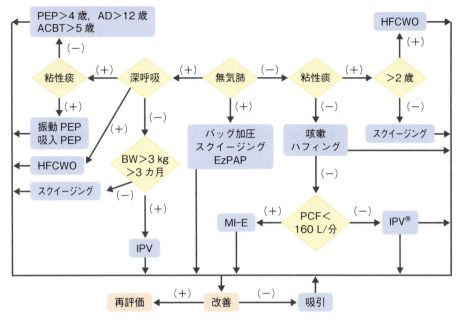

図13　気道クリアランス法の選択基準

PEP：呼気陽圧（positive expiratory pressure）．AD：自律性排痰法（autogenic drainage）．ACBT：自動周期性呼吸法（active cycle of breath technique）．HFCWO：高頻度胸壁振動法（high frequency chest wall oscillation）．MI-E：機械的咳介助（mechanical in-exsufflation）．PCF：ピーク咳フロー（peak cough flow）．文献14をもとに作成．

国家試験頻出キーワード

- 呼吸介助手技（p247）
- 体位排痰法（p251）
- 喀痰吸引（p252）

文献

1) 「呼吸不全のリハビリテーション」（谷本晋一/著），pp3-13，南江堂，1987
2) 川田博：肺と心，36：211-215，1989
3) 「初学者のための呼吸理学療法テキスト」（小林茂，他/監，堀竜次/編），pp124-133，メディカ出版，2010
4) 「動画でわかる呼吸コンディショニングテクニック」（堀竜次/編），pp72-105，メディカ出版，2015
5) Oberwaldner B：Eur Respir J, 15：196-204, 2000
6) 「胸部理学療法―ICUにおける理論と実際」（Mackenzie CF, 他/著，石田博厚/監訳，丸山征四郎/訳），pp121-138，総合医学社，1991
7) 「初学者のための呼吸理学療法テキスト」（小林茂，他/監，堀竜次/編），pp188-196，メディカ出版，2010
8) 「呼吸理学療法標準手技」（千住秀明，他/監，石川朗，他/編），pp46-49，医学書院，2006
9) 「Physiotherapy for Respiratory and Cardiac Problems, 4th Edition」（Pryor JA et al, eds），pp134-217, Churchill Living Stone, 2008
10) 「動画でわかる呼吸コンディショニングテクニック」（堀竜次/編），pp110-125，メディカ出版，2015
11) Denehy L：Eur Respir J, 14：958-965, 1999
12) 「DVDで学ぶ呼吸理学療法テクニック」（玉木彰/編），pp159-171，南江堂，2006
13) 「呼吸理学療法 第2版」（宮川哲夫/編），pp248-265，三輪書店，2009
14) 宮川哲夫：日本呼吸ケア・リハビリテーション学会誌，24：298-305, 2013

第5章 呼吸器疾患・呼吸障害の理学療法

3 人工呼吸管理下の理学療法

学習のポイント
- 人工呼吸器が担う役割と基本的な設定を学ぶ
- 実践すべき理学療法を学ぶ

症状・障害の理解

1）人工呼吸器が担う役割

- **人工呼吸**とは呼吸障害時の肺換気を機械的に補助（補助呼吸），あるいは完全に患者に代わって行う方法（強制換気）である．通常，軽度の呼吸障害であれば換気の増大（例：運動時の大きな呼吸）などで代償するが，代償しきれない程度に呼吸障害が進んだ場合，人工呼吸管理の適応となる．また，拡散能の低下に対しては一般には鼻カヌラや酸素マスクなどを用いることで低酸素血症を回避するが，これらの酸素療法ではPaO_2が維持できなくなった場合に人工呼吸器の導入に至る．

■1 人工呼吸器の適応基準
- 人工呼吸器の適応（開始）には一律の基準はないが，簡潔にまとめると**表1**のように示される．

■2 人工呼吸器の種類
- 陽圧換気を行う人工呼吸器には人工気道を用いて装着する侵襲的陽圧換気とマスクなどを用いて装着する非侵襲的陽圧換気の2種類がある．
- **侵襲的陽圧換気**（Invasive Positive Pressure Ventilation：IPPV）とは気管挿管や気管切開を行い人工気道を留置し気道を確保することで行われる人工換気のことをいう．

> **基礎医学への振り返り**
>
> **陰圧呼吸と陽圧換気**
> 横隔膜の働きにより発生する陰圧に伴う肺の膨張は，背臥位，側臥位，座位などにおいて血流の多い肺領域において換気が多くなり，換気と血流の分布が均等になる．一方，人工呼吸器により行われる陽圧換気では，血流の乏しい肺領域の換気が多くなり，換気血流の不均等が生じやすい．

表1 人工呼吸器の開始基準

① 呼吸数：5回/分以下ないし35回/分以上
② 酸素吸入など，人工呼吸器以外のあらゆる治療によってもPaO_2 50 mmHgを維持できないとき（急性呼吸不全ではPaO_2 60 mmHg以下）
　［参考所見として$PaCO_2$ 70 mmHg以上］
③ 努力呼吸による疲労困憊状態がある
④ 意識障害（低酸素血症，CO_2ナルコーシスによるもの）がある

①の呼吸数5回/分以下は明らかに低換気を示す所見である．一方呼吸数40回/分以上も1回換気量の著しい低下の結果であり，低換気の徴候と捉えられる．②のPaO_2の低下は肺胞腔内から血液中へのO_2の移動が障害された結果生じるものであり，拡散能の低下を示す．③，④の疲労困憊および意識障害は①および②の結果生じた血液ガスの異常が，生体のもつ代償機転の作動によっても補いきれなくなり生じるものであり，機械的補助の必要性を強く示唆する所見である．

- 侵襲的陽圧換気以外の方法で行われる人工換気を**非侵襲的陽圧換気**（Non-invasive Positive Pressure Ventilation：NPPV）という．

3 人工呼吸器における換気様式の基礎

〈従圧式換気（PCV）〉

- PCV（Pressure Control Ventilation）は最大吸気圧を設定し，気道内圧が設定圧に到達するまでの間，送気を行う換気様式．長所には気道内圧を厳密に設定できること，自発呼吸と同調しやすいことなどがあり，短所には換気量が保証されない点があげられる．

〈従量式換気（VCV）〉

- VCV（Volume Control Ventilation）は1回換気量，吸気流量を設定し，設定容量に至るまで送気を行う換気様式．長所として1回換気量や分時換気量が確実に得られる点がある．短所には圧の異常上昇の危険や努力呼吸の際に自発呼吸との同調性が低下することなどがあげられる．
- 人工呼吸器設定では近年，肺保護換気の考え方が定着している．**肺保護換気**とは一定程度以上の陽圧負荷が肺胞に加わらないようにする人工呼吸器設定のことをいう．これは肺胞への過剰な陽圧負荷や肺胞の拡張と虚脱を反復させることが肺胞を傷害すると明らかとなったことから考え出された．過剰な圧負荷は肺胞に侵襲をもたらす可能性があるため，肺保護換気の観点から現在は従圧式換気が推奨されている．

2）人工呼吸器の主な設定条件

- 人工呼吸器にはさまざまな設定項目があり，各メーカーの各機種によっても項目はさまざまである．本項ではほぼすべての人工呼吸器に共通する基本的な設定項目について概説する．図1に人工呼吸器グラフィックモニタの一例を示す．図1のモニタ画面の上半分は一呼吸ごとの気道内圧や1回換気量，呼吸数，分時換気量がリアルタイムで表示され，気道内圧および流量の経時的変化が波形として表示されている．図1の画面下半分には各設定値が表示されている．
- 図1に，メーカーや機種を問わず共通して用いられる**人工呼吸器の基本的な設定項目**について記載する．

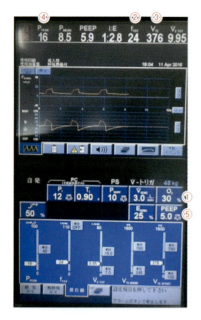

図1　人工呼吸器グラフィックモニタの一例

①吸入気酸素濃度（Fraction of inspiratory Oxygen concentration：F_iO_2）は人工呼吸器から送気される吸入気ガスに含まれる酸素濃度のことである．酸素濃度（F_iO_2）の設定範囲は0.21〜1.0（21〜100％）までとなる．②人工呼吸器のモニタに表示される呼吸数は自発呼吸回数と人工呼吸器による補助換気回数の和であり，1分間に行われる呼吸の総回数を示す．特に自発呼吸の回数のみを指す場合は自発呼吸回数という．③1回換気量（Tidal Volume：VT）は自発呼吸および補助換気により生体へ出し入れされる気体量のことであり，通常はmLであらわされる．吸気時のVTを吸気1回換気量，呼気時のVTを呼気1回換気量という．人工呼吸器の機種によって，表示される1回換気量が吸気時のものか呼気時のものかについて確認する必要がある．④前述したように近年の臨床現場では，肺保護の観点から従圧式換気が高頻度で用いられている．最大吸気圧は従圧式換気における吸気時の気道内圧の最大値の指標である．吸気圧が高ければ高いほど，サポートの程度が大きいと解釈できる．吸気時の圧補助には人工呼吸器が強制的に送気する場合の吸気圧（Pressure Control：PC）と自発吸気を後押しする際の吸気圧（Pressure Support：PS）とがある．⑤呼気終末陽圧（positive end expiratory pressure：PEEP）とは安静呼気位における気道内陽圧のことであり，これは呼気終末における肺胞の虚脱を防止するために付加される．呼気終末陽圧は終末呼気位における肺胞拡張を促し肺容量を高位に保つことで肺胞内気と血液との間でのガス交換を促す作用がある．呼気終末陽圧は自発呼吸では生じ得ないものであり，人工呼吸器独自の圧設定である．前述②〜④は換気補助に関する設定項目であるが，PEEPは拡散の補助に関する設定項目である．

理学療法の理論と実際

1）理学療法の基本的な考え方

- 理学療法の目標は人工呼吸器管理中の患者であっても，基本動作能力の再獲得であることに変わりはない．人工呼吸器管理は何らかの原因により患者の換気機能および拡散機能が低下したことにより開始される．したがって，人工呼吸器装着患者に対する理学療法の基本的な考え方は換気，拡散機能の改善をもたらすことである．加えて，人工呼吸器装着患者は人工呼吸器関連合併症や低活動に伴う全身弱化のリスクを常に孕んでおり，これら人工呼吸器管理に伴って生じる問題に対してもアプローチをすることが必要となる．

- 近年ではこれら呼吸機能の改善のみでなく，障害を受けた呼吸機能に対する代償機能は人工呼吸器に委ねつつ，人工呼吸器装着下であっても基本動作能力のすみやかな再獲得を図り，翻ってそのことが呼吸機能の改善や人工呼吸器からの離脱に効果をもたらすとの報告も多い．基本的動作の再獲得の制限因子として呼吸機能の障害がある場合，PTはその障害に対し治療的体操や動作練習を行い運動機能と動作能力の改善を図ることが求められる．

2）呼吸理学療法の実際

- 人工呼吸器装着患者に対する理学療法の主なプログラムは段階的モビライゼーションである．この段階的モビライゼーションの遂行にはある程度安定した，あるいはコントロールされた自己恒常性が再獲得されている必要があり，安定の程度に応じてさまざまな個別の呼吸理学療法手技が用いられる[1]．

■ ポジショニング（体位変換）

- 人工呼吸器患者への**ポジショニング**は体位を変化させることにより**呼吸状態を改善**に導くために用いられる．体位変化により肺野へ加わる重力の方向を変化させ，気道内分泌物の移動，

胸腔内貯留物（胸水，膿，血液）の移動，肺内血流の移動などをもたらし，気道クリアランスの改善や換気血流比の均等化，圧迫性無気肺の改善などを図る．

2 リラクゼーション

- 呼吸器疾患患者は呼吸補助筋群が過活動となるため，酸素消費量が増加する．これは人工呼吸器依存を高めるため，**不要な酸素消費を抑える目的でリラクゼーションが適応となる**[1]．呼吸補助筋，特に頸部肩甲帯周囲の吸気補助筋においては持続的な過緊張に伴い硬結や圧痛を伴う場合がある．
- **吸気筋のリラクゼーション**では呼気相に併せて筋への圧迫，伸張を加え筋の弛緩を図る．これは胸郭エラスタンスの低下，酸素消費の低下に寄与する．

3 腹式呼吸（横隔膜呼吸）

- 人工呼吸器による陽圧換気では拡張しやすい健常肺領域や上側の肺野がより早期に拡張し，虚脱肺胞や下側肺野を圧迫する．これにより虚脱肺胞や下側肺野の拡張はより困難となる[2]．
- 横隔膜により発生する陰圧は下側肺の拡張を優先的に改善させるため，虚脱肺胞や下側肺野への換気をもたらす．
- 肺循環において血液は重力勾配に基づき，より下側に多くの血流が生じる．横隔膜呼吸に伴う下側への換気は血流の多い肺部位をより有効に拡張させるため，換気血流比やガス交換能の改善をもたらす．

4 鎮静下にある人工呼吸器装着患者に対する理学療法

- 鎮静下にある患者においては**鎮静深度**により実施する理学療法の適応が異なる．推奨される理学療法を表2〜4に示す．

表2　鎮静深度別の理学療法プログラム

鎮静深度 RASS <−2 （反応がなく協力が得られない状態）	鎮静深度 RASS ≧−2 （反応と適切な応答が得られる状態）
他動的プログラム	自動的プログラム
他動的運動	自動的運動
反復回数：各関節5回	強度：ボルグ11
セット数：1セット	反復回数：8回
頻度：1日1回	セット数：1セット
ストレッチ	頻度：1日1回
持続時間：20分	

文献3をもとに作成．

表3　鎮静深度 RASS ≧−2における負荷強度のステップアップ

ステップ1：反復回数の増加	反復回数を10まで増やす
ステップ2：セット数の増加	1セットから最大3セットまで
ステップ3：強度の増加	ボルグにて11から13まで
ステップ4：頻度の増加	1日1回から1日2回へ

文献3をもとに作成．

表4 人工呼吸器管理症例に対する動作練習

ADLトレーニング	バランス練習，立位練習，歩行練習から開始 ベッド外への離床動作練習
自転車エルゴメーター	最大20分まで漸増

文献3をもとに作成．

表5 NPPVにおける長期予後の改善が見込まれる疾患と指標

NPPVが有効となる障害	代表的な疾患	長期使用により改善する指標
拘束性換気障害	肺結核後遺症，脊椎後側弯症，など	臨床症状，生活の質，生存率の改善が得られる
COPD（慢性期）	COPDに伴う慢性Ⅱ型呼吸不全	生存率，呼吸筋の休息など
慢性心不全	チェーンストークス呼吸を呈する心不全症例	短期的な心機能の改善
肥満低換気症候群	高二酸化炭素血症を伴う症例	日中の過眠，生活の質，生命予後
神経筋疾患	筋ジストロフィー，先天性ミオパチー，筋萎縮性側索硬化症，重症筋無力症など	症状の軽減，生存期間の延長
小児	神経筋疾患，脊柱側弯症など	低換気の改善，気道感染の低減，自覚症状の軽減，胸郭変形の予防など

3）在宅人工呼吸器管理の適応と運動療法の実際

- 在宅人工呼吸療法で用いられる人工呼吸器の多くは気管内挿管や気管切開を必要としないNPPVが用いられている．NPPVの適応となる呼吸障害と代表的な呼吸器疾患を表5に示す．
- 運動中の換気補助により，高度の呼吸障害例において高強度の運動がより長時間可能となることが示されている．また，夜間のNPPVの使用による呼吸筋の休息と日中の運動療法の組合わせにより，運動耐容能が改善することが示されている[4]．

> **国家試験頻出キーワード**
> - 人工呼吸器適応（開始）基準（p258） ・ポジショニング（p260） ・リラクゼーション（p261）
> - 腹式呼吸（p261）

文献

1)「呼吸理学療法標準手技」（千住秀明，他／監，石川朗，他／編），医学書院，2008
2)「標準理学療法学専門分野 内部障害理学療法学」（奈良勲／監，吉尾雅春，高橋哲也／編），医学書院，2013
3) Sommers J, et al：Clin Rehabil, 29：1051-1063, 2015
4)「NPPV（非侵襲的陽圧換気療法）ガイドライン改訂第2版」（日本呼吸器学会NPPVガイドライン作成委員会／編），南江堂，2015

第6章 糖尿病の理学療法

学習のポイント

- 血糖の調整メカニズムを学ぶ
- 糖尿病の病態を学ぶ
- 糖尿病の症状と合併症を理解し，運動機能に与える影響を学ぶ
- 糖尿病患者の理解に必要な評価項目を学ぶ
- 糖尿病患者の運動処方について学ぶ

症状・障害の理解

1）糖尿病とは

- **糖尿病**（diabetes mellitus：**DM**）は，「血液中の血糖値が病的に高い状態をさす病名で，膵臓のランゲルハンス島β細胞から分泌されるインスリンの作用不足による慢性の高血糖状態を主徴とした代謝異常を伴う疾患群」である[1]．
- 発症初期は自覚症状に乏しく，治療せず放置すると重篤な合併症を引き起こす可能性が高くなるため，早期から適切な治療が必要となる．
- 糖尿病は，病因により1型，2型，その他特定の機序・疾患によるものに分類される．日本人糖尿病患者の約95％は2型糖尿病であり，インスリン作用不足をきたす複数の遺伝子素因に環境因子が加わって発症する．
- 現在，世界の糖尿病人口は爆発的に増え続けており，国際糖尿病連合（IDF）の発表によると，有病者数は4億人を超え，20〜79歳の成人11人に1人が糖尿病患者と推定されている．

基礎医学への振り返り

血糖値の調節

生体の恒常性維持のために，血糖値は常にホルモンおよび自律神経を介して調整されており，1日のうちでも常に変動している．肝臓，膵臓，視床下部は血糖値調節に大きく関与する臓器であるため，おのおのの役割を押さえ，ホルモン・自律神経がどのように作用しグルコースの流れが変化するのか，代謝系の構造と機能を理解することが重要である．また，運動中や運動後の血糖値変化のメカニズムも理解することが重要である．

表1 糖尿病判定・診断基準

判定基準	
①早朝空腹時血糖値126 mg/dL 以上 ②75 g OGTTで2時間値200 mg/dL以上 ③随時血糖値200 mg/dL以上 ④HbA1cが6.5％以上	①～④のいずれかが確認された場合は「糖尿病型」と判定する．
⑤早朝空腹時血糖値110 mg/dL 未満 ⑥75 g OGTTで2時間値140 mg/dL 未満	⑤および⑥の血糖値が確認された場合には「正常型」と判定する．

＊上記の糖尿病型，正常型いずれにも属さない場合は「境界型」と判定する．

診断基準
・糖尿病と診断されるには，「糖尿病型」と判定されたのち，別日に行った検査でも「糖尿病型」と2回以上確認されることが必要である． ・ただし，以下の場合は同時に血糖値が糖尿病型を示していれば，1回の検査だけでも糖尿病と診断される． 　①HbA1c≧6.5％の場合 　②糖尿病の典型的症状（口渇，多飲，多尿，体重減少など）の存在，または確実な糖尿病網膜症の存在のうち，いずれかが認められる場合

OGTT：経口ブドウ糖負荷試験．文献1 p19, 21より転載．

- 本邦においても，過食，生活環境の変化，運動不足による肥満・内臓脂肪の増加により，2型糖尿病患者数は増加の一途をたどっている．そこで本項では2型糖尿病を中心に述べていく．

2）糖尿病の判定・診断基準（表1）

- 糖尿病は，血糖値およびHbA1c（グリコヘモグロビン）によって糖尿病型，境界型，正常型に判定された後，診断が確定する．

3）血糖調節メカニズムと2型糖尿病の病態

- 2型糖尿病を引き起こすインスリン作用不足には，**インスリン分泌不全**と**インスリン抵抗性**の2つの病態が背景として存在する．正常の血糖調節メカニズムを理解し，高血糖を招いている病態の原因を探ることは，運動療法の目標を設定するうえで重要となる．

1 血糖調節メカニズム

〈血糖の恒常性〉

- **血糖**とは，血液中に含まれるグルコース（ブドウ糖）のことである．グルコースは生体の細胞へのエネルギー供給源として重要な役割を果たし，食後の高血糖が心血管疾患発症と深い関係があることから，常に血糖値は約80～100 mg/dLの範囲内で維持されている．

〈空腹時の血糖調節〉

- ヒトは睡眠中などの空腹時でも，1時間あたり約8～10 gのグルコースを消費し生命を維持している．空腹時に重要な役割を果たす臓器は肝臓であり，血糖値を上昇させる**インスリン拮抗ホルモン**（グルカゴン，カテコールアミン，コルチゾール，成長ホルモンなど）と，唯一血糖値を低下させる**インスリン**のバランスによって血糖値は調整されている．

- 血糖値が低下した場合は，インスリン拮抗ホルモンが作用し，肝臓に貯蔵されているグリコーゲンの分解や糖新生により，消費された量に見合う分だけのグルコースを血中に放出して血糖値を上昇させる．
- 血糖値が上昇した場合は，インスリンの作用によりグルコースを肝臓に取り込み，グリコーゲンとして貯蔵することで血糖値を低下させる．
- このように，血糖値の恒常性を保つために1日を通して持続的に行われているインスリンの分泌を**基礎分泌**という．

〈食後の血糖調節〉(図1)

- 健常者では，食後急速に血糖値が上昇するとインスリンが追加で分泌される．この分泌は**追加分泌**とよばれ，消化管ホルモンであるインクレチン上昇により，膵臓に貯蔵されていたインスリンが5～10分で分泌する第1相反応と，膵臓で新たにインスリンが生成され持続的に分泌する第2相反応によって行われる．
- その結果，グルコースがインスリン標的臓器である肝臓，骨格筋，脂肪細胞に取り込まれ，血糖値は正常域まで下降する．
- グルコースは，肝臓と骨格筋でグリコーゲンに，脂肪細胞で中性脂肪に変換され，必要に応じて生命維持や運動時のエネルギー源として使用される．

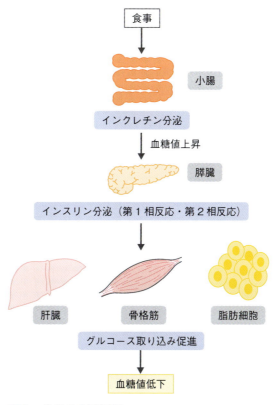

図1　食後の血糖調節

❷ 2型糖尿病の病態

〈インスリン分泌不全〉

- インスリン分泌不全は，インスリンが絶対的に欠乏する状態であり，2型糖尿病ではまずインスリンの追加分泌能力低下により，食後の血糖上昇に対する反応が遅延・低下する．
- その後，症状の進行とともに膵臓ランゲルハンス島β細胞の機能が低下することで，基礎分泌能力も低下し，空腹時の血糖値も上昇していくと考えられている．

〈インスリン抵抗性〉

- 2型糖尿病患者は健常者と比べ，インスリン抵抗性が高くなる．
- インスリン抵抗性が高いとは，インスリンが分泌されているにもかかわらず，インスリンに対する標的臓器での感受性が低下し，インスリンの作用が十分ではない，つまり効きが悪い状態をいう．
- インスリン抵抗性を考えるうえで，特に運動療法を実施するうえで重要な役割を果たす骨格筋のグルコース取り込み機序の理解は重要である．通常，インスリン分泌による骨格筋へのグルコースの取り込みは，GLUT4（glucose transporter 4）とよばれる糖輸送体によって行われている（図2）．
- GLUT4は細胞質内に小胞として存在するが，インスリンが骨格筋の細胞膜表面にあるインスリン受容体に結合すると，PI-3キナーゼのシグナル伝達などによって細胞膜表面に移動する．その後GLUT4は血中のグルコースと結合し，再度細胞内へ移動することでグルコースを細胞内に取り込み，血糖の恒常性を維持する役割を担っている．
- 2型糖尿病では，この経路のいずれかに問題が生じるとインスリン抵抗性を引き起こす．原因として，インスリン受容体数の減少，GLUT4の発現の抑制，内臓脂肪組織から分泌される遊離脂肪酸や腫瘍壊死因子などの炎症性サイトカインの影響によるシグナル伝達能力低下などがあげられる．

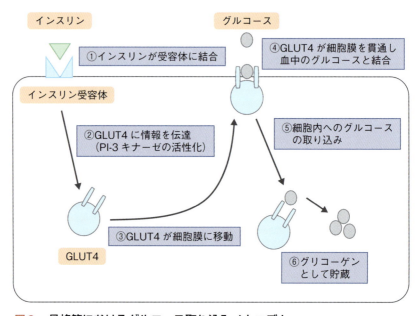

図2　骨格筋におけるグルコース取り込みメカニズム

表2 糖尿病の指標

平均血糖値を反映する指標
1. 血糖値 　①空腹時血糖値：126 mg/dL以上でインスリン基礎分泌能力の低下が示唆 　②食後2時間血糖値：200 mg/dL以上でインスリン追加分泌能力低下および抵抗性が示唆 　③随時血糖値：200 mg/dL以上で糖尿病型 2. グリコヘモグロビン（HbA1c）：基準値4.6～6.2％ 3. グリコアルブミン（GA）：基準値11～16％
インスリン分泌能の指標
1. インスリン分泌指数（insulinogenic index）：正常0.4以上 2. 24時間尿中C－ペプチド排泄量：20μg/日以下でインスリン依存状態 3. 空腹時血中C－ペプチド：0.5 ng/mL以下で分泌低下 4. HOMA-β：30％以下で分泌低下 $$HOMA\text{-}\beta = \frac{空腹時インスリン値（\mu U/mL）\times 360}{空腹時血糖値（mg/dL）- 63}$$
インスリン抵抗性の指標
1. 早朝空腹時血中インスリン値：15μU/mL以上でインスリン抵抗性あり 2. HOMA-IR：2.5以上でインスリン抵抗性あり $$HOMA\text{-}IR = \frac{空腹時インスリン値（\mu U/mL）\times 空腹時血糖値（mg/dL）}{405}$$ 3. 肥満度：BMI 25以上，ウエスト周囲計　男性≧85 cm　女性≧90 cm 4. その他：中性脂肪，LDLコレステロール，HDLコレステロール，血圧

文献2をもとに作成．

4）糖尿病の指標

- 糖尿病の進行具合を血糖値で評価するだけでは不十分であり，血液データなどを総合的に評価し，インスリン分泌不全，インスリン抵抗性を判別し病態を明確にすることが必要である．表2にその指標を示す．

5）糖尿病の症状と合併症

❶ 症状

- 糖尿病発症初期は自覚症状に乏しく，進行すると多尿，口渇，多飲，体重減少，倦怠感などをきたす．
- 糖尿病が危険な疾患であるとされるゆえんは，治療せず高血糖状態が持続するとさまざまな合併症を引き起こすためである．合併症には**急性合併症**と**慢性合併症**がある．

❷ 急性合併症（表3）

- 急性合併症は重症化すると，昏睡，意識障害に至り生命にかかわるため，すみやかな対応が必要となる．

表3 糖尿病の急性合併症

急性合併症
糖尿病ケトアシドーシス
高血糖高浸透圧症候群
低血糖性昏睡
易感染症

〈糖尿病ケトアシドーシス〉
- 極度のインスリン作用不足に加え，身体がエネルギー源としてグルコースを使用できなくなることで，脂肪の分解と肝臓での酸性物質であるケトン体合成が過剰となりケトアシドーシスとなる．
- 主に1型糖尿病患者に出現し，脱水症状，倦怠感，意識障害，低血圧，クスマウル呼吸[※1]などが生じる．

> ※1　クスマウル呼吸
> 深い呼吸が規則的に持続する異常呼吸．体内に蓄積したCO_2を排出し，代謝性アシドーシスの病態を補正するための現象．

〈高血糖高浸透圧症候群〉
- 高血糖による浸透圧利尿で著しい脱水を生じ循環不全を引き起こす．ただし，最低限のインスリンは分泌されているため，著しいアシドーシスは認められない．
- 2型糖尿病患者が感染症，手術，脳血管障害などでインスリン作用不足を生じた際に起こり，脱水症状後，腹痛，嘔吐を経て意識障害や痙攣を生じる場合もある．

〈低血糖性昏睡〉
- 薬物療法によりインスリンが過剰状態になった場合や，激しい運動を行った場合に低血糖症状を引き起こす可能性がある．
- 血糖値が70 mg/dL以下になると，インスリン拮抗ホルモンが分泌されはじめるが，低血糖状態が持続すると，発汗，動悸，頻脈，顔面蒼白，手指のふるえなどの交感神経刺激症状が出現する．血糖値が50 mg/dL以下になると，脳の機能が低下し，頭痛，生あくび，めまい，脱力などの中枢神経症状が出現する．30 mg/dL以下になると，意識レベルが低下して昏睡状態から死に至ることもある．

〈易感染症〉
- 神経障害，血流障害，免疫機能低下が原因となり，呼吸器感染症，尿路感染症，皮膚感染症，口腔内感染症を引き起こしやすくなる．

3 慢性合併症（表4）

- 慢性合併症は，主に持続的な高血糖状態および脂質異常を背景とした全身の血管・神経の変性が原因であり，**細小血管障害**と**大血管障害**，その他の合併症に分類される．ここでは三大合併症とよばれる細小血管障害について解説する．

表4　糖尿病の慢性合併症

慢性合併症
細小血管障害（三大合併症）
網膜症，腎症，神経障害
大血管障害（動脈硬化性疾患）
脳血管障害 　脳出血よりも脳梗塞が多く認められ，小さな梗塞が多発する傾向がある
虚血性心疾患 　冠状動脈の硬化により，狭心症，心筋梗塞が起こる．自律神経障害を併発している場合，急性心筋梗塞は無症候性であることが多い
閉塞性動脈硬化症 　下肢の動脈硬化により，冷感，しびれ感，間欠性跛行，安静時疼痛，皮膚潰瘍などを生じる
その他
糖尿病足病変
手の病変 　手のこわばり，手指可動域制限，痛み，手根管症候群，デュプイトラン拘縮などを合併する
歯周病 　高血糖や虚血による免疫機能低下が，歯周病原菌の増殖を招く

〈糖尿病網膜症〉
- 糖尿病患者の約40%に合併し，糖尿病罹患後，約数年〜10年で発症する．
- 病期により，正常，単純網膜症，増殖前網膜症，増殖網膜症の4期に分類される．単純網膜症発症後の病状悪化は急速で，約2〜3年で増殖前網膜症，約1〜2年で増殖網膜症へと進行する．
- 初期病変である単純網膜症では，網膜出血，硬性白斑，毛細血管瘤，網膜浮腫などが出現するが，病変が黄斑部に生じなければ自覚症状はなく視力障害はない．
- 病変が高度に進行すると，網膜は虚血状態となり軟性白斑や新生血管が観察される．硝子体出血や網膜剥離を生じることで，飛蚊症や視力低下，さらには失明に至ることもある．

〈糖尿病腎症〉
- 腎臓の糸球体血管の病変により，糸球体の構造が破壊され機能が障害されることで発症する．
- 尿中アルブミン値もしくは尿蛋白値と糸球体濾過率（通常は血清クレアチニンクリアランスを測定することで代用）によって，第1〜5期の病期に分類される．
- 糖尿病罹患後，約5〜10年以上経過した患者にみられ，初期症状である微量の蛋白尿は第2期（早期腎症期）より出現するが，血圧上昇以外の自覚症状はほとんどない．
- 腎症が進行すると，持続性蛋白尿の出現，糸球体濾過量の低下が認められるようになり，第3期（顕性腎症期）以降に浮腫，息切れ，貧血，全身倦怠感などの自覚症状が出現する．腎臓の機能が失われた腎不全患者は，症例に応じて透析療法が必要となる．

〈糖尿病神経障害〉
- 神経障害は最も早期に出現し頻度が高い合併症である．
- 糖尿病神経障害は表5の通り分類される．このうち多発神経障害は臨床上多く認められるとともに，さまざまな症状により運動機能に影響を与え，基本動作やADLを低下させる一要因となるため，他の疾患との判別は重要となる（表6）．
- 多発神経障害の原因は，蛋白質の糖化や神経細胞内でのソルビトール（グルコース代謝産物）蓄積による神経線維の変性などが考えられており，感覚・運動神経障害ともに，両側性で末梢部優位（手袋靴下型）に症状が出現することが特徴的である．

表5 糖尿病神経障害の分類と主な症状

分類	症状
多発神経障害	
感覚運動神経障害	しびれ感，錯感覚，冷感，自発痛，アロディニア，感覚鈍麻
自律神経障害	瞳孔機能異常，発汗異常，起立性低血圧，胃不全麻痺，便通異常（便秘，下痢），胆嚢無力症，膀胱障害，勃起障害，無自覚性低血糖など
急性有痛性神経障害	（治療後神経障害など）
単神経障害	
脳神経障害	外眼筋麻痺（動眼・滑車・外転神経麻痺），顔面神経麻痺など
体幹・四肢の神経障害	手根管症候群，尺骨神経麻痺，腓骨神経麻痺，体幹部の単神経障害など
糖尿病筋萎縮（腰仙部根神経叢神経障害）	典型例は片側〜両側臀部・大腿部筋萎縮・筋力低下を呈し疼痛を伴う

文献3より引用．

表6 糖尿病性多発神経障害の簡易診断基準

必須項目（以下の2項目を満たす）
1. 糖尿病が存在する
2. 糖尿病性多発神経障害以外の末梢神経障害を否定し得る

条件項目（以下の3項目のうち2項目以上を満たす場合を"神経障害"ありとする）
1. 糖尿病性多発神経障害に基づくと思われる自覚症状
2. 両側アキレス腱反射の低下あるいは消失
3. 両側内踝の振動覚低下

注意事項
1. 糖尿病性多発神経障害に基づくと思われる自覚症状とは， 　1) 両側性 　2) 足趾先および足底の「しびれ」，「疼痛」，「異常感覚」のうちいずれかの症状を訴える
2. アキレス腱反射の検査は膝立位で確認する
3. 振動覚低下とはC128音叉にて10秒以下を目安とする
4. 高齢者については老化による影響を十分考慮する

参考項目 （以下の参考項目のいずれかを満たす場合は，条件項目を満たさなくても神経障害ありとする）
1. 神経伝導検査で2つ以上の神経でそれぞれ1項目以上の検査項目（伝導速度，振幅，潜時）の明らかな異常を認める
2. 臨床症候上，明らかな糖尿病性自律神経障害がある．しかし自律神経機能検査で異常を確認することが望ましい

文献4をもとに作成．

6) 運動機能への影響[5]

- 一般的に糖尿病患者は健常者と比較すると**運動機能が低く転倒リスクが高い**ことが報告されている．以下に糖尿病患者に認められる運動機能への影響をあげる．

1 筋萎縮，筋力低下

- 運動神経障害の程度と関連し，足趾や足・膝関節を中心に筋萎縮，筋力低下が生じる．
- 筋力低下は10〜20％程度であるため，歩行障害などの基本動作を不可能にするほどではないものの，歩行速度やバランス能力低下を招き，転倒につながる危険性が高い．

2 関節可動域制限

- 末梢神経障害の進行やコラーゲン線維の変性による軟部組織の伸張性低下，筋萎縮・筋力低下による足趾変形が原因で生じる．特に足関節・足趾関節で認められる．

3 足部，足趾の変形

- 足部・足趾変形は糖尿病患者のなかでも多くみられる症状であり，ハンマートゥ（槌趾），クロウトゥ（鷲爪趾），外反母趾，偏平足，シャルコー関節などが認められる．足部内在筋の虫様筋や背側・底側骨間筋の筋萎縮，長趾伸筋と長趾屈筋の筋力不均衡も加わりハンマートゥ，クロウトゥといった足趾変形を引き起こす．

4 バランス機能低下

- 運動神経障害による下肢筋力低下，特に膝・足関節の筋力や足趾把持力の低下，また足趾変形や足関節・足趾関節可動域制限，感覚神経障害によるしびれ・痛みなどの感覚異常，触

覚・痛覚・振動覚の低下など複合的な要素が原因となる．特に振動覚低下はバランス機能低下の主要因であり，転倒のリスクを高める可能性が高い．

5 糖尿病足病変

- 糖尿病足病変には，足部・足趾変形の他に足底部の胼胝形成，足趾間や爪の白癬症，足潰瘍，壊疽などがあげられる．
- 胼胝形成の原因は，足部・足趾変形や足関節背屈可動域制限が，歩行時の前足部足底面への荷重量を増加させ，前足部測定圧を上昇させるためであると考えられている．
- 足病変は，特に感覚鈍麻が外傷，治療の遅れ，足部・足趾変形や胼胝による靴擦れの悪化などを誘発させ，重症化すると潰瘍，壊疽となり下肢切断に至るケースもあり，歩行などの移動動作能力を低下させる原因となる．そのため日頃から足部へ細心の注意を払い，異常が認められれば主治医に相談する必要性がある．

理学療法の理論と実際

- 糖尿病の理学療法における一般的な流れは 1) メディカルチェック→ 2) 運動処方の作成→ 3) 理学療法実践となる．

1) メディカルチェック

- 運動療法に先立ち実施するメディカルチェックでは**表7**の内容を確認する．
- 運動療法の禁忌となる項目は**表8**の通りである．
- 一連のメディカルチェックのなかで，**PT自身が確認すべき評価項目**を以下❶〜❸に示す．
- 糖尿病患者は，高血糖状態の持続により動脈硬化をきたす可能性が高く，病気と向き合う期間が生涯にわたることから，医学的所見や身体機能のみでなく心理面の評価も必要となる．

表7 運動療法開始前のメディカルチェック

1.	問診	自覚症状，既往歴，家族歴，運動歴など
2.	診察	身長，体重，血圧，脈拍数，「内科診察」，「整形外科診察（骨，関節など）」，「眼科診察」
3.	「足の観察」	皮膚の観察，足関節・足趾の可動性
4.	胸部X線	立位正面像および側面像
5.	心電図	安静時12誘導心電図
6.	血液検査	「血糖」，HbA1c, WBC, RBC, Hct, AST, ALT, γGTP, LDH, BUN,「クレアチニン」，尿酸, Na, K, Cl, グリコアルブミン, 1,5-AG, 総コレステロール, トリグリセリド（TG），HDLコレステロール，LDLコレステロールなど
7.	尿検査	糖，「ケトン体」，蛋白，沈渣，尿中アルブミン
8.	その他	心臓超音波検査（心エコー），ホルター心電図，運動負荷試験，下肢筋力・バランス検査，歩行観察，身体活動量の評価，身体組成の評価（生体インピーダンス法，DEXA法など），心筋シンチグラフィー，頸動脈超音波検査，「神経伝導速度」，「心電図R-R間隔変動係数」，肺機能検査，動脈血ガス分析など

表中「 」は運動療法の禁忌と直結するもの．下線の項目はPTが日常の臨床でチェック可能なもの．文献6をもとに作成．

表8 運動療法の禁忌

1. 糖尿病の代謝コントロールが極端に悪い場合（空腹時血糖値250 mg/dL以上，または尿ケトン体中等度以上陽性）
2. 増殖網膜症による新鮮な眼底出血がある場合
3. 腎不全の状態にある場合（血清クレアチニン：男性2.5 mg/dL以上，女性2.0 mg/dL以上）
4. 虚血性心疾患や心肺機能に障害のある場合
5. 骨・関節疾患がある場合
6. 急性感染症
7. 糖尿病壊疽
8. 高度の糖尿病自律神経障害

文献1より引用．

1 医学的所見

- 血糖値：空腹時血糖，随時血糖，食後血糖をもとに診断を確定する．理学療法を実践するうえでは，**血糖自己測定（SMBG）**や**連続グルコース・モニタリング（CGM）**※2の結果から，血糖値が高い（運動療法の効果が高い）時間帯，血糖値が低い（リスクが高い）時間帯を把握する．一般的には食後1時間〜1時間半後に運動を実施することが望ましい（図3）．
- その他の血液指標：1〜2カ月の血糖値を反映するHbA1c（図4）や1〜2週間の血糖値を反映する**グリコアルブミン**，数日の血糖値を反映する**1,5-AG**などが用いられる．また，インスリン抵抗性の指標として**HOMA-R**や大血管疾患の危険因子として**LDLコレステロール**などにも注意が必要である．

> **memo** ※2 連続グルコース・モニタリング
> 腹壁皮下にセンサーを留置し，組織間液中のグルコース濃度を測定する．1型糖尿病患者や頻回に低血糖発作を起こす2型糖尿病患者などに適応される．

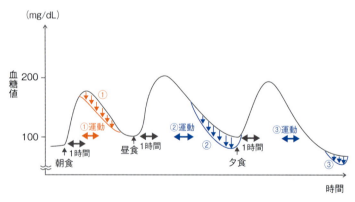

図3 糖尿病患者における血糖値日内変動の模式図

食事摂取後，約1時間かけて血糖値がピークとなる．この食後高血糖状態を早急に是正するため，①運動実施は食後1時間〜1時間半ほどで開始するのが望ましい．②一方，食後時間が経過してから運動を開始すると低血糖をきたすおそれがあるため危険である．③特に，就寝前の運動は，夜間低血糖を生じる恐れもあるため，補食が必要となることもある．

A 一般的血糖コントロール目標

目標	コントロール目標値※4		
	血糖正常化を めざす際の目標※1	**合併症予防の ための目標**※2	治療強化が 困難な際の目標※3
HbA1c（%）	6.0 未満	**7.0 未満**	8.0 未満

治療目標は年齢，罹病期間，臓器障害，低血糖の危険性，サポート体制などを考慮して個別に設定する．

B 高齢者に対する目標

		カテゴリーⅠ	カテゴリーⅡ	カテゴリーⅢ
患者の特徴・ 健康状態※5		①認知機能正常 　かつ ②ADL自立	①軽度認知障害～ 　軽度認知症 　または ②手段的ADL低下， 　基本的ADL自立	①中等度以上の認 　知症 　または ②基本的ADL低下 　または ③多くの併存疾患や 　機能障害
重篤低血糖 が危惧され る薬剤（イン スリン製剤， SU薬，グリ ニド薬など） の使用	なし※6	7.0％未満	7.0％未満	8.0％未満
	あり※7	65歳以上 75歳未満 7.5％未満 （下限 6.5％） / 75歳以上 8.0％未満 （下限 7.0％）	8.0％未満 （下限 7.0％）	8.5％未満 （下限 7.5％）

治療目標は，年齢，罹病期間，低血糖の危険性，サポート体制などに加え，高齢者では認知機能や基本的ADL，手段的ADL，併存疾患なども考慮して個別に設定する．ただし，加齢に伴って重症低血糖の危険性が高くなることに十分注意する．

【重要な注意事項】糖尿病治療薬の使用にあたっては，日本老年医学会編「高齢者の安全な薬物療法ガイドライン」を参照すること．薬剤使用時には併用を避け，副作用の出現に十分に注意する．

図4　一般的血糖コントロール目標と高齢者に対する目標

目標値を覚えるうえで，多少強引ではあるが，HbA1cに30を足すとおおよそ体温と考えると理解しやすい．例）HbA1c：7.0％未満 → 平熱（37℃未満），HbA1c：8.0％ → 高熱（38℃）．※1 適切な食事療法や運動療法だけで達成可能な場合，または薬物療法中でも低血糖などの副作用なく達成可能な場合の目標とする．※2 合併症予防の観点からHbA1cの目標値を7％未満とする．対応する血糖値としては，空腹時血糖値130 mg/dL未満，食後2時間血糖値180 mg/dL未満をおおよその目安とする．※3 低血糖などの副作用，その他の理由で治療の強化が難しい場合の目標とする．※4 いずれも成人に対しての目標値であり，また妊娠例は除くものとする．※5 認知機能や基本的ADL（着衣，移動，入浴，トイレの使用など），手段的ADL（IADL：買い物，食事の準備，服薬管理，金銭管理など）の評価に関しては，日本老年医学会のホームページ（https://www.jpn-geriat-soc.or.jp）を参照する．エンドオブライフの状態では，著しい高血圧を防止し，それに伴う脱水や急性合併症を予防する治療を優先する．※6 高齢者糖尿病においても，合併症予防のための目標は7.0％未満である．ただし，適切な食事療法や運動療法だけで達成可能な場合，または薬物療法の副作用なく達成可能な場合の目標を6.0％未満，治療の強化が難しい場合の目標を8.0％未満とする．下限を設けない．カテゴリーⅢに該当する状態で，多剤併用による有害作用が懸念される場合や，重篤な併存疾患を有し，社会的サポートが乏しい場合などには，8.5％未満を目標とすることも許容される．※7 糖尿病罹患期間も考慮し，合併症発症・進展阻止が優先される場合には，重症低血糖を予防する対策を講じつつ，個々の高齢者ごとに個別の目標や加減を設定してもよい．65歳未満からこれらの薬剤を用いて治療中であり，かつ血糖コントロール状態が図の目標や加減を下回る場合には，基本的に現状を維持するが，重症血糖に十分注意する．グリニド薬は，種類・使用量・血糖値などを勘案し，重症低血糖が危惧されない薬剤に分類される場合もある．文献1 p27，98より引用改変．

2 身体機能の評価

〈運動耐容能〉
- 糖尿病患者では活動量の低下に伴い運動耐容能が低下することが多い．そのため**6分間歩行テスト**や**心肺運動負荷試験**などにより運動耐容能を評価する（第2章-3参照）．

〈身体組成〉
- 糖尿病患者では肥満と併せて，筋量の減少（**サルコペニア**）を呈することが多い．そのためBMIだけでなく，身体組成（除脂肪体重や骨格筋量など）の評価を行う必要がある．身体組成の評価には，キャリパーや超音波を用いた**皮脂厚測定**や生体電気インピーダンス法（Bio-electrical Impedance Analysis：BIA）の原理を用いた**インピーダンス式体組成計**（InBodyなど），**CT，X線（DEXA法）**などを用いる．臨床上の妥当性，簡便性を踏まえるとインピーダンス式体組成計を用いた評価が適当と考えられる．

〈運動習慣，身体活動量〉
- 患者の運動習慣や日常生活のなかでの活動量の把握には**質問紙**（IPAQなど）や**歩数計，活動量計**などを用いる．歩数計や活動量計などの測定デバイスは腕時計型や腰部装着型などさまざまな種類がある（図5）．これらの**デバイスを使用することで，患者自身のやる気が向上する**という利点もある．選定には患者の理解度，ライフスタイルを踏まえる必要があるが，患者自身に購入を勧める際には医療機器だけでなく，比較的安価な市販品の使用も考慮にいれるとよい．

〈筋力・関節可動域〉
- 糖尿病患者では筋量の減少と併せて，筋の質的変化により**筋量あたりの筋力が低下する**．また，この傾向は下肢筋で顕著である．そのため，ハンドヘルドダイナモメーターなどを用いた定量評価を行うことが望ましい．特に，膝伸展筋力（股関節・膝関節90度屈曲位，固定ベルト使用）は年齢・性別に応じた参考基準値が示されており利用しやすい（表9）．関節可動域は足関節を含む足部で特に制限が生じやすく，足病変の温床となる．

〈感覚〉
- 糖尿病による神経障害は**広汎性かつ左右対称性**に進行する．初期には振動覚，アキレス腱反射の低下などがみられる．感覚障害は四肢末梢から進行し，**手袋靴下型**の感覚障害を呈する（図6）．圧覚の評価にはモノフィラメントの使用が推奨される．

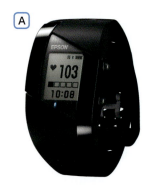 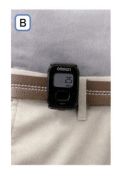

図5 身体活動量測定用デバイスの一例
A）腕時計型（EPSON）．
B）腰部装着型（OMRON）．

表9 年齢・性別による等尺性膝伸展筋力

男性

年代	20歳台	30歳台	40歳台	50歳台	60歳台	70歳台	80歳台
等尺性膝伸展筋力値（kg）	60.4±8.1	56.1±12.7	49.4±10.0	50.8±8.7	40.0±8.5	31.3±6.0	24.7±4.7
等尺性膝伸展筋力体重比（%）	95.7±12.9	84.0±14.2	77.9±11.9	76.3±15.8	63.6±11.6	56.3±9.4	48.5±6.6

女性

年代	20歳台	30歳台	40歳台	50歳台	60歳台	70歳台	80歳台
等尺性膝伸展筋力値（kg）	37.1±8.9	33.4±6.8	33.3±5.7	30.2±5.6	26.2±5.6	23.2±6.1	18.8±3.2
等尺性膝伸展筋力体重比（%）	73.5±13.8	65.3±12.1	63.0±12.4	59.0±12.1	50.2±9.6	45.9±10.1	38.6±4.9

文献7をもとに作成.

〈歩行・バランス〉

- 神経障害による表在感覚，固有感覚の低下に加え，足内在筋の機能低下や足病変が合併することで，歩容の変化・バランス低下をきたす．

3 心理面の評価

- 糖尿病患者の治療計画においては，患者自身の主体的な治療参加が不可欠である．患者の心理面を評価する指標として，糖尿病患者特有のQOL指標であるDQOLや糖尿病患者特有の負担感を測る指標であるPAIDなどが用いられる．また，行動変容を期待するうえで運動セルフエフィカシーや行動変容ステージの評価も有用である．

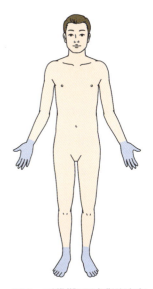

図6　手袋靴下型感覚障害

2）運動処方の作成

- 安全かつ効果的な運動療法を実施・継続するために，どのような運動が推奨されるかについて，詳細を示したものを運動処方という．
- 運動処方の作成においては運動の種類，強度，種類，時間（Frequency, Intensity, Type, Time：FITT）を個別に定める必要がある．

1 頻度（Frequency）

- 運動療法の効果は1〜2日継続する．そのため，少なくとも2日に1回の頻度で実施する．
- ただし，運動療法による血糖低下作用が持続する（キャリーオーバー）ことで**夜間低血糖**が惹起されるおそれもあるので注意[※3]を払う必要がある（図3③）．

※3 低血糖リスクについての注意点

糖尿病のリスク管理と聞いた際に低血糖を連想することは容易である．しかし，低血糖が誘発されるのはインスリン注射だけだと考えていないだろうか．血糖降下を促すための薬剤は表のごとく数多い．このうち，SU薬と速効型インスリン分泌促進薬は単剤で低血糖を起こし得るので投薬状況には注意を払う必要がある．また，αグルコシダーゼ阻害薬は，単独では低血糖を生じないが，SU薬やインスリン製剤と併用により低血糖を生じると糖質の分解が遅延されるので，必ずグルコース（単糖類）を摂取する．※糖質の種類と吸収のスピード「単糖類：グルコース」＞「二糖類：スクロース，マルトース」＞「少糖類：オリゴ糖」＞「多糖類：デンプン，グリコーゲン」の順に吸収が速い．

表　経口薬の種類

種類	一般名	種類	一般名
スルホニル（SU）尿素薬	グリベンクラミド	チアジリゾン薬	ピオグリタゾン塩酸塩
	グリクラジド	DPP-4阻害薬	シタグリプチンリン酸塩水和物
	グリメピリド		ビルダグリプチン
速効型インスリン分泌促進（グリニド）薬	ナテグリニド		アログリプチン安息香酸塩
	ミチグリニドカルシウム水和物		リナグリプチン
	レパグリニド		テネリグリプチン臭化水素酸塩水和物
αグルコシダーゼ阻害薬	アカルボース		アナグリプチン
	ボグリボース	SGLT2阻害薬	イプラグリフロジンL-プロリン
	ミグリトール		ダパグリフロジンプロピレングリコール水和物
ビグアナイド薬	メトホルミン塩酸塩		ルセオグリフロジン水和物
	ブホルミン塩酸塩		トホグリフロジン水和物

2 強度（Intensity）

- 具体的な運動強度の設定では，酸素摂取量（心肺運動負荷試験：CPXに基づく），心拍数（カルボーネン法※4に基づく）や自覚的運動強度（ボルグスケールに基づく）などを参照する．CPXではAT程度，カルボーネン法では$k = 0.4 \sim 0.6$程度，ボルグスケールでは「楽である：11」〜「ややきつい：13」程度が目安となる．

- ボルグスケールには10段階の修正ボルグスケールもあるが，糖尿病領域では旧版が用いられることが多い．いずれの場合においても，まずは目標とする強度よりも低いところからはじめるのが望ましい．

 ※4 カルボーネン法による運動強度

目標心拍数＝k×（予測最大心拍数－安静時心拍数）＋安静時心拍数
　予測最大心拍数＝220－年齢
　k：運動強度（運動のきつさをあらわす（0〜1.0））

3 種類（Type）

- 糖尿病患者に対する運動の種類としては**有酸素運動**に加え，**レジスタンストレーニング**が推奨される．
- 有酸素運動は歩行，ジョギングなどが代表的であるが，肥満，過体重などによる下肢障害や感覚障害によるバランス機能低下を合併する例では自転車エルゴメーター，水中運動などが推奨される．
- ただし，日常生活におけるエネルギー消費の主役は有酸素運動ではなく，**NEAT**[※5]である．
- 予定された有酸素運動を完遂すると，達成感から残りの時間を不活発に過ごすことも多い．座位時間が長くなると，運動実施時間とは無関係に死亡率が高まるともいわれており[8]，エネルギー消費量（運動強度×時間）を増加させるには生活活動の活発化が必要になることを忘れてはならない．
- レジスタンストレーニング運動が推奨される背景として，筋収縮による**GLUT4トランスロケーション**に加え，グリコーゲンの貯蔵庫としての**筋量の増加**が期待される．したがって，大殿筋，大腿四頭筋，下腿三頭筋など大筋肉を使用される運動（スクワットなど）が望ましい．

> **※5　NEAT**
> Non-Exercise Activity Thermogenesis：非運動性活動熱産生．普段の生活における身体活動のこと．身体活動は生活活動と運動により構成される．

4 時間（Time）

- 運動療法の目的に応じて，必要とされる時間は異なる．
- 運動開始直後のエネルギー供給は主に筋グリコーゲンによってまかなわれ，長時間継続すると脂質分解を主としたエネルギー供給に転換される（第1章-1を参照）．
- 血糖降下作用を期待するうえでは「短時間（10分程度）の運動を複数回実施」した場合と「長時間（30分程度）の運動を単回実施」した場合の効果は大差がないとされる．
- 一方，糖尿病患者の多くに合併する肥満を解消するためには，長時間の運動が必要となる．
- ただし，運動に対するセルフエフィカシー[※6]を高め，アドヒアランス[※7]の向上を期待するうえでは，短時間の運動からはじめていくとよい場合も多い．

> **※6　セルフエフィカシー**
> 自分がその行動をどの程度うまく行うことができるかという確信．

>  **※7　アドヒアランス**
> 患者自身が主体的に治療内容を遵守していく態度．

3）糖尿病の理学療法実践

- 糖尿病における理学療法は，①**有酸素運動・レジスタンストレーニングを中心とした運動療法**，②**合併症（中でも末梢神経障害・足病変）に対する予防・治療的介入**，③**ライフスタイルの変化（NEATの増加・運動療法の習慣化など）を含む行動変容を促すための教育的介入**に大別される．

1 運動療法

- 運動療法では表10のような効果が知られている．
- 血糖コントロールに関しては急性効果，慢性効果が知られている．
- 急性効果の背景として**GLUT4トランスロケーションによるインスリン非依存的なグルコース取り込み**（図7），慢性効果の背景として，グルコース取り込み器官である**筋量の維持，GLUT4の増加**がある．

2 合併症の予防・維持

- 合併症それぞれの病期に応じて許容される運動を表11に示す．

〈神経障害〉

- 神経障害は糖尿病合併症のなかでも早期に出現する．
- 感覚障害や自律神経障害が中心となるが，単神経障害もまれにみられる．
- インスリン導入などの結果，急激に血糖が低下すると，一時的に感覚障害が増悪することがあるので念頭におく必要がある．

表10 運動療法の効果

1. 運動の急性効果として，ブドウ糖，脂肪酸の利用が促進され血糖値が低下する
2. 運動の慢性効果として，インスリン抵抗性が改善する
3. エネルギー摂取量と消費量のバランスが改善され，減量効果がある
4. 加齢や運動不足による筋萎縮や，骨粗鬆症の予防に有効である
5. 高血圧や脂質異常症の改善に有効である
6. 心肺機能をよくする
7. 運動能力が向上する
8. 爽快感，活動気分など日常生活のQOLを高める効果も期待できる

文献1より引用．

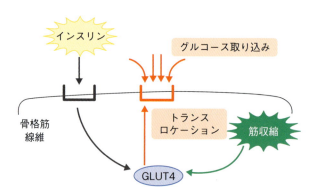

図7 GLUT4トランスロケーション

筋線維中のGLUT4は，「インスリン，筋収縮」をシグナルとして細胞膜上へ移動（トランスロケーション）し血中からグルコースの取り込みを行う．

表11 三大合併症と運動

1. 糖尿病網膜症	
単純網膜症	強度の運動処方は行わない
増殖前網膜症	眼科的治療を受け安定した状態でのみ歩行程度の運動可
増殖網膜症	日常生活動作（ADL）能力維持のための運動処方と安全管理が必要（眼底出血直後の急性期には安静に保つ）
いずれの病期もバルサルバ型運動（息をこらえて力む運動）は行わない	

2. 糖尿病腎症			
病期	尿アルブミン値（mg/gCr）あるいは尿蛋白値（g/gCr）	GFR（eGFR）(mL/分/1.73 m²)	運動
第1期（腎症前期）	正常アルブミン尿（30未満）	30以上	原則として糖尿病の運動療法を行う
第2期（早期腎症期）	微量アルブミン尿（30～299）	30以上	原則として糖尿病の運動療法を行う
第3期（顕性腎症期）	顕性アルブミン尿（300以上）あるいは持続性蛋白尿（0.5以上）	30以上	原則として運動可 ただし病態によりその程度を調整する 過激な運動は不可
第4期（腎不全期）	問わない	30未満	運動制限 散歩やラジオ体操は可 体力を維持する程度の運動は可
第5期（透析療法期）	透析療法中		原則として軽運動 過激な運動は不可

3. 糖尿病神経障害		
知的障害	触覚・痛覚・振動覚の低下	足の壊疽に注意 水泳，自転車運動がよい
自律神経障害	起立性低血圧 心拍数の呼吸性変動の減少 または消失	日常生活動作（ADL）能力維持のための運動処方と安全管理が必要
運動障害	筋力低下 バランス障害 歩行障害	転倒予防に関する指導，対応が必要

文献6より引用．

- 単神経障害では，脳神経（Ⅲ：動眼神経，Ⅵ：外転神経，Ⅶ：顔面神経）障害による外眼筋，表情筋麻痺や下肢近位筋の筋力低下などがみられるが，予後はよいとされる．
- 自律神経障害を合併した糖尿病患者では運動強度と心拍数が比例しないことも多い．特に，不整脈やβブロッカーの処方，ペースメーカー装着など心拍調節を意図した介入がなされている場合，心拍数による運動強度の設定は適応外となるので注意が必要である．また，感覚障害により胸痛を伴わない無症候性心筋虚血を生じる危険がある．そのため運動負荷試験の実施が望ましいが，糖尿病患者に対して呼気ガス分析装着を用いた運動負荷試験が実施されることは少ないのが現状である．

〈フットケア〉
- 糖尿病神経障害では，知覚障害による足壊疽に注意を払う必要がある．
- 適切な生活指導（靴下の着用，足部点検，清潔，保湿など）を行い，足病変の予防を図る．

- 糖尿病患者では足関節背屈可動域制限や足内在筋筋力低下から前足部への荷重が高まることが指摘されている．
- これも足病変の温床となるため，**足関節・足部の可動域訓練**や**足内在筋のトレーニング**（タオルギャザーなど）が有効である．
- また，筋力低下やバランス障害による転倒を予防するため，バランス訓練，歩行訓練を実施する．

3 患者教育

- 糖尿病の発症初期は，症状の自覚が乏しいことに加え，療養行動の欠如が直ちに病態の悪化につながるわけではないことが多い，などの理由から療養行動の動機づけが困難な場合がある．
- 患者自身の行動変容を促すトランスセオレティカルモデルや，患者自身で自己管理行動を選択できるよう支援を行うエンパワーメントなどの概念が普及している．
- 集団指導として糖尿病教室や糖尿病カンバセーション・マップなどが行われている．

国家試験頻出キーワード

- インスリン抵抗性（p266）
- HbA1C（p267）
- 糖尿病合併症（p267）
- 血中ケトン体（p268）
- 高血糖症状（p268）
- 低血糖症状（p268）
- 網膜症（p269）
- 神経障害（p269）
- 足病変（p271）
- 無症候性心筋虚血（p279）

文献

1) 「糖尿病治療ガイド2016-2017」（日本糖尿病学会/編・著），文光堂，2016
2) 「考える理学療法［内部障害編］評価から治療手技の選択」（丸山仁司，他/編），文光堂，2008
3) 「科学的根拠に基づく糖尿病診療ガイドライン2013」（日本糖尿病学会/編），南江堂，2013
4) 糖尿病性神経障害を考える会：末梢神経，23：109-112，2012
5) 石黒友康：理学療法学，40：297-301，2013
6) 「糖尿病療養指導ガイドブック2015」（日本糖尿病療養指導士認定機構/編著），メディカルレビュー社，2015
7) 平澤有里，他：理学療法ジャーナル，38：330-333，2004
8) Biswas A, et al：Ann Intern Med, 162：123-132, 2015

第7章

腎疾患の理学療法

学習のポイント

- 慢性腎臓病の疾患概念を学ぶ
- 腎臓の構造と働きを学ぶ
- 慢性腎臓病の臨床症状を学ぶ
- 末期腎不全に対する腎代替療法を学ぶ
- 慢性腎臓病患者に必要な理学療法評価を学ぶ
- 慢性腎臓病患者に対する理学療法プログラムを学ぶ

症状・障害の理解

1）慢性腎臓病（CKD）とは

- 腎疾患では，糖尿病性腎症，糸球体腎炎，腎硬化症，IgA腎症，慢性腎不全などの従来の疾患分類とは別に，慢性に経過するすべての腎疾患を指す**慢性腎臓病**（Chronic Kidney Disease：CKD）という疾患概念が一般的である．
- CKDの疾患概念と理学療法のかかわりを図1に示す．高血圧，糖尿病，肥満など生活習慣病がその原因（リスク因子）とされている．
- CKDの早期発見，さらには予後の評価においては，検診時の**尿蛋白値**（糖尿病では尿アルブミン値）を確認することが有用である．
- CKDは，その進行過程において，**心血管疾患**（心筋梗塞，心不全，脳血管疾患，下肢動脈閉塞性疾患）を高い頻度で発症する．

基礎医学への振り返り

腎臓の機能
ネフロンにおける水，電解質，代謝産物の濾過と再吸収によって体液の恒常性は保たれ，その結果として尿が生成される．また，腎臓にて産生されるホルモンによって造血と骨形成が促される．体液の恒常性やホルモンの産生については，細胞内と細胞外の体液組成の違い，浸透圧の原理，血圧調節，骨代謝との関係性を知ることでより理解が深まる．

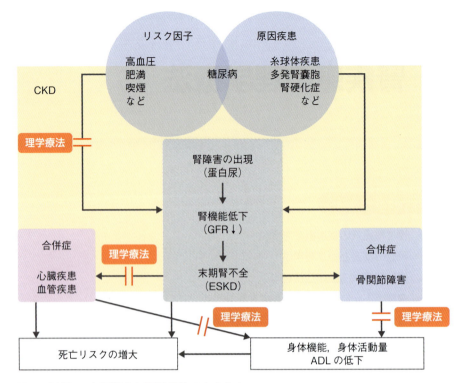

図1　CKDの疾患概念と理学療法のかかわり

CKDは，リスク因子，原因疾患，合併症，腎障害の慢性的進行，そして末期腎不全に対する腎代替療法までを包括的に管理する疾患概念と考えられている．CKDに対する理学療法は，リスク因子や心血管疾患の発症予防としての役割と，身体機能やADLの低下に対する回復を目的とした治療としての役割がある．

- CKDが進行すると，腎疾患の終末像である**末期腎不全**（End Stage Kidney Disease：ESKD）となり，腎代替療法が必要となる．ESKDでは，生活の質が著しく低下するとともに，さまざまな合併症が出現する．
- CKDは表1の通り定義される．CKDの程度は，血清クレアチニン値，年齢，性別を代入して算出される**推算糸球体濾過量**（estimated Glomerular Filtration Rate：eGFR）から判断する（表2）．それだけでなく，尿蛋白値や尿アルブミン値もCKD重症度を判断する重要な材料となる（表3）．

表1　CKDの定義

①尿異常，画像診断，血液，病理で腎障害の存在が明らか．特に0.15 g/gCr以上の蛋白尿（30 mg/gCr以上のアルブミン尿）の存在が重要

②GFR＜60 mL/分/1.73 m²

①，②のいずれか，または両方が3カ月以上持続する

糸球体濾過量（Glomerular Filtration Rate：GFR）．文献1より引用．

表2 eGFR の推算式

①血清クレアチニンを用いる式

男性：eGFR Cr（mL/分/1.73 m^2）＝ 194 × Cr$^{-1.094}$ × 年齢（歳）$^{-0.287}$
女性：eGFR Cr（mL/分/1.73 m^2）＝ 194 × Cr$^{-1.094}$ × 年齢（歳）$^{-0.287}$ × 0.739

・Cr：血清クレアチニン濃度（mg/dL）
・Crは，筋肉量や食事，運動の影響を受けるため，筋肉量が少ない症例（四肢切断，長期臥床例，極端な痩せ），筋肉量が多い症例（アスリート，定期的な運動習慣のある者）では，②の血清シスタチンCを用いる

②血清シスタチンCを用いる式

男性：eGFR Cys-C（mL/分/1.73 m^2）＝（104 × Cys-C$^{-1.019}$ × 0.996$^{年齢（歳）}$）－ 8
女性：eGFR Cys-C（mL/分/1.73 m^2）＝（104 × Cys-C$^{-1.019}$ × 0.996$^{年齢（歳）}$ × 0.929）－ 8

・Cys-C：血清シスタチンC濃度（mg/L）
・Cys-C値は，妊娠，HIV感染，甲状腺機能障害などの影響を受けるため注意

表3 CKDの重症度分類（CGA分類）

原疾患	蛋白尿区分		A1	A2	A3
糖尿病	尿アルブミン定量（mg/日）尿アルブミン/Cr比（mg/gCr)		正常	微量アルブミン尿	顕在アルブミン尿
			30未満	30〜299	300以上
高血圧 腎炎 多発性腎嚢胞 移植腎 不明 その他	尿蛋白定量（g/日）尿蛋白/Cr比（g/gCr)		正常	軽度蛋白尿	高度蛋白尿
			0.15未満	0.15〜0.49	0.50以上
GFR区分 (mL/min/1.73 m^2)	G1	正常または高値 ≧90			
	G2	正常または軽度低下 60〜89			
	G3a	軽度〜中等度低下 45〜59			
	G3b	中等度〜高度低下 30〜44			
	G4	高度低下 15〜29			
	G5	末期腎不全（ESKD）透析，腎移植 ＜15			

重症度は原疾患・GFR区分・蛋白尿区分を合わせたステージにより評価する．CKDの重症度は死亡，末期腎不全，心血管死亡発症のリスクを緑のステージを基準に，黄，オレンジ，赤の順にステージが上昇するほどリスクは上昇する（KDIGO CKD guideline 2012を日本人用に改変）．文献1より引用．

2) 保存期CKDに出現する症状と治療

- CKDの進行とともに腎臓に備わるさまざまな機能が低下し，異常な症状（**尿毒症状**）が出現する．
- **保存期CKD**とは，尿毒症状が出ているものの，腎代替療法を受けなくてもよい状態をいう．
- 腎臓の主たる機能は，代謝老廃物の排泄，体液の調節，酸・電解質の排泄，造血機能調節，骨代謝性調節である．これらの機能が低下した際に，多様な症状をきたす．
- 保存期CKDに出現する症状とその病態生理を図2に示す．主な症状には，蛋白尿，高血圧や不整脈など循環器系の異常と心不全症状，貧血，骨代謝異常がある．また，蛋白質摂取制限，低蛋白血症から低栄養状態となる．骨格筋蛋白質の合成（同化）が障害され，反対に分解（異化）が進む．これを蛋白質エネルギー消耗状態とよぶ．
- 糖尿病性腎症によってCKDが進行している場合，糖尿病に関する症状にも配慮する必要がある（詳細は第6章を参照すること）．
- CKDのリスク因子，保存期CKDの症状に対する治療には，薬物療法，食事療法（生活管理），理学療法（運動療法）がある．一覧を表4として示す．

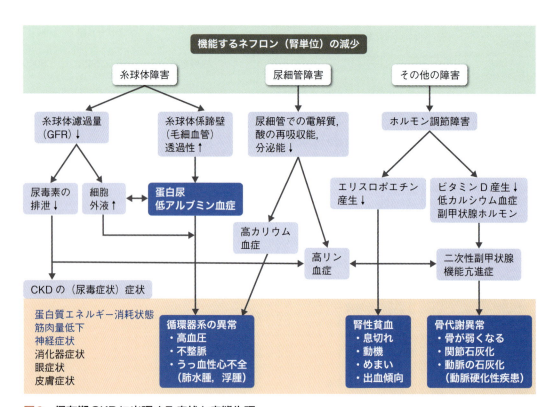

図2　保存期CKDに出現する症状と病態生理

蛋白尿はCKDの早期からの症状として重要である．CKDが進行し，代謝老廃物の排出量が低下すると尿毒症状が出現する．尿毒症状はCKDにて出現する症状全般をいう．体液量の調節が障害され細胞外液（血漿，間質液）が増加すると高血圧，うっ血性心不全の症状が出現する．電解質の排泄が障害され，高カリウム血症になると不整脈が出現しやすい．同じく電解質のなかでもリンの排泄が障害されると，腎臓で産生される活性型ビタミンD（ホルモン）の産生低下とあわせ，二次的に副甲状腺機能が亢進する．二次性副甲状腺機能亢進症は，骨の強度を低下させ，関節や血管など骨以外の箇所に石灰化（硬化）をもたらす．また，エリスロポエチンというホルモンの産生が低下すると骨髄での造血機能が低下するため貧血となる．また，進行したCKDは，筋肉量減少や神経症状が出現し，身体機能の低下に影響する．筋肉量低下には，蛋白質の摂取制限など栄養状態の悪化が強く関与する．

表4 CKDのリスク因子，症状に対する治療法

	症状	治療	備考
リスク因子	高血圧	・降圧目標：130/80 mmHg未満 ・ACE阻害薬，ARBを投与 ・食事療法（減塩） ・運動療法（有酸素運動）	・減塩は原則6.0 g/日を目標 ・有酸素運動はATもしくはそれ以下の強度にて実施
	糖尿病	・管理目標：HbA1c 6.5％未満 ・経口血糖降下薬，インスリン治療 ・食事療法 ・運動療法（有酸素運動，レジスタンストレーニング）	・薬物療法，食事療法，運動療法の詳細は第6章を参照
	脂質異常症	・管理目標：LDLコレステロール120 mg/dL未満 ・スタチン製剤が有効 ・運動療法（有酸素運動）	・薬物療法の副作用として横紋筋融解症に注意 ・脂質のエネルギー摂取比は20〜25％と健常者と同等とする ・有酸素運動はAT強度にて実施
	肥満	・管理目標：BMI 25未満 ・食事療法（エネルギー摂取制限） ・運動療法（有酸素運動）	・肥満解消をめざす場合は，1日のエネルギー摂取量を25〜30（kcal/kg標準体重/日）程度とする ・有酸素運動はAT強度にて実施
	喫煙	・禁煙	
合併症	蛋白尿	・管理目標：CKDステージ3以上では，0.8 g/kg標準体重/日未満が目安 ・ACE阻害薬，ARBは糸球体の内圧を低下させ蛋白尿を減らす ・食事療法（蛋白質摂取制限）	・低蛋白質食によりエネルギー摂取量が著しく減少し，栄養障害（蛋白質エネルギー消耗状態），体力低下をきたすため，エネルギー量の管理が必要 ・蛋白質摂取制限により同時にリンとカリウムも抑制できる
	腎性貧血	・管理目標：Hb値10〜12 mg/dL ・エリスロポエチン製剤を投与	・貧血の改善は腎障害の進行を抑制
	骨代謝異常	・リン値とカルシウム値を適正範囲内に管理する ・高リン血症では炭酸カルシウムなどリン吸着薬を投与 ・食事療法（リン摂取制限） ・身体活動量の向上	・リンは乳製品，卵黄，レバーなどに多く含まれる ・単純X線像で関節の石灰化や骨密度の低下を観察する
	心血管疾患	・疾患自体に対する侵襲的治療，薬物療法 ・上記，リスク因子に対する治療に準ずる	・運動療法は心血管疾患のリハビリテーションに関するガイドラインに則る

3）末期腎不全（ESKD）とは

- ESKDは，CKD重症度のGFR区分においてG5（GFR＜15 mL/分/1.73 m²）に分類され，腎不全による尿毒症状が保存的加療にて改善の見込みがなく，腎代替療法（腎臓の機能を代行する治療）が必要な状態と定義される．
- 腎代替療法には，血液透析，腹膜透析，腎移植がある．日本は**血液透析**の割合がかなり多い．透析導入は，①症状・所見，②腎機能，③日常生活の障害の程度，の3つの観点から検討される（表5）．

表5 透析導入適応の基準

①症状・所見
1. 水の貯留（むくみ・胸に水が溜まる）
2. 酸塩基電解質異常（高カリウム血症，酸の貯留）
3. 消化管の症状（吐き気，嘔吐，食欲不振）
4. 心臓の症状（呼吸困難，息切れ，心不全，著明な高血圧）
5. 神経の症状（意識混濁，痙攣，痺れ）
6. 血液の異常（貧血，出血がとまりにくい）
7. 目の症状（目がかすむ）
1～7のうち，3つ以上の症状＝30点，2つの症状＝20点，1つの症状＝10点

②腎機能
・持続的に血清Cr 8 mg/dL以上（あるいはCcr10 mL/分以下）＝30点
・血清Cr 5～8 mg/dL（Ccr 10～20 mL/分未満）＝20点
・血清Cr 3～5 mg/dL未満（Ccr 20～30 mL/分未満）＝10点

③日常生活の障害の程度
・起床できない（高度）＝30点
・著しい制限（中等度）＝20点
・運動・労働ができない（軽度）＝10点

合計，60点以上において透析導入が必要な状態．10歳以下，65歳以上の高齢者，糖尿病，膠原病，動脈硬化疾患など全身性血管合併症のある場合は10点を加算する．Cr：クレアチニン，Ccr：クレアチニンクリアランス．小児ではCcrを用いる．

● **腎代替療法**は，それぞれの治療方法によって導入後の治療管理や生活全般において特徴（メリット，デメリット）がある．特に透析患者は，透析導入後の社会復帰率が低い，通院による生活の制約が多い，飲水や食事制限が多いといった特徴があり，同年代の非透析患者と比較すると**身体活動量**が低下し，身体機能も低下している．詳細は，■理学療法の理論と実際において述べる．

4）腎代替療法のうちの透析療法について

1 血液透析とは

● 透析患者の**95%以上**が，血液透析治療を受けている．

● 血液透析は，血液と透析液の間にある膜（水分とごく小さな物質のみが通過する膜）を介して，水や物質の移動を促す．血液中の不必要な水分や物質を除去し，必要な不足物を透析液から補充することによって血液を浄化する（図3，4）．

● 除去される血液中の物質は，尿素，クレアチニン，尿酸，ナトリウム，カリウム，リン，β_2ミクログロブリン（β_2MG）などである．一方，カルシウムや重炭酸イオンなどは，透析液中から血液へ補充される．

● 血液透析の実施にあたり，動脈と静脈を吻合した**シャント**（バスキュラーアクセス）とよばれる血管を人為的に作成する（図5）．

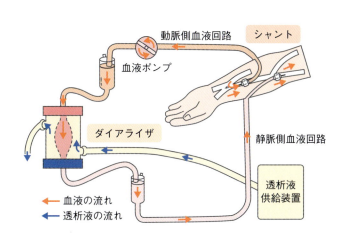

図3 血液透析の模式図

血液透析は，血液の体外循環により人工腎臓に血液を通して尿毒素を除去する．シャントとよばれる専用の血管に針を刺し，血液ポンプを使って血液を体の外にとり出し，ダイアライザ（人工腎臓）に循環させて尿毒素を除去した後，体に戻す．文献2をもとに作成．

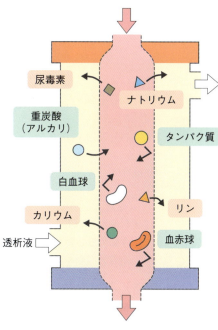

図4 ダイアライザの模式図

ダイアライザは細い管状の透析膜（直径約0.2 mm）を約1万本束ねたもので，管の中を血液が，その周囲を透析液が流れる．透析膜の小さな穴を通して老廃物，水分，塩分などが透析液側に移動する．不要なものを除去し，浄化された血液は体に戻る．文献2をもとに作成．

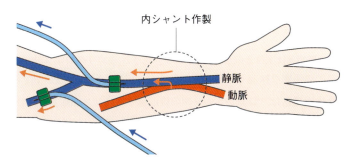

図5 シャントの模式図

シャントは，血流量が多く勢いのある動脈の血液を浅層の静脈血管へ流入させ，そこに透析針を穿刺して血液を透析装置に取り込むためにつくられる．手首や前腕の血管でつくられることが多い．文献2をもとに作成．

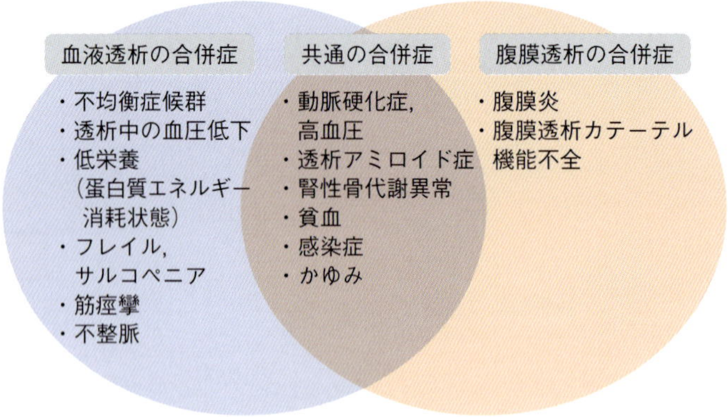

図6 透析の合併症
血液透析と腹膜透析は，治療方法が異なるため出現する合併症も独自のものがあることを理解する．

血液透析の合併症
- 不均衡症候群
- 透析中の血圧低下
- 低栄養（蛋白質エネルギー消耗状態）
- フレイル，サルコペニア
- 筋痙攣
- 不整脈

共通の合併症
- 動脈硬化症，高血圧
- 透析アミロイド症
- 腎性骨代謝異常
- 貧血
- 感染症
- かゆみ

腹膜透析の合併症
- 腹膜炎
- 腹膜透析カテーテル機能不全

- シャントが閉塞したり感染したりしないように医療者だけでなく患者自身にも注意を払うよう伝える必要がある．シャント音（ザーザー，グーングーンと血液の流れる音）やシャント血管の振動を定期的に確認し，シャントの流れが良好かどうか確認する．
- シャントのある上肢で血圧を測定してはいけない．

2 腹膜透析とは

- 透析患者の3〜4%が腹膜透析治療を受けている．
- 腹膜透析は，血液浄化のための透析の装置として自分自身の腹膜を透析膜として使う．
- 腹膜の表面積は体表面積ほどあり，その表面に毛細血管が網目状に分布する．腹膜腔内に透析液を貯留させることで，毛細血管の血液から不要な尿毒素，電解質，水が透析液へ移動し，反対に必要な物質が血液中へ移動する．

3 透析に合併する症状

- 透析の合併症を図6に示す．血液透析特有の合併症，腹膜透析特有の合併症，共通する合併症の代表的な症状について概説する．

〈共通の合併症〉
- **貧血**は，保存期CKDと同様に腎臓から分泌されるエリスロポエチンの産生量の低下に加え，透析操作や頻繁な採血も影響する．息切れ，動悸，疲れを感じやすくなる．
- **腎性骨代謝異常**は，腎臓からのリンの排泄低下（高リン血症）と活性型ビタミンDの産生障害による低カルシウム血症により，副甲状腺ホルモンの分泌が増加することによって起こる．副甲状腺ホルモンは骨からのカルシウム吸収量を多くし，血中のカルシウム濃度を高めるよう働くため，骨のカルシウム量が低下し骨が脆くなる．一方で，骨以外の血管や内臓にカルシウムが沈着し，異所性石灰化[※1]をきたし，動脈硬化，心臓弁膜症，関節炎が出現する．

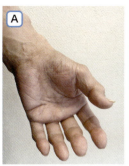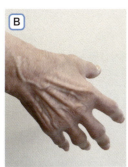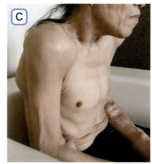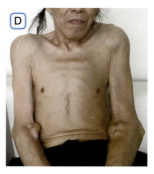

図7 血液透析患者に認められる合併症の例（57歳男性，血液透析歴39年）

透析アミロイド症にて，A）手根管症候群，B）ばね指，C）肩関節の破壊性関節症を呈している．手根管症候群は，正中神経の障害にて母指球筋の萎縮を認める．ばね指は，手指の屈曲伸展運動が制限される．破壊性関節症は，関節が強く変形する．D）低栄養状態が続くと，筋肉量や筋力が低下しサルコペニアの状態に至る．

- **透析アミロイド症**は，透析では十分に除去が困難なβ2MGという蛋白質から形成されるアミロイドが全身の骨や関節に沈着して起こる．代表的な症状として，**手根管症候群**（正中神経領域の症状），ばね指，破壊性関節症がある（図7）．

> **memo** ※1　異所性石灰化
> リンとカルシウムの結合によって形成されるリン酸カルシウムが血液中で増加し，骨以外の関節，筋肉，心臓，血管など通常沈着しないところに沈着し石灰化を起こすこと．

〈血液透析特有の合併症〉

- **不均衡症候群**は，透析導入初期に起きやすく，透析中〜透析終了後12時間以内に起きる頭痛，吐き気，嘔吐などの症状を指す．
- 透析中の**血圧低下**は，透析治療によって体内から水分が除去され，循環血液量が減少することによって起こる．また，急速な循環血液量の低下に加え，カリウムなどの電解質の急激な変化によって不整脈も起きやすい．
- **低栄養**は，エネルギー摂取量の低下，食欲の低下，蛋白質の透析液への漏出によって起こる．筋肉量や筋力の低下につながり，蛋白質エネルギー消耗状態，サルコペニアの状態に至る．

〈腹膜透析特有の合併症〉

- **腹膜炎**は，バッグ交換時の不潔操作によって起こる．腹痛，熱発，排液が濁るといった症状がみられる．

理学療法の理論と実際

1）CKD患者の理学療法評価

1 情報収集

- CKDのリスク因子と原因疾患の状況について確認する．糖尿病を合併している場合，身体機能が低下しやすい．

- CKDの重症度を確認し，CKDが進行している場合は，尿毒症症状の有無とその状態をメディカルチェックから確認する．
- ESKD患者は，透析治療にかかわる合併症の有無とその状態をメディカルチェックから確認する．
- CKDのリスク因子，尿毒症状，そして透析の合併症について表6の項目を参考に医学的情報を収集する．

表6　CKDの症状や透析の合併症について，情報収集（医学的情報）から評価する方法

CKDの症状や透析の合併症	情報収集（医学的情報）の項目
リスク因子 （高血圧，糖尿病，脂質異常症）	血液検査 ・HbA1c，グリコアルブミン値 ・コレステロール値 内服薬，インスリン使用状況
リスク因子 （肥満，喫煙）	エネルギー摂取量，摂取状況 体重の変化，喫煙歴
蛋白尿，アルブミン尿	尿検査
腎性貧血	血液検査 ・ヘマトクリット値 ・トランスフェリン飽和度（TSAT） エリスロポエチン製剤，鉄剤の使用状況
腎性骨（ミネラル）代謝異常	血液検査 ・リン値，カルシウム値，副甲状腺ホルモン濃度 画像所見（骨変形，関節変形）
心・血管疾患	循環器生理検査 ・心臓超音波検査 ・標準12誘導心電図 ・足関節上腕血圧比，脈波伝搬速度 ・血管内皮機能検査 足部の観察（潰瘍，胼胝，冷感の有無） 内服薬（心不全治療薬）
低栄養（蛋白質エネルギー消耗状態）	血液検査 ・アルブミン値，標準化蛋白質異化率（nPCR） スクリーニング検査 ・GNRI（Geriatric Nutritional Risk Index）
透析の管理状況と合併症	血液透析日間の体重増加率 目標除水量に対する除水状況と透析中の血圧変動 透析量（Kt/V）

標準化蛋白質異化率（nPCR）は，蛋白質摂取量の指標とされている．GNRIは，「GNRI＝14.89×血清アルブミン値（g/dL）＋41.7×（dry weight / 理想体重）」にて計算される．理想体重は，BMIが22となる体重であり，dry weightが理想体重より大きい場合は，dry weight / 理想体重＝1として計算する．92未満が低栄養のカットオフ値とされる．標準化透析量（Kt/V）は，透析時間に患者の体水分量の何倍の体水分量が透析によって浄化されたかを示し，尿毒素などの老廃物がどれくらい除去されたかの指標である．

❷ 身体機能，動作能力

- 保存期CKD患者は，CKDのステージがあがるにつれ，**運動耐容能**，筋力，歩行能力，バランス能力が徐々に低下する．
- 保存期CKD患者の身体機能や運動能力の低下は，eGFRの低下や尿蛋白値の増加，つまり腎機能低下と強い関係がある．
- 透析患者の身体機能や動作能力は，同年代の健常者と比較し**7割程度**まで低下している（図8，9）．高齢，長期の透析期間，サルコペニア，他の疾患を合併する場合，さらに低下する．

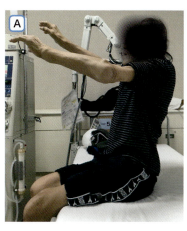
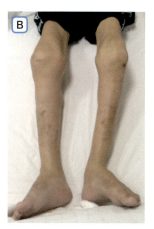

図8　透析患者の身体機能低下

A）肩関節屈曲の自動運動を実施している．関節可動域制限や筋力の低下がうかがえる．B）膝関節や足関節の変形と関節可動域制限，さらに，大腿，下腿の筋萎縮がうかがえる．

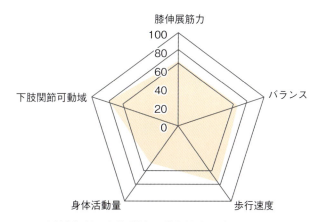

図9　透析患者の身体機能，動作能力の実際

地域在住者の平均を100としたときの透析患者の身体機能や動作能力を示す．筋力，バランス能力，歩行速度は7割程度まで低下している．身体活動量に至っては，6割以下まで低下している．文献4をもとに作成．

- 透析患者の身体機能や動作能力の低下には，低い**身体活動量**がかかわっている．歩行動作以上の身体活動量が1日50分を下回ると，普段の歩行速度を保てないだけでなく，生命予後も悪化する[3]．
- CKD患者の身体機能，動作能力の評価項目と，その評価が必要な理由を表7に示す．低下した動作能力の評価としてはSPPBが有用である（図10）．

表7　CKD患者に対して必要な理学療法評価項目とその背景にある症状や障害

	評価項目	評価しなければならない理由 （背景にある症状や障害）
身体機能	運動耐容能 □ 心肺運動負荷試験 　（嫌気性代謝閾値，最高酸素摂取量） □ 6分間歩行テスト	・心血管疾患の合併 ・腎性骨代謝異常による心機能・血管機能の低下 　（弁，動脈の異所性石灰化，内皮機能障害） ・心臓自律神経機能の低下 ・循環血液量の異常 ・腎性貧血による酸素運搬能の低下 ・尿毒症性ミオパチー ・透析生活による身体活動量の低下
	筋力 □ 等尺性膝伸展筋力 □ 握力 □ 徒手筋力検査	・低栄養（蛋白質エネルギー消耗状態） ・サルコペニア ・尿毒症性ミオパチー ・透析生活による身体活動量の低下
	体組成，形態測定 □ 筋肉量（除脂肪量） □ 上腕，大腿，下腿周径 □ BMI	・低栄養（蛋白質エネルギー消耗状態） ・サルコペニア ・尿毒症性ミオパチー ・循環血液量の異常（浮腫） ・透析生活による身体活動量の低下
	関節可動域 □ 四肢，手指 □ 体幹	・腎性骨代謝異常による関節の異所性石灰化，変形性関節症 ・透析アミロイド症による破壊性関節症
	疼痛	・透析アミロイド症による関節痛
動作能力	10m最大歩行速度	・心血管疾患，骨関節障害の合併，疾病管理（入院，臥床，身体活動量低下） ・上記，身体機能の低下 ・サルコペニア ・フレイル ・透析生活による身体活動量低下
	片足立位時間	
	SPPB（Short Physical Performance Battery） □ 閉脚立位，セミタンデム立位，タンデム立位 □ 5回椅子立ち上がりテスト □ 4m歩行快適速度	
活動量	身体活動量 □ 身体活動量計の装着 　（歩数，一定強度以上の活動時間の把握） □ IPAQ（国際標準化身体活動質問票）	・CKDの疾病管理（入院，臥床） ・透析治療による時間的拘束 ・身体機能の低下 ・動作能力の低下

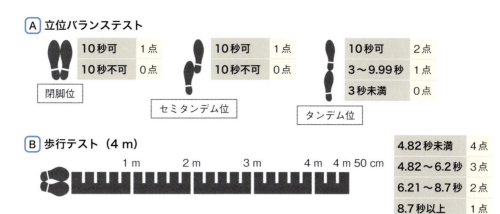

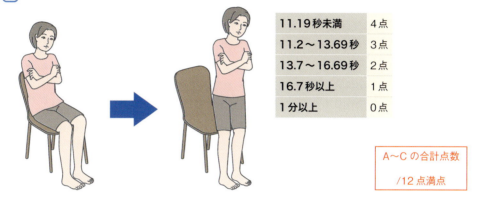

図10 SPPBの実施方法

A）立位バランステストは，閉脚位，セミタンデム位，タンデム位の順に実施する．B）4m歩行テストは助走路と減速路を設け快適速度にて歩行する．C）椅子立ち上がりテストは40cmの高さの背もたれつきの椅子を用意し転落に注意する．

3 ADL

- CKD患者は，他の内部障害と同じくADLの自立度は保たれる．しかし，特に透析患者では，ADL動作の遂行に時間がかかることや，自覚的な困難さを伴うことが多い．
- ADLの自立度評価は，FIMを用いる．FIMにて満点近くをとる患者では，各種ADL動作の遂行時間を計測したり，自覚的な困難さを聴取，どのような点でADL動作能力の障害，つまり活動制限があるのかを考えて問題点の抽出につなげる．

2）保存期CKD患者の理学療法プログラム

- 保存期CKD患者に対する運動療法は，運動耐容能，筋力，運動機能，QOLを改善させる[5]．
- 保存期CKD患者に対する運動療法は，蛋白尿や腎機能自体を改善させるかどうか，そのエビデンスは十分ではない．しかし，肥満のCKD患者の減量や，高血圧患者の収縮期血圧の低下は，糸球体内圧を低下させ，蛋白尿を改善させるとの報告が複数あり，運動がその役割を担ううえで重要となる．
- 保存期CKD患者に対する理学療法は，身体機能やQOLを改善させるだけでなく，CKDを悪化させるリスク因子に対する**治療的役割**がある．

- 高血圧，脂質異常症，肥満に対しては，嫌気性代謝閾値以下の強度で**有酸素運動**を行う．
- 糖尿病患者に対しては，有酸素運動に加え，レジスタンストレーニングを併用する．レジスタンストレーニングも**中等度以下**の強度にて実施する．高強度の運動は腎血流量が低下し，腎機能を悪化させる恐れがある．
- 運動強度は，致死的な循環器系イベント（不整脈，虚血性心疾患の急性発症）に関与する可能性もある．個々の患者の循環器リスクや運動耐容能にあわせて理学療法の実施計画を立てなければならない．

3）透析患者の理学療法プログラム

- 透析患者に対する理学療法は，予防目的と回復目的に大別される．
- **予防目的**とは，動脈硬化の進展による心血管疾患の発症，透析アミロイド症や骨代謝異常による骨関節障害の発症，そして転倒を契機とする要介護状態への進展を予防することである．
- **回復目的**とは，急性疾患の罹患（入院）による廃用症候群，フレイル，そしてサルコペニアといった骨格筋の機能障害に続発する動作能力の低下から，理学療法によって回復させることである．
- 予防目的，回復目的，どちらに対して理学療法を実施すべきかについては，非透析日に，歩行動作以上の強度の身体活動が1日50分以上確保されているかどうかを判断材料とする．CKDの症状，身体機能，動作能力とあわせて検討する（図11）．
- 予防目的，回復目的，それぞれの理学療法処方の概要を表8と表9に示す．また，実際の理学療法の一例を図12に示す．
- 透析患者に対する有酸素運動やレジスタンストレーニングといった理学療法は，運動耐容能や筋力を改善させるというエビデンスが十分に得られている．

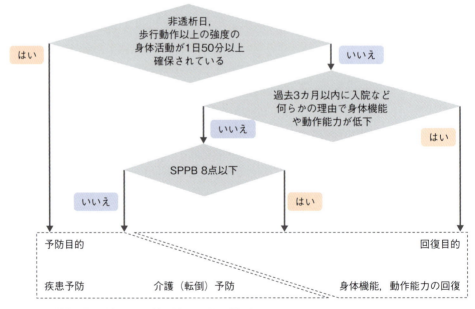

図11 透析患者に対する理学療法の目的を検討するためのフローチャート

非透析日の身体活動時間が50分以上確保されているかどうかが1つの基準である．非透析日に十分な身体活動量が確保されている場合は，疾患予防が目的となる．一方，身体活動量が低く，かつ身体機能や動作能力が低下している患者は，それらを回復させるための理学療法が目的となる．

表8 予防を目的とする透析患者に対する理学療法の概要

理学療法を実施する時期と場所	運動の種類	運動の強度 自覚強度[*1] RM[*2]	運動の時間	運動の頻度
非透析日 自宅等にて実施	身体活動	中等度	50分/日 以上 5,000歩/日 以上	3〜4日/週 (非透析日)
	(有酸素運動:AT) ウォーキング サイクリング	13[*1] 13[*1]	20分以上/日	
	(レジスタンストレーニング:RT) 抗重力位姿勢にて,多関節にわたる複合的な運動	8〜12 RM[*2]	左記反復回数を1セットとし3セット以上	
透析日 透析前,もしくは透析治療中に医療施設(透析室)にて実施	(有酸素運動:AT) エルゴメーター	13[*1]	20分以上/日	3日/週 (透析日)
	(レジスタンストレーニング:RT) エラスティックチューブ	8〜12 RM[*2]	左記反復回数を1セットとし3セット以上	

[*1]:自覚強度はボルグスケールを用いた強度の設定を示す. [*2]:RM(Repetition Maximum)はくり返しの限界回数による強度の設定を示す. AT:Aerobic Training, RT:Resistance Training.

表9 回復を目的とする透析患者に対する理学療法の概要

理学療法を実施する時期と場所	運動の種類	運動の強度 自覚強度[*1] RM[*2]	運動の時間	運動の頻度
非透析日 自宅等にて実施	(レジスタンストレーニング:RT) 座位,臥位など重力を除いた安定した姿勢にて,多関節にわたる複合的な運動	10〜15 RM[*2]	左記反復回数を1セットとし2セット以上	3〜4日/週 (非透析日)
透析日 透析前,もしくは透析治療中に医療施設(透析室)にて実施	(有酸素運動:AT) エルゴメーター	13[*1]	20分以上/日	3日/週 (透析日)
	(レジスタンストレーニング:RT) エラスティックチューブ 自重	10〜15 RM[*2]	左記反復回数を1セットとし3セット以上	
	(物理療法) 骨格筋電気刺激療法(EMS),低周波を利用	20 Hz程度にて筋が強縮状態となっていることを確認,痛みを感じる手前の電流強度	20分/日	
	(基本的動作練習) 立ち上がり 歩行 「透析前の時間を利用して行う」	13[*1] 13[*1]	左記の自覚強度に達するまで動作を反復,もしくは連続歩行	

[*1]:自覚強度はボルグスケールを用いた強度の設定を示す. [*2]:RM(Repetition Maximum)はくり返しの限界回数による強度の設定を示す. AT:Aerobic Training, RT:Resistance Training.

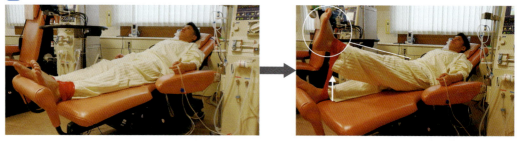
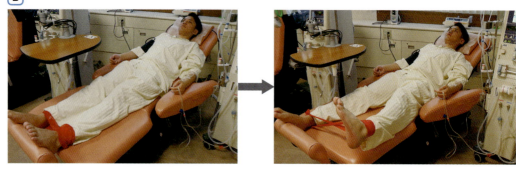

図12 透析日の透析治療中に実施するレジスタンストレーニング

A）SLR，B）ヒップアブダクション．透析日に運動の機会をつくり，運動への動機づけを高めることを目的に，透析治療中にレジスタンストレーニングや自転車エルゴメーターを用いた有酸素運動を実施することも可能である．透析中に実施する場合，急激な血圧変動（上昇，低下）に注意する．また，透析を行っているシャント肢の扱いに注意し，透析針の圧迫，閉塞，事故抜針につながるような運動，動作は避ける．

国家試験頻出キーワード

- 慢性腎臓病（p281）
- 蛋白尿（p282，283）
- ネフロン（p284）
- 血液透析（p286〜289）
- 運動強度（p294）

■ 文献

1）「エビデンスに基づくCKD診療ガイドライン2013」（日本腎臓学会／編），東京医学社，2013
2）「腎不全 治療選択とその実際」，日本腎臓学会，日本透析医学会，日本移植学会，日本臨床腎移植学会，2014（http://www.jsn.or.jp/jsn_new/iryou/kaiin/free/primers/pdf/2014jinfuzen.pdf）
3）Matsuzawa R, et al：Clin J Am Soc Nephrol, 7：2010-2016, 2012
4）松永篤彦：理学療法，29：1100-1104，2012
5）「10. 糖尿病 理学療法診療ガイドライン」，日本理学療法士協会（http://www.japanpt.or.jp/upload/jspt/obj/files/guideline/16_diabetes.pdf）

第8章

がんの理学療法

学習のポイント

- がんの病態と現状を学ぶ
- がんの理学療法を学ぶ

症状・障害の理解

1）がんは死因の第1位

- 2014年の死亡数〔死亡率（人口10万対）〕を死因順位別にみると，**第1位は悪性新生物**（がん）である[1]．
- がんは，1981年以降死因の第1位となっている．2014年の全死亡者に占める割合は28.9%であり，**約3割を占める**[2]．
- がん死亡数の2014年推計値は，約36万7千人（男性21万8千，女性15万）で，部位別では，男性：肺25%，胃15%，大腸12%，女性：大腸15%，肺14%，胃12%，の割合が多い（図1）[3]．

2）がんと共存する時代へ

- 近年，**医療技術の進歩**により，がん患者の生存率[※1]は改善を示している．早期に発見すれば半数以上のがん患者が治癒するようになってきた（図2）[4]．

基礎医学への振り返り

がん細胞のエネルギー産生
正常細胞では酸素がある状況でミトコンドリアを使ってATPを産生している．これに対して，がん細胞は酸素がある状況でも解糖系によるATP産生が亢進している，という大きな違いがある．がん細胞ではグルコースから大量の乳酸をつくっていること，酸素がない状態でもエネルギーを産生できること，さらに，酸素が十分に存在する状態でも，酸素を使わない方法（解糖系）でエネルギーを産生している．解糖系でのグルコース代謝によって乳酸が増えると，がん組織が酸性になり，がん細胞の浸潤や転移に好都合となる．理学療法では，至適な有酸素運動により全身の組織へ酸素を送ることで，がん細胞の悪性化を防ぐことが期待できる．

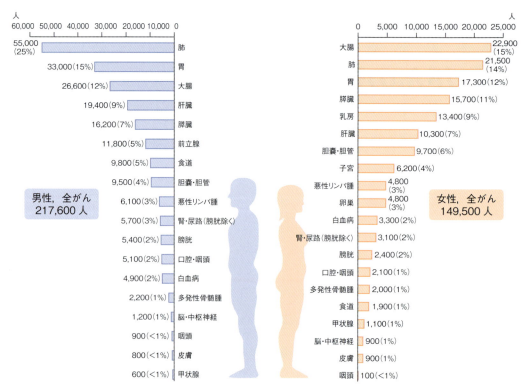

図1 部位別予測がん死亡数（2014年）
文献3をもとに作成.

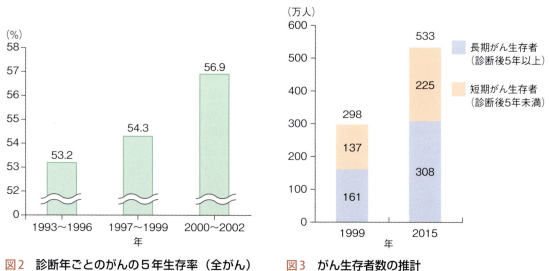

図2 診断年ごとのがんの5年生存率（全がん）の推移
文献4をもとに作成.

図3 がん生存者数の推計
文献4をもとに作成.

- がんの診断を受け、生存している人は1999年で298万人だったのが、2015年には533万人に達すると予測され（図3）[4]、がんが**不治の病**から、**共存する疾患**になってきた.

- 2016年に26部位のがん症例の10年生存率[※2]が公表された[5]．また，同時期にがん患者の実数を把握するための**がん登録の推進に関する法律**が施行され，**全国がん登録**[※3]がはじまった．

> **memo** ※1 生存率とがん
> 診断から一定期間後に生存している確率．一般的に，多くのがんでは治療によりがんが消失してから5年間再発がない場合は治癒とみなしており，治癒率の目安として5年生存率が使われている．また，がん以外での死亡を除く必要があるため，実際には「5年相対生存率」が5年生存率を示す数字として主に使われている．

> **memo** ※2 10年生存率とがん
> 2016年1月に国立がん研究センターなどの研究班は，全国がんセンター協議会の加盟施設における28部位のがん症例の10年生存率を公表した．1999〜2002年までに診断・治療を受けた約3万5,000例を調査し，最も高いのは甲状腺がん（90.9％）であった．主ながんでは，胃がん（69.0％），大腸がん（69.8％），肺がん（34.4％），乳がん（80.4％），子宮頸がん（73.6％），肝臓がん（15.3％）となっていた．乳がんや肝臓がんなどは，これまで生存率の指標とされてきた5年以降も生存率が低下していた．

> **memo** ※3 全国がん登録
> がん登録の推進に関する法律にもとづき全国がん登録が実施された．全国の病院および一部の診療所で，がんと診断された人の情報を都道府県に届けることを義務づけし，国立がん研究センターで一元管理することで情報の把握を図っている．

3) がんとは

- がんとは遺伝子の構造，あるいは機能発現の異常が引き起こす疾患である．

■1 がんの発生（表1）

- 体の中にできる細胞のかたまりを**腫瘍**といい，腫瘍は良性と悪性に分けられる[3]．
- **良性腫瘍**は，増殖のスピードが遅く，その場で大きくなるのみで，切除すれば再発することはほとんどない[3]．
- **悪性腫瘍**は，異常に増殖し続け（自律性増殖），周囲の組織や遠くの臓器にまで広がる（浸潤と転移）．この悪性腫瘍が，がんといわれるものである[3]．

■2 発生のメカニズム

- がん発生のメカニズムは複雑で，すべてが解明されているわけではない．いくつかの要因が重なり合い，正常な細胞が徐々に**がん化**していくと考えられている（多段階発がん説，表2）[6]．

表1 良性腫瘍と悪性腫瘍の比較

	良性腫瘍	悪性腫瘍（がん）
発育形式	膨張性	浸潤性
発育速度	遅い	速い
増殖能	低い	高い
細胞の分化度	高い（成熟）	低い（未成熟）
細胞分裂	ゆるやか	活発
境界	明瞭	不明瞭
転移	なし	あり
再発	少ない	多い
異型性	弱い（軽度）	強い（重度）
壊死・出血	少ない	多い

文献3をもとに作成．

表2 がん化のメカニズム

1. 生体の細胞がコントロールを失い無制限に増殖する
2. 臓器の正常組織を置き換え圧迫する
3. 全身に転移し多数の臓器が機能不全になる
4. 多臓器不全や身体の衰弱で死に至る

文献6をもとに作成．

表3 がん発生の原因

1. 発がん性物質の体内への摂取（アスベストやタバコの煙など）
2. ウイルス感染
3. 慢性炎症の持続
4. 生活様式（食生活など）
5. 遺伝性など

いくつかの要因が複合して関与している．文献6をもとに作成．

表4 がんの進展様式

1. 局所での増大・浸潤
2. 遠隔臓器への転移（リンパ行性，血行性）
3. 腔内播種（胸腔，腹腔）
4. 同時または異時性多発

転移とは，がん細胞が最初に発生した場所から，血管やリンパ管に入り込み，血液やリンパ液の流れに乗って別の臓器や器官へ移動し，そこで増えることをいう．多いのは，リンパ液の流れが集まるリンパ節への転移（リンパ行性転移），肺や肝臓，脳，骨など血液の流れが豊富な場所への転移（血行性転移）である．播種とは，がんのできた臓器からがん細胞がはがれ落ち，近接する体内の空間（胸腔や腹腔）に散らばるように広がることをいう．文献6をもとに作成．

- がんは，遺伝子の異常などさまざまな原因で発生し，進展していく（表3，4）[6]．

3 がんの種類

- 一般的に，**癌腫**と**肉腫**を総称して**がん**と表現している．癌腫とは皮膚や肺，胃，腸，卵巣といった上皮性細胞が，がん化したものであり，肉腫とは骨や筋肉，軟骨，血管といった非上皮性細胞が，がん化したものである．
- 主に**造血器**，**上皮性細胞**，**非上皮性細胞**由来がある（表5）[3]．造血器由来は白血球，赤血球，リンパ球など血液にかかわる細胞が，がん化したものである．

4 がんの分類

- がんの進行度の分類にはTNM分類が広く用いられている（表6）[7]．TNMをそれぞれ評価し，がんの進行と広がりの程度を，総合的にあらわす**ステージ分類**もある（表7）[7]．

表5 がんの種類

造血器由来 (hematopoietic)	白血病，悪性リンパ腫，骨髄腫
上皮性細胞由来「癌腫」 (cancer, carcinoma)	肺がん，乳がん，胃がん，大腸がん，子宮がん，卵巣がん，喉頭がん，咽頭がん，舌がんなど
非上皮性細胞由来「肉腫」 (sarcoma)	骨肉腫，軟骨肉腫，横紋筋肉腫，平滑筋肉腫，線維肉腫，脂肪肉腫，血管肉腫など
上皮内細胞由来「上皮内新生物」 (intraepithelial neoplasia, neoplasm)	子宮頸部上皮内腫瘍など
男性特有のがん	前立腺がん，精巣がん，陰茎がんなど
女性特有のがん	子宮頸がん，子宮体がん，卵巣がん，膣がん，外陰がんなど

発生頻度は，肉腫に比べ癌腫のほうが圧倒的に多い．文献3をもとに作成．

表6 TNMの分類

T	T0	腫瘍をつくっていない
	T1～4	がんの大きさ・浸潤の程度によってT1～T4に分類
N	N0	リンパ節への転移なし
	N1～4	リンパ節に転移している．転移の程度によりN1～N4に分類
M	M0	他の臓器や組織に転移していない
	M1	他の臓器や組織に転移している

TNMはTはtumor（原発腫瘍），Nはlymph nodes（リンパ節），Mはmetastasis（転移巣）の頭文字をとったもので，悪性腫瘍の国際的な病期分類として，国際対がん連合（Union for International Cancer Control：UICC）が定めた分類のこと．各種のがんによってT，N，Mの詳細は異なる．共通概念として，①腫瘍の大きさ，②リンパ節にどれぐらい転移しているか，③他の臓器や組織に転移しているか，という3つをもとに分類されている．文献7をもとに作成．

表7 ステージ分類

ステージ0	がん細胞が粘膜内（上皮性細胞内）にとどまっており，リンパ節に転移はしていない
ステージⅠ	がんの腫瘍が少し広がっているが筋肉の層まででとどまっており，リンパ節に転移はしていない
ステージⅡ	リンパ節に転移はしていないが，筋肉の層を超えて少し浸潤している または，がんの腫瘍は広がっていないが，リンパ節に少し転移している
ステージⅢ	がんの腫瘍が浸潤しており，リンパ節転移もみられる
ステージⅣ	がんがはじめにできた原発部位を超えて，離れた他の臓器へ転移している

TNM分類をもとに，がんの進行と広がりの程度を総合的に判断する．文献7をもとに作成．

4）がんの病態進行や治療による身体への影響

- 実際の医療現場でも，がんに伴う身体障害は理学療法の主要な治療対象の1つになりつつある．
- がん患者の障害の軽減，運動機能低下や生活機能低下の予防や改善，介護予防を目的として治療的介入を行う機会は多くなっている．
- 主ながんによる身体への影響として，❶～❹のものがある．

❶ がん悪液質

- 病状の進行に伴い，体重減少，低栄養，消耗状態が徐々に進行していく状態である（表8）[8]．
- 診断基準は主に体重減少，特に筋肉量の減少が特徴的で飢餓とは異なる（図4）[9]．
- 悪液質はがん患者の約20～80％に合併し，患者自身のQOLや予後とも関係する[10]．

表8 がん悪液質の定義

がん悪液質とは，栄養療法で改善することは困難な著しい筋肉量の減少がみられ（脂肪量の減少の有無にかかわらず），進行性に機能障害をもたらす複合的な栄養不良の症候群である．
病態生理学的には，栄養摂取量の減少と代謝異常によってもたらされる蛋白質およびエネルギーの喪失状態である．

文献8をもとに作成．

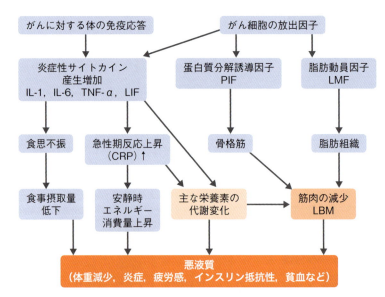

図4 がん悪液質の機序

LBM：Lean Body Mass，LMF：Lipid Mobilizing Factor，PIF：Proteolysis-Inducing Factor．文献9をもとに作成．

- **悪液質**における各ステージの状態を理解することで，理学療法の介入時期および限界を意識することが重要である[11]．

2 リンパ浮腫

- がんの治療において，手術でリンパ節郭清※4や放射線治療などにより，リンパ管が切断され細くなり，リンパ液が停滞して生涯にわたり腕や脚がむくむ（図5）[3]．
- 主に乳がん，子宮がん，卵巣がん，前立腺がん，肺がん，皮膚がんなどの治療による後遺症の1つである（図6）[3]．
- 発症時期には個人差があり，手術直後から発症することもあれば10年以上経過してから発症することもある[3]．

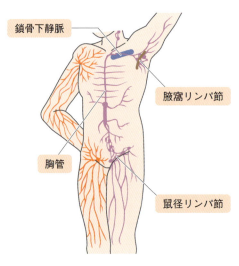

図5 リンパの役割と走行

体の中には，動脈と静脈のほかにリンパ管とよばれる管がある．リンパ管は，全身の皮下組織に網目状に張り巡らされている．リンパ管の中にはリンパ液が流れており，蛋白質や白血球などを運んでいる．リンパ節は，頸部，腋窩，鼠径部などに存在し，感染やがんが全身へ広がることを抑える役割がある．赤：表在リンパ管．皮下脂肪層に分布し，腋窩と鼠径部のリンパ節に集まる．紫：深部リンパ管．頸部，腋窩，鼠径部のリンパ節を通って胸管となり，鎖骨下静脈に入る．文献3をもとに作成．

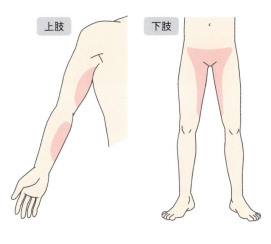

図6 浮腫が起こりやすい場所

一般的に，乳がんの治療後では肘の上下，婦人科がん・泌尿器科がんでは下腹部，陰部，鼠径部周囲に多い．最初は，リンパ節郭清を行った場所に近いところ（腕や大腿近位部）から手の先，足の先へと広がっていくことが多い．文献3をもとに作成．

> **memo** ※4 リンパ節郭清
> 手術の際に，がんをとり除くだけでなく，がんの周辺にあるリンパ節を切除すること．がん細胞はリンパ節を通って全身に広がっていく性質があり，転移している可能性がある部分をとり除き，再発を防ぐために行う．

3 骨転移

- 骨転移の多くは，血行性に生じ，病期Ⅳの進行がんとして扱われる[12]．
- 骨転移の罹患率※5は，乳がん，前立腺がん，肺がん，甲状腺がんなどで多い[13]．
- 転移が起こる部位は，腰椎＞胸椎＞頸椎＞仙骨の順に多く，四肢骨，末梢骨への転移はまれである[14]．

> **memo** ※5 がんの罹患率
> ある集団で新たに診断されたがんの数を，その集団のその期間の人口で割った値．通常1年単位で算出され，「人口10万人のうち何例罹患したか」で表現される．また，罹患率と混同されやすい用語に有病率がある．これはある時点のある疾患の患者数を人口で割った値のことを指す．

4 がん疼痛

- がん疼痛（がん性疼痛）とは，がん患者に生じる痛みのすべてを指す（表9）[15]．
- がん疼痛は，診断時に約2～5割，進行がんでは約7～8割の患者に存在する[15]．
- 治療は薬物療法や理学療法，心理療法などを組合わせた集学的治療※6を行い，痛みの改善程度にとらわれず，日常生活の改善を目標にすることが重要である[15]．

表9 がん疼痛の分類

1. がん自体が直接の原因となる痛み
2. がん治療に伴って生じる痛み
3. がんに関連した痛み
4. がん患者に併発したがんに関連しない疾患による痛み

がん自体（腫瘍の浸潤や増大，転移など）が直接の原因となる痛み，がん治療に伴って生じる痛み（術後痛や術後の慢性疼痛，化学療法による神経障害に伴う疼痛など），がんに関連した痛み（長期臥床に伴う腰痛，リンパ浮腫，褥創など），がん患者に併発したがんに関連しない疾患による痛み（変形性脊椎症，片頭痛など）の4種類に分類される．文献15をもとに作成．

※6 集学的治療
がんの治療法として，手術療法，化学療法，放射線療法などがあるが，これらを単独で行うのではなく，がんの種類や進行度に応じて，さまざまな治療法を組合わせた治療を行うこと．治療法の組合わせによって，予想される副作用や治療期間も異なるため確認する必要がある．

5）躍進するがん治療

- 主ながんの治療方法は局所と全身に大別されている（表10）[3]．
- 現在の標準治療[※7]は，**手術療法（外科手術），化学療法（抗がん剤），放射線療法**である（表11）[3]．

表10　主ながんの治療

局所療法	全身療法
がんそのものに的を絞った治療．病巣が限られている場合に用いられる．	病巣が複数確認できたり，全身にがん細胞が侵食している場合などに用いられる．
・「手術療法」 ・「放射線療法」	・「化学療法」 ・免疫療法
その他の治療	
・造血幹細胞移植 ・緩和ケア ・リハビリテーション（理学療法，作業療法，言語聴覚療法）	・温熱療法 ・補完代替療法

「　」は三大治療法．文献3をもとに作成．

表11　がんの標準治療

手術療法	化学療法	放射線療法
根治手術，姑息手術，定型手術，拡大手術，縮小手術，内視鏡手術など	抗がん剤，内分泌療法，インターフェロン療法，分化誘導療法，モノクローナル抗体療法，分子標的療法など	定位放射線照射，粒子線（荷電重粒子線）治療など
目的・効果	**目的・効果**	**目的・効果**
・がん病巣を手術で取り除く ・生命予後の改善 ・必要なら集学的治療を行う	・生存期間の延長 ・全身状態（QOL）の改善 ・がんの成長を遅らせる ・がんの治癒や症状緩和	・臓器を温存し根治治療を図る ・手術前後や術後再発の治療効果改善 ・症状の緩和
副作用（合併症含む）	**副作用**	**副作用**
・術後の無気肺や肺炎 ・拘縮や疼痛 ・嚥下や構音障害など ・感染 ・出血など	・吐き気，脱毛，白血球減少が多い ・全身倦怠感 ・嘔吐，下痢，食思不振 ・易感染，易出血，貧血 ・末梢神経障害，筋肉や関節の痛み ・口内炎，皮膚障害 　さまざまな症状が現れる	・急性期（治療中や治療直後） 　全身倦怠感，食思不振，皮膚変化，血球減少，粘膜炎など ・晩期（治療後半年～数年後） 　線維化・拘縮，末梢神経障害，脊髄症，脳症など 　放射線量や照射部位の大きさにより変化する

文献3をもとに作成．

- 近年注目されてきている**免疫療法**は，副作用がほとんど確認されていない治療法で，目に見えないがんや転移防止に有効な全身療法であり，**第4の治療法**ともよばれている[3].

> ※7　標準治療
> 科学的根拠に基づいた観点で，現在利用できる最良の治療であることが示され，ある状態の一般的な患者に行われることが推奨される治療のことである．がんの種類によっては治療ガイドライン（治療指針）で確認できる．

理学療法の理論と実際

1）がんのリハビリテーションの歴史

- 2003年頃から，がんに対するリハビリテーションの重要性が指摘されるようになった[16].
- 2006年に成立した**がん対策基本法**[※8]にもとづき2007年に策定された**がん対策推進基本計画**[※9]の施策の1つとして，**がん患者に対するリハビリテーションを推進していくこと**，が掲げられた[17].

> ※8　がん対策基本法
> 地域によって，がんによる死亡者数，病院・医師による診療の質に違いがあることを受けて，がん治療の水準向上や患者への情報提供を目的とした法律が2006年6月に成立し，2007年4月に施行された．

> ※9　がん対策推進基本計画
> がん対策基本法にもとづき，がん死亡率の「今後10年間で20％減少」と「がん患者・家族の苦痛の軽減，療養生活の質の維持向上」を全体目標に掲げた計画．

2）がんのリハビリテーションの定義と理学療法のかかわり

- 定義は「がん患者の生活機能と生活の質（QOL）の改善を目的とする医療ケアであり，がんとその治療による制限を受けたなかで，患者に最大限の身体的，社会的，心理的，職業的活動を実現させること」である[18].
- 臨床腫瘍医，リハビリテーション科医の指示により，**PT**，がん専門看護師，OT，医療ソーシャルワーカー，臨床心理士などのコアメンバーと，その他がん患者特有の問題に対処するさまざまな専門職からなるチームとして提供される[18].
- 本邦におけるがんのリハビリテーションガイドラインは，前述の定義を基本的な考え方として作成している[19].

3）がんのリハビリテーションに取り組む医療機関

- がんのリハビリテーションを受けるための医療機関を探すときに目安となるのが，**がん患者リハビリテーション料**のある，がん診療連携拠点病院[※10]である[3].
- がん診療連携拠点病院は，全国で250施設を超えている．これらの医療機関では，一定レベル以上のがんのリハビリテーションを受けることができる[3].

- がん患者リハビリテーション料は，厚生労働大臣が定める規定の研修を修了しているスタッフ（PT，OTまたはSTなど）がリハビリテーションに従事していることが要件となっている[21]．
- 医師の指導監督の下，個別に20分以上のリハビリテーションを行った場合を1単位（205点）として，患者1人につき1日6単位が算定できる[20]．

> **memo** ※10 がん診療連携拠点病院
> 専門的ながん医療の提供，地域のがん診療の連携協力体制の整備，患者・住民への相談支援や情報提供などの役割を担う病院として，国が定める指定要件を踏まえて都道府県知事が推薦したものについて，厚生労働大臣が適当と認め指定した病院のこと．がん診療連携拠点病院には，各都道府県で中心的役割を果たす「都道府県がん診療連携拠点病院」と，都道府県内の各地域で中心的役割を果たす「地域がん診療連携拠点病院」がある．

4）がんにおける理学療法介入の意義

- がん患者は，進行もしくは治療の過程で，さまざまな機能障害が生じる（表12）[21]．

表12 理学療法の対象となる主な機能障害

1. がんそのものによる障害
1）がんの直接的影響
・骨転移
・脳腫瘍（脳転移）に伴う片麻痺，失語症 など
・脊髄・脊椎腫瘍（脊髄・脊椎転移）に伴う四肢麻痺，対麻痺 など
・腫瘍の直接浸潤による神経障害（腕神経叢麻痺，腰仙骨神経叢麻痺，神経根症）
・疼痛
2）がんの間接的影響（遠隔効果）
・癌性末梢神経炎（運動性・感覚性多発性末梢神経炎）
・悪性腫瘍随伴症候群（小脳性運動失調，筋炎に伴う筋力低下 など）
2. 主に治療の過程において起こり得る障害
1）全身性の機能低下，廃用症候群
・化学・放射線療法，造血幹細胞移植後
2）手術療法
・骨・軟部腫瘍術後（患肢温存術後，四肢切断術後）
・乳がん術後の肩関節拘縮
・乳がん・子宮がん手術（腋窩・骨盤内リンパ節郭清）後のリンパ浮腫
・頭頸部がん術後の嚥下・構音障害，発声障害
・頸部リンパ節郭清後の肩甲周囲の運動障害
・開胸・開腹術後の呼吸器合併症
3）化学療法
・末梢神経障害 など
4）放射線療法
・横断性脊髄炎，腕神経叢麻痺，摂食嚥下障害 など

これらの障害により，移乗動作や歩行，ADL，手段的日常生活動作（Instrumental Activities of Daily Living：IADL）に制限を生じ，生活の質（QOL）の低下をきたす恐れがある．文献21をもとに作成．

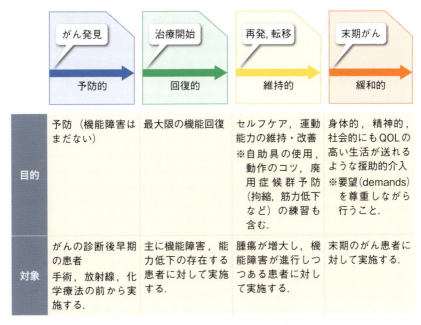

図7 がんのリハビリテーションの分類（Dietzの分類）
文献22をもとに作成.

表13 理学療法介入における多職種との共通認識

あらゆる病期（予防・回復・維持・緩和）に必要である.
周術期（術前・術後早期からの介入）により合併症や後遺症の軽減が図れる.
化学療法・造血幹細胞移植中・後は，体力の回復だけでなく，有害反応の軽減などさまざまな波及効果がある.
骨転移の早期発見・治療とリハビリテーションは，余命を活動性高く過ごすうえで重要である.
がん終末期においては，ADLや療養生活の質の維持・向上に有用である.

文献21をもとに作成.

- がんにおける理学療法の介入は，病期別に4つの段階に分けられ，それぞれに目的が異なる（図7）[22]．
- がんの理学療法を行ううえで，それぞれの病期・病態に対し，多職種との共通認識を共有することが相互理解につながる（表13）[21]．

5）がんの理学療法評価

- 実際の身体機能の状態やセルフケア能力を的確に把握し，機能予後の予測および効果判定をするために実施する[21]．
- がん患者で起こりやすい倦怠感および心理的な問題も，療養生活の質を把握するためには重要である[21]．
- 評価は，かかわるすべての職種がそれぞれの専門性に応じて，介入前や経過中に定期的に実施し，カンファレンスや総合医療管理システム（電子カルテ）を通じて情報を共有する[21]．
- 機能障害・ADL・QOLなど目的別の評価を行うことが必要となる（表14）[21]．

表14 ECOG performance status scale（日本語版）

スコア	定義
0	全く問題なく活動できる．発生前と同じ日常生活が制限なく行える．
1	肉体的に激しい活動は制限されるが，歩行可能で軽作業や座っての作業は行うことができる．例：軽い家事，事務作業など
2	歩行可能で自分の身の回りのことはすべて可能だが作業はできない．日中の50％以上はベッド外で過ごす．
3	限られた自分の身の回りのことしかできない．日中の50％以上をベッドか椅子で過ごす．
4	全く動けない．自分の身の回りのことは全くできない．完全にベッドか椅子で過ごす．

がん医療の現場で広く普及している評価法である．文献23をもとに作成．

- 近年，高齢がん患者の増加が目立っており，適切なリスク評価を行うため，高齢者総合的機能評価（Comprehensive Geriatric Assessment：CGA）を用いて身体機能および予備能力の把握を行う必要性が生じている[24]．2013年には，米国で開発された，がんに特化した高齢者総合的機能評価（Cancer-Specific Geriatric Assessment：CSGA）の日本語版が作成された[25]．

6）理学療法のリスク

- がん患者は，さまざまな合併症を生じる（表15）[26]．

表15 がんにより生じる主な合併症

	緊急性が高いもの	頻度が高いもの
がんによるもの	・脊髄圧迫 ・気道閉塞 ・心タンポナーデ ・脳腫瘍による頭蓋内圧亢進 ・病的骨折 ・深部静脈血栓症 ・播種性血管内凝固症候群 ・トルソー症候群 ・高カルシウム血症 ・低ナトリウム血症 ・高アンモニア血症	・胸水 ・腹水
がんの治療に関連するもの	・腫瘍崩壊症候群 ・移植片対宿主病	・抗がん剤や放射線による副作用 ・悪心・嘔吐 ・食欲不振 ・下痢 ・脱水 ・骨髄抑制による易感染性，出血傾向，貧血

トルソー症候群：悪性腫瘍に伴う血液凝固亢進により脳卒中症状を生じる病態．播種性血管内凝固症候群（Disseminated Intravascular Coagulation：DIC）：何らかの原因により血管内で血小板系・凝固系の著しい活性化を生じ，全身の主として微小血管内に血栓が多発することにより生じる種々の臓器の機能障害と，止血に必要な血小板や凝固因子の消費と二次的な線溶亢進による出血傾向を主徴とする症候群．移植片対宿主病（Graft-Versus-Host Disease：GVHD）：造血幹細胞移植後早期にみられる皮疹・黄疸・下痢を特徴とする症候群で，移植片の宿主に対する免疫学的反応によるもの．文献26をもとに作成．

- 理学療法を安全に遂行するために，リスク管理が重要となる[27]．これらのリスクを理解し，各種のがんや治療場面における理学療法を実施する．

7）主ながんの治療や病態における理学療法のかかわり

- がんに対する理学療法の内容は外科系，内科系，進行がんの大きく3つに分類することができる（表16）．
- 主ながんの治療や病態における理学療法のかかわりは目的により異なることを留意する〔肺がんについては第5章-1F）参照〕．

表16　がんに対する理学療法の内容

外科系	開胸・開腹術など呼吸理学療法を中心とした周術期における介入
内科系	化学療法や放射線治療などを中心に入院しているなかでの介入
進行がん	余命数カ月の症例も多く，状況に応じて状態が大きく異なるなかでの介入

提供する理学療法の目的も，治療や病態に応じたものでなければならない．

8）乳がんのリンパ節郭清術後の肩関節拘縮およびリンパ浮腫へのかかわり（図8）

- 乳がん術後の上肢機能障害に対しては，肩関節可動域・上肢筋力増強などの機能向上を含め生活指導を見据えた包括的な介入が必要である（図9）[21]．
- 上肢機能への介入・指導と，浮腫予防の指導が矛盾しないようにして，内容が重複して煩雑にならないようにすること[21]．

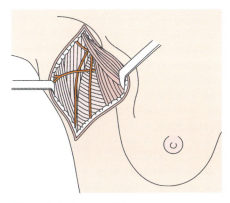

図8　腋窩リンパ節郭清
腋窩リンパ節郭清では，腋窩に皮切りをし，リンパ節を周囲の脂肪組織とあわせて切除する．皮切りによる腋窩のひきつれ，軟部組織の損傷と瘢痕化により，上肢の動きが制限される．リンパ節郭清後では，高頻度に肩関節可動域の制限や上肢の筋力低下や疼痛が生じやすく，ADLへの影響が懸念される．文献21をもとに作成．

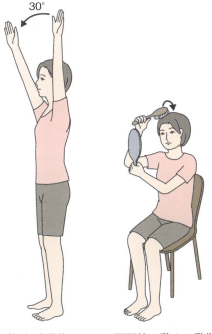

図9　リンパ節郭清術後における肩関節の動きや動作への影響
手術をした後は，腕があがりにくいなど肩関節の動きが悪くなりやすい．また，日常生活上の動作に影響が生じやすく，段階的に腕や肩の理学療法を行う．乳がんでは，腋窩のリンパ郭清を行うことが多く，術側上肢のリンパ還流が低下し，浮腫を生じるリスクが高い．文献21をもとに作成．

9）骨軟部腫瘍・骨転移の理学療法

- 骨はがんの好発部位であり，がん症例に対して理学療法を実施する際には骨転移の有無を調べ，病的骨折のリスクを考慮することが重要である（表17）[21]．
- 骨転移は脊髄の圧迫による麻痺や下肢では歩行障害などにより大幅なADL能力低下をもたらす原因となる[21]．
- 理学療法を実施するにあたり，装具装着下での介入が多くなる[21]．

表17　主な骨転移の割合

部位		%
頭蓋骨		0.6
脊椎	頸椎	6.5
	胸椎	12.9
	腰椎	16.4
	仙骨	3.5
胸骨		1.6
肋骨		4.5
肩甲骨		3.6
上腕骨		7.0
骨盤		16.7
大腿骨		18.0
脛骨		2.8

文献21をもとに作成．

10）原発性・転移性脳腫瘍における多様な機能障害へのかかわり

- 脳の機能が障害されるため運動機能や高次脳機能が影響を受けやすい．症状は病巣の広がりにより多種多様であり，手術や治療などにより継時的に症状が変化する[21]．
- 腫瘍により脳の組織が損傷すると，片麻痺や運動失調などが起こり，短期的には中枢性の運動機能が障害されるという点では脳卒中と共通した部分がある[21]．
- 多角的な評価により運動機能障害を明確にし，活動制限や参加制約を考慮した介入を行う[21]．

11）血液腫瘍（造血幹細胞移植）のかかわり

- 造血幹細胞移植（Hematopoietic Stem Cell Transplantation：HSCT）※11では，治療過程において免疫力低下や副作用，移植片対宿主病などの移植後合併症による著明な身体活動の制限が起こる．
- HSCT患者の治療中や治療後に運動療法を介入するにあたり，**血液データ**，バイタルサイン，身体所見などリスク管理を適切に行えば安全に実施可能である．
- 長期にわたるクリーンルーム※12内での安静・隔離により，全身の筋力や柔軟性の低下，心肺機能や認知機能の低下など廃用症候群が生じる可能性が高い．
- これらは退院後の日常生活や職業の復帰に悪影響を及ぼすため，早期から廃用症候群の予防を目的とした継続的な理学療法のかかわりが必要となる（図10）．

> **※11　造血幹細胞移植**
> 白血病や再生不良性貧血などを治すため，造血幹細胞が含まれる血液を移植する治療法のこと．移植する血液が自身のものなら「自家または自己造血幹細胞移植」，他人からもらう血液なら「同種造血幹細胞移植」という．

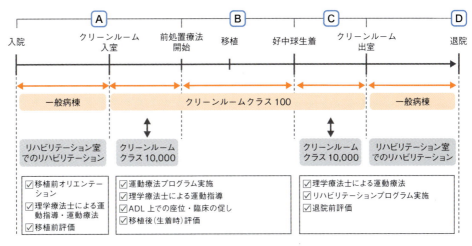

図10 造血幹細胞移植における理学療法のかかわり

A) 移植前〜前処置療法開始：移植後でも可能な運動療法を計画・実施する．B) 前処置療法開始〜好中球生着：クリーンルーム内での運動療法を実施する．C) 好中球生着〜移植後1〜2カ月：副作用を考慮し，症状の程度により運動強度および回数の調整を図る．D) 移植後1〜2カ月〜退院：症状の程度により運動強度および回数を調整し退院後の生活指導なども行う．理学療法の前後に血液・生化学データ，バイタルサイン，身体症状の確認を必ず行うこと．文献21をもとに作成．

> **※12 クリーンルーム**
> 特別な空調設備（高性能フィルター）を使用して，きれいな空気を循環させている病室のこと．無菌室ともよばれている．クラス100とは1フィート立方中に0.5μm以上の微粒子が100個以下であることをいい，10,000個以下であればクラス10,000となる．数字が小さい程きれいな空間を示す．

12）化学療法，放射線療法中・後における理学療法のかかわり

- **化学療法**や**放射線療法中・後**では，がんそのものや治療による有害事象[※13]の影響により，身体活動や身体機能が低下する[21]．
- 全身状態が許す範囲で可能な限り有害事象の出現する前から介入し，起こり得る症状と対策を説明し，廃用症候群の予防やADLの維持に努めることが重要である[21]．
- 有酸素運動や筋力トレーニングの実施は，運動耐容能や筋力の改善に有用であるが，身体活動に関する生活指導や精神機能および心理面にも配慮した包括的介入が必要である．

> **※13 有害事象**
> がんそのものや治療によって起こったあらゆる好ましくない，もしくは意図しない徴候，症状，または病気のことである．有害事象のなかで，治療と有害事象との間の因果関係について，少なくとも合理的な可能性があり，因果関係を否定できない反応が副作用である．

①ADL・基本動作・歩行の安全性の確立，能力向上
　＊残存能力＋装具・福祉機器（車椅子，杖，手すり，自助具など）の活用
　＊動作のコツの習得
②廃用症候群の予防，改善
　＊持久力や四肢筋力低下の維持，改善
　＊関節拘縮の予防，改善
③症状緩和
　＊リンパ浮腫に対するリンパドレナージ，圧迫，生活指導
　＊疼痛に対する物理療法，疼痛を軽減させる動作の工夫
　＊呼吸苦に対する呼吸法の指導
④安全な栄養摂取手段の確立
　＊安全な食形態や摂食姿勢の指導
　＊嚥下障害に対する嚥下訓練
⑤自宅環境の整備
　＊自宅の環境評価，アドバイス

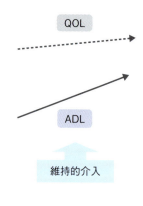

①疼痛緩和
　＊物理療法（温熱，寒冷，マッサージなど）
　＊ポジショニング，リラクゼーション
　＊道具使用や動作工夫による負担軽減
②浮腫による症状の緩和
　＊リンパドレナージ
③呼吸苦の緩和
　＊呼吸法の指導，呼吸介助，呼吸筋リラクゼーション
　＊呼吸苦を生じにくい動作法の指導
④心理サポート
　＊アクティビティ，会話
　＊家族への心理サポート

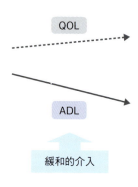

図11　維持的および緩和的な介入の例

維持的は目標設定を月単位で行い，状態の変化にあわせて再設定を行う．緩和的は目標設定を週単位で行い，可能な限り医師や看護師などのチームで，本人や家族の要望に応じた対応を図る．文献28をもとに作成．

13）維持的・緩和的な時期（在宅・終末期）における理学療法のかかわり

- 進行がんや末期がん患者が対象となる．
- 目的は，「余命の長さにかかわらず，患者とその家族の要望（demands）を十分に把握したうえで，**その時期におけるできる限り可能な最高のADLを実現すること**」である[22]．
- 大きな運動障害がなければ亡くなる2週間ほど前までは，75％程度の患者でADL（食事・移動・排泄など）に問題がない．
- この時期でのかかわりは，人間の尊厳を保つために重要であり，可能な限りADLを改善し，心理的サポートを含めたQOL向上をめざす（図11）．

国家試験頻出キーワード
- 悪性腫瘍の特徴（p299）　・化学療法（p304）　・脳腫瘍（p310）

■ 文献

1) 「平成26年人口動態統計月報年計（概数）の概況」，厚生労働省（http://www.mhlw.go.jp/toukei/saikin/hw/jinkou/geppo/nengai14/dl/gaikyou26.pdf）
2) 「がんの統計（2014年度版）」，公益財団法人がん研究振興財団（http://ganjoho.jp/reg_stat/statistics/brochure/backnumber/2014_jp.html）
3) 国立がん研究センターがん対策情報センターがん情報サービス（http://ganjoho.jp/public/cancer/index.html）
4) 「長期にわたる治療等が必要な疾病を抱えた患者に対する保健医療分野の支援と就労支援の連携」，厚生労働省（http://www.mhlw.go.jp/jigyo_shiwake/dl/teigen_04_02.pdf）
5) 全国がん（成人病）センター協議会（http://www.zengankyo.ncc.go.jp/etc）
6) 「癌のリハビリテーション」（辻哲也/編），pp3-9，金原出版，2006
7) 「がん患者のリハビリテーション リスク管理とゴール設定」（宮越浩一/編），pp11-24，メジカルビュー社，2013
8) 「悪液質とサルコペニア リハビリテーション栄養アプローチ」（荒金英樹，若林秀隆/編著），医歯薬出版，2014
9) Tisdale MJ：Nat Rev Cancer, 2：862-871, 2002
10) Dewys WD, et al：Am J Med, 69：491-497, 1980
11) Fearon K, et al：Lancet Oncol, 12：489-495, 2011
12) 「骨転移診療ガイドライン」（日本臨床腫瘍学会/編），南江堂，2015
13) 森脇昭介，他：病理と臨床，17：28-34, 1999
14) 森脇昭介：整形 災害外科，36：233-241, 1993
15) 「医療用麻薬適正使用ガイダンス〜がん疼痛治療における医療用麻薬の使用と管理のガイダンス〜」，厚生労働省医薬食品局，厚生労働省，2012
16) 辻哲也，木村彰男：総合リハビリテーション，31：753-760, 2003
17) 辻哲也：Jpn J Rehabil Med, 49：287-293, 2012
18) Fialka-Moser V, et al：J Rehabil Med, 35：153-162, 2003
19) 「がんのリハビリテーションガイドライン」（日本リハビリテーション医学会，がんのリハビリテーションガイドライン策定委員会/編），金原出版，2013
20) 「平成26年度診療報酬改定について」，厚生労働省（http://www.mhlw.go.jp/stf/seisakunitsuite/bunya/0000032996.html）
21) 「がんのリハビリテーションベストプラクティス」（日本がんリハビリテーション研究会/編），金原出版，2015
22) Dietz JH：Rehabilitation Oncology, John Wiley & Sons, New York, US, 1981
23) Oken MM, et al：Am J Clin Oncol, 5：649-655, 1982
24) 「高齢者総合的機能評価ガイドライン」（鳥羽研二/監，長寿科学総合研究CGAガイドライン研究班/著），厚生科学研究所，2003
25) 厚生労働省科学研究費補助金 がん臨床研究事業：高齢がん患者における高齢者総合的機能評価の確立とその応用に関する研究，平成24年度 総括・分担研究報告書，pp1-59, 2013
26) 「がん患者のリハビリテーション リスク管理とゴール設定」（宮越浩一/編），メジカルビュー社，2013
27) 「リハビリテーション医療における安全管理・推進のためのガイドライン」（日本リハビリテーション医学会診療ガイドライン委員会/編），医歯薬出版株式会社，2006
28) 「実践！がんのリハビリテーション」（辻哲也/編），メジカルフレンド社，2007

第9章

患者教育

学習のポイント
- 患者教育において，留意すべきことを学ぶ
- 患者教育の方法（実際）について学ぶ

1 患者教育とは

- **患者教育**とは，患者自身が病気に対して主体的な行動を起こすよう，専門職が指導することである．
- **患者教育**は，専門職などによる**患者指導**の結果，患者自身がその指導内容を理解し，実践できたときに，はじめてその成果が現れるものである．

1）心大血管疾患における患者教育

- 心血管疾患の再発予防には，運動療法のみならず食事療法や服薬管理，禁煙指導，ストレスマネジメントといった生活指導（患者指導）が重要である[1]．
- 心臓リハビリテーションにおける患者教育は，特に喫煙や体重管理に対しての教育効果が高い[1]．

2）呼吸器疾患における患者教育

- WHO（世界保健機構）は，COPDをはじめとする慢性疾患の管理は包括的ケア（integrated care）の考え方に基づいて実施すべきであると提言している（図1）[2]．

3）糖尿病における患者教育

- WHOは「教育は糖尿病治療にとって不可欠なものであり，糖尿病患者を社会に復帰させるために必須である」と述べている[1]．
- 運動の教育および行動療法の評価に関しては，一般的な運動機能の評価のような**医学モデル**の評価のみならず，知識やセルフエフィカシー（4 2 参照）などの認知的側面やセルフケア行動などの行動的側面までを幅広く評価する**教育モデル**との併用が必要である[4]．
- 1型糖尿病においても，教育的介入は，身体活動量を増加させ，糖・脂質代謝の改善，血圧の改善効果を長期間維持するといわれている[1]．

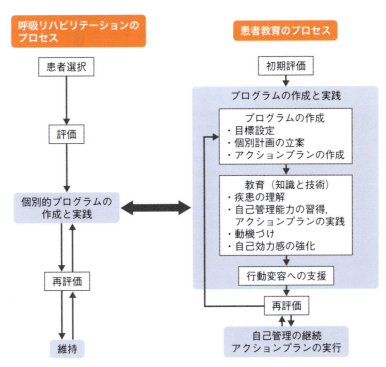

図1　包括的呼吸リハビリテーションのプロセス
文献3をもとに作成.

- 糖尿病患者における基本治療は患者の日常生活そのものであり，患者が主体的に取り組む（自己管理する）ことが到達目標となる[4]．

2　患者教育の目的

- 内部障害患者において，自己管理は最も重要なことである．
- 患者自身が自己管理能力を高め，よりよい療養生活を送れるようにすることが**患者教育の最大の目的**である．

3　患者教育の方法

- 患者教育は，患者本人のみならず，家族や本人の日常生活に深くかかわる人にも必要である[5]．
- 指導に際しては，パンフレットやスライド，またはビデオなどの，視覚教材を用いることも有用である（図2～4）．
- 患者教育の方法には**個別指導**と**集団指導**の方法がある．

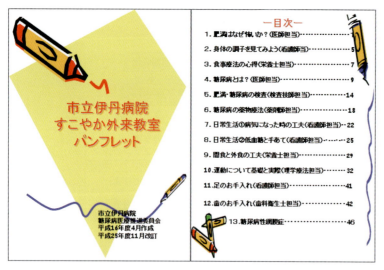

図2 糖尿病教室用パンフレット
市立伊丹病院オリジナル.

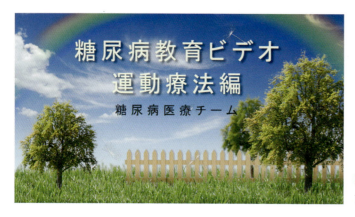

図3 糖尿病教育ビデオ（運動療法編）
市立伊丹病院オリジナル.

Chapter1	病態・検査
Chapter2	食事療法
Chapter3	運動療法
Chapter4	薬物療法（飲み薬編）
Chapter5	薬物療法（インスリン注射編）
Chapter6	低血糖
Chapter7	シックデイ
Chapter8	フットケア
Chapter9	口腔衛生
Chapter10	糖尿病網膜症
Chapter11	病態説明（小児科）
Chapter12	シックデイ（小児科）
Chapter13	低血糖（小児科）

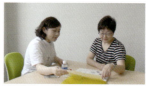
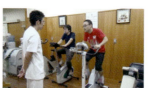
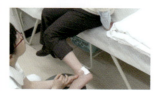

図4 糖尿病教育ビデオの内容
市立伊丹病院オリジナル．運動療法以外にも，全部で13のChapterにわかれており，それぞれ10分弱である．みる順番は自由．時間のあるときに，Chapterを選んでみることができる（Chapter11〜13は小児科用）．

1）個別指導

- 個別指導は患者と1対1での指導となるので，個別の状況が把握しやすく，きめ細かな指導が可能である．
- PDCAサイクルを回していくことで効果を生み出す**問題解決思考**を用いるのがよい[5]．これは，図1の包括的呼吸リハビリテーションの個別指導プロセスにおいても同様の考え方に基づいている（図5）．

1 Plan：計画を立てる
- 情報収集（病歴，生活環境など），アセスメント，問題点の抽出，目標設定をしたうえで，具体的な自己管理方法（運動の種類，方法，頻度など）の指導を行う．

2 Do：実行する
- 患者自身が計画通りに自己管理を実践していくことである．

3 Check：実行した結果を評価する
- 定期的に実行度をチェックする必要がある．
- 実行度のチェックに関しては，入院治療中ではない限り，問診に頼らざるを得ない．
- 目標や実行度（達成度）が書かれたチェックシート（セルフモニタリングシート）を用いて指導することも有用である（図6）．

4 Action：うまくいっていないところを改善する
- まずは，しっかりと聞きとりを行い，問題点を抽出する．
- 計画に問題があれば修正し，実行に問題があったなら，なぜ行動できないのかを吟味して，行動変容アプローチ（4 2）参照）などを用いて実行できるように指導する．

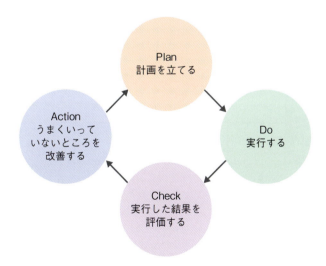

図5　PDCAサイクル

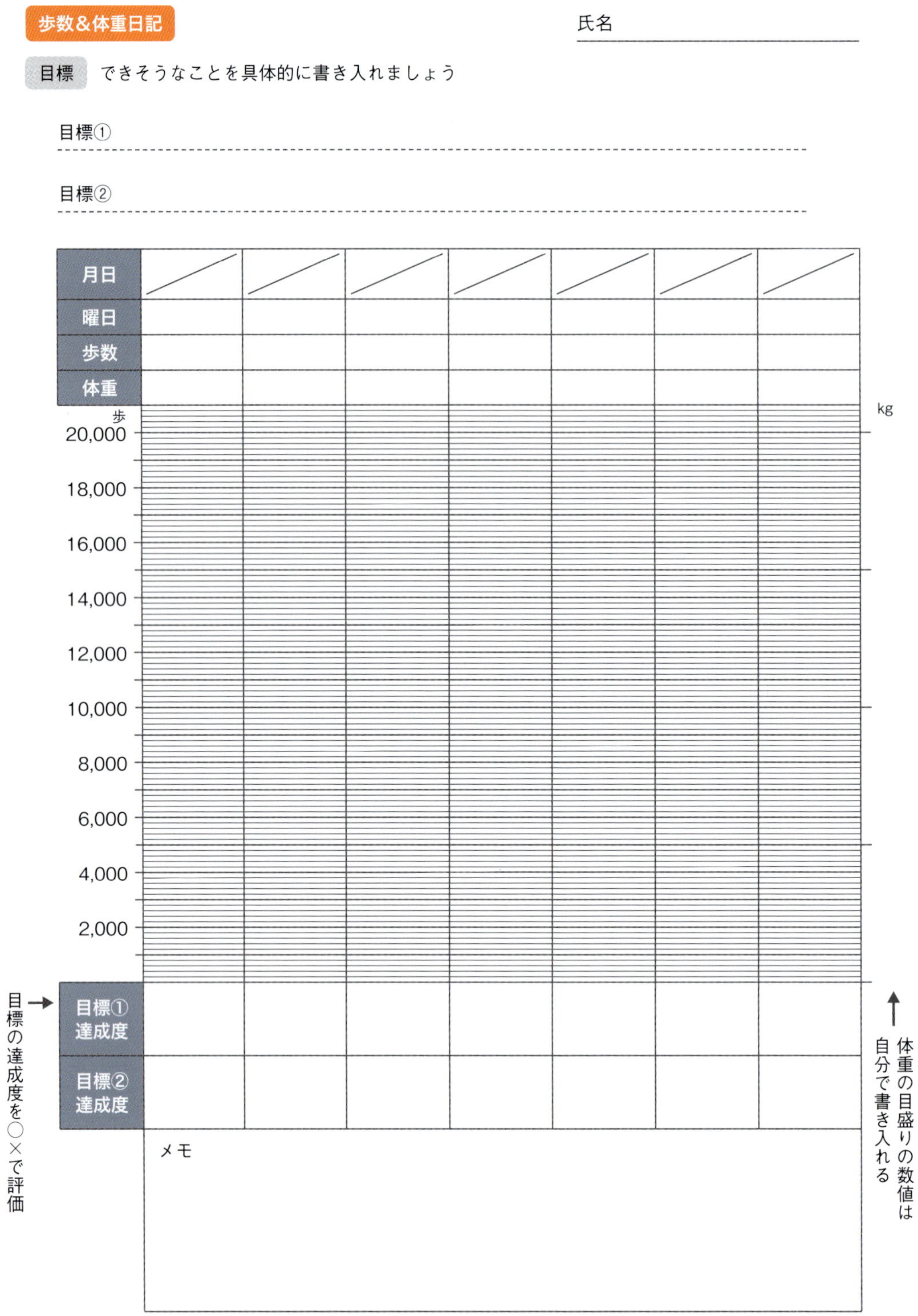

図6 セルフモニタリングシート

文献6より引用.

2）集団指導

- 一度に複数人を相手にできるので，人的，時間的な恩恵が大きく，また，指導を受ける患者同士の仲間意識や競争意識なども喚起できるといった利点もある[7]．
- 対象者が多くなると，個々に応じたきめ細かな指導が行いづらくなる，患者の希望にあわせた時間に行うことが難しくなるなどの欠点もある[7]．それらを考えると，あまり多くの人数を対象とするよりも，2～5人程度を対象とした集団指導が最も効率がよいといえる（表1）[7]．

1 集団指導の形式

- **講義形式**と**グループディスカッション形式**という2つのスタイルに分けられる．
- 講義形式は，いわゆる学校の授業のように座る形式であり，スクール形式ともいう．なお，机を配置しない場合は，シアター形式ともいう．同じ会場ならば，シアター形式の方がキャパシティは大きくなる（図7～10）．
- グループディスカッション形式は，円になって座る形式である．机は必要に応じて配置する．参加者同士の距離が近いため，活発な意見交換が期待できる．おおむね10名以下で行われる場合が多い（図11）．

表1 集団指導の利点と欠点

集団指導の利点
・人的，時間的恩恵が大きい
・仲間意識，競争意識がもてる
・レクリエーションの要素も取り入れながら実施できる

集団指導の欠点
・個々に応じた，きめ細かな指導が行いづらい
・時間を自由に設定しづらい
・質問がしづらい（こともある）

文献7より転載．

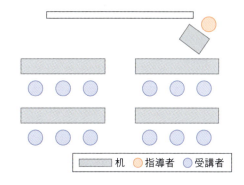

図7 集団指導の形式：スクール形式

文献7より転載．

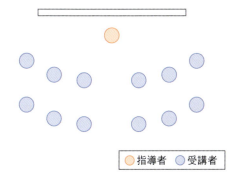

図8 集団指導の形式：シアター形式

文献7より転載．

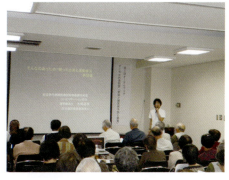

図9 講義形式（スクール形式）における教育（指導）風景

市民公開講座にて，50名ほどを対象に施行．文献7より転載．

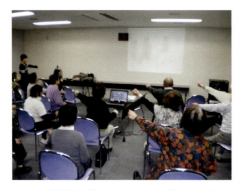

図10 講義形式（シアター形式）での教育（指導）風景

糖尿病患者会にて，座ってできる運動も実践．文献7より転載．

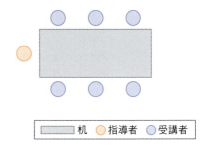

図11 集団指導の形式：グループディスカッション形式

文献7より転載．

- 個別指導と集団指導のどちらにおいても，指導内容が理解されているか，実践されているかをチェックするには，患者アンケートも有用である．

4 患者教育の実際

1）患者指導をはじめるにあたって

- まず第一に，患者目線で考えることが重要である．特に個別指導の場合，患者自身が今何をどう考えているのかを把握していないと良い指導はできない．
- 患者自身が医学的な専門知識をもっているケースはそう多くない．専門知識の有無で，理解度に差があるのは当然である．専門用語を用いず，できるだけ解りやすい表現を使って，理解度を確認しながら指導することが重要である．
- 個別指導（PDCAサイクル），集団指導にかかわらず，**指導内容を理解**してもらったうえで，**その内容を実践**できてはじめて，患者指導が奏効しているといえる（図12）．
- 「こうした方がよい（こちらの方がよい）に決まっている」との先入観はもたない．自身の常識が他人の常識でもあるとは限らない．多角的視点をもつことが重要である（図13）．

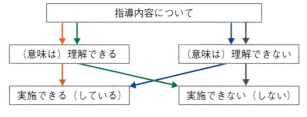

図12 指導内容を実施するまでの流れ

→おおむね問題ないパターン．理解が正しいか，実践内容はどうなのかのチェックをする．→実践できているので，一見問題なさそうであるが，方法が間違っている可能性がある．実践内容のチェックによって，理解度を確かめる．→なぜ，実践できないのかを探る．行動変容アプローチが重要となるパターン．→指導内容を理解していないので，当然実践できない．指導方法を見直す必要がある．理解を得られたら，→のパターンとなるので，行動変容アプローチによって，実践を促していく．

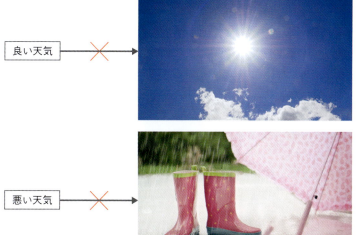

図13 晴天が"良い"天気とは限らない

例えば，日照り続きで農作物がダメージを受けている農家の方や，水不足が深刻な地域の方にとっては，雨天の方が"良い"天気であるだろう．しかし，それらの方々にとっても，常に雨天が"良い"天気であるわけではない．テレビ・ラジオの天気予報では，雨天（または曇天）から晴天に向かうことを，「天気が回復する」と表現し，その逆は，「天気が下り坂」と言う表現を用いる．"良い""悪い"という表現を，天気に関しては使っていない．

- ティーチングとコーチングの違いを理解し，時と場合で使い分ける．ティーチングは，主に学校教育などで使われる手法で，**教える**ことに主眼が置かれている．一方，コーチングは，**コーチ**の語源が「馬車」であることから，「その人が望んでいるところまで送り届けること」という意味があり，相手の自発的行動を促進させるためのコミュニケーション技術のことである．傾聴，質問，承認（伝えること）がその柱だといわれている．両者のうち，コーチングの方が患者教育には適している場合が多い．

2）行動変容へ向けた指導の実際（行動変容アプローチ）

1 オペラント行動

- われわれの**行動**において，その行動を引き出すきっかけとなる刺激を**先行刺激**，行動した結果，環境から与えられる応答を**後続刺激**という．行動は後続刺激から直接的な影響を受け，次にその行動を行う場合に，増えることもあれば，減ることもある．このような行動の法則を，行動分析学では**オペラント行動**という（図14）．先行刺激，行動，後続刺激の3項目によって成立し，環境刺激と行動の関係を，三項随伴性あるいは行動随伴性という[9]．

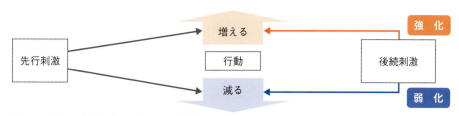

図14 行動の法則（オペラント行動）

強化：後続刺激により，その行動が増える場合．弱化：後続刺激により，その行動が減る場合．例えば，肥満症患者において，専門職による食事指導と運動指導が行われた場合，これらが先行刺激であり，その指導どおりに食事療法と運動療法を行ったところ，体重減少に成功して歩くのが楽になり，息切れも少なくなったとする．これらの結果が後続刺激となり，食事療法と運動療法をもっと頑張る（行動が増える）という行動変容につながることがある．文献8をもとに作成．

2 トランスセオレティカル・モデル（行動変容段階モデル，TTM）

- TTM（TransTheoretical Model）は変容ステージ（5つのステージ），変容プロセス（5つの経験的プロセスと5つの行動的プロセス），意志のバランス（プロズとコンズ），およびセルフエフィカシー（自己効力感）の4つの概念で構成されている[10]．
- 変容ステージは表2に示すステージから構成される．これらを理解し，維持ステージをめざしステップアップしていくように指導する．
- 変容プロセスは，表3のように経験的プロセスと行動的プロセスにわけられ，それぞれ変容ステージにかかわっている．その詳細は図15の通りである．
- 意志のバランス（プロズとコンズ）について，プロズは**恩恵・メリット・長所**などともいい換えられ，コンズは**コスト・デメリット・短所**などといい換えることができる．
- セルフエフィカシーとは，行動を起こす前に**できそう**だと思うことや**これならできる**といった自信のことをいう．
- ステージが上がっていくと，意志のバランスは**プロズ**が大きくなり，セルフエフィカシーも大きくなっていく．肥満症患者の減量治療を例にすると，プロズは体重減少による体の動きやすさや息切れの減少などで，コンズは食事制限による空腹感やストレス増加などである．

表2 変容ステージ

前熟考ステージ（無関心期）	6カ月以内に行動変容に向けた行動を起こす意志がない時期
熟考ステージ（関心期）	6カ月以内に行動変容に向けた行動を起こす意志がある時期
準備ステージ	1カ月以内に行動変容に向けた行動を起こす意志がある時期
行動ステージ（実行期）	明確な行動変容が観察されるが，その持続がまだ6カ月未満である時期
維持ステージ	明確な行動変容が観察され，その期間が6カ月以上続いている時期

5年以上継続している場合を，ターミナルステージということもある．「ステージ」を「期」という場合もある．文献10をもとに作成．

表3 変容プロセス

	プロセス	定義
経験的プロセス	意識の高揚	その人が，新しい情報を探したり，問題行動に関する理解やフィードバックを得るための努力
	ドラマティックリリーフ	変化を起こすことに関する情動的様相，しばしば問題行動に関係する激しい感情的経験を伴う
	自己再評価	問題行動に関してその人が見積もる情動的および認知的な価値の再評価
	環境の再評価	問題行動がどのように物理的・社会的環境に影響を与えているかをその人が考えたり，評価すること
	社会的解放	代替行動をとったり，問題行動のないライフスタイルの促進が社会でどのように進んでいるかをその人が気づいたり，利用の可能性を探ったり，受容すること
行動的プロセス	反対条件づけ	問題行動への代替行動
	援助関係	問題行動を変化させる試みの最中に，気遣ってくれる他者の援助を信頼し，受諾し，使用すること
	強化マネジメント	問題行動を制御したり，維持する際に随伴する内容を変化させること
	自己解放	問題行動を変化させるために行う，その人の選択や言質のことで，誰もが変化できるという信念を含む
	刺激コントロール	問題行動のきっかけとなる状況や他の原因を制御すること

文献10をもとに作成．

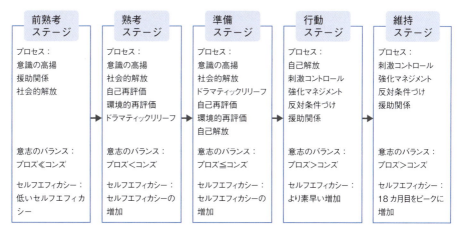

図15 TTM内の関係
文献10をもとに作成.

3 コーチングテクニックを用いた指導

- コーチングの柱である傾聴，質問，承認，それぞれについて解説する．

〈傾聴〉

- **傾聴**について，まずは相手に「こうすればいいのに」といった先入観はもたずに，会話に臨むことが重要である．とりあえず相手の話を最後まで聞くことを心掛ける（ゼロポジション）．
- 相手のペースに合わせる，というのも重要なテクニックである．目線や，声の調子などを合わせることも重要である（ペーシング）．また，頷きや相づちを適度に会話にちりばめることで話も弾みやすくなり，ときには相手の話をくり返すことも，相手の話をしっかりと聞いているという意思表示になるのでよい．

〈質問〉

- **質問**する方法としては，閉じられた質問（closed question）と開かれた質問（open-ended question）をうまく組合わせて用いる．前者は「はい」，「いいえ」で答えられる質問方法であり，後者は，相手に考えや感情などを話させる質問方法である．
- 例えば，「痛くないですか？」と聞くのは閉じられた質問であり，「昨日，治療がおわった後いかがでしたか？」と聞くのは開かれた質問である．開かれた質問はいろいろな情報が得やすいために，コーチングテクニックにおいては推奨されているが，閉じられた質問にも，簡単に返事ができるため，すぐに結果を得られるというメリットがある．
- 質問においては，**未来型**，**肯定型の質問**を活用し，**過去型**，**否定型の質問**は推奨されない．例えば，前者は，「筋力を強くするためには，どのような運動が必要だと思いますか？」など，焦点を未来に向けた，否定語句の含まれない質問のことであり，やる気を引き出す質問方法といわれている．後者は，「なぜ昨日，病棟で歩く練習をしなかったのですか？」などで，このようにいわれてもやる気は起きてこないであろう．

〈承認〉

- **承認（伝えること）**とは，許可をとる枕詞を使うことである．例えば，「これは，私からの提案ですが，お聞きいただけますか？」など，指導する際に先にいうと，その後のメッセージが伝わりやすくなる．これは，患者にとって耳の痛い話やショックを与えるかもしれないことを伝えるときなどには，特に有効である．

- 質問方法については，3）の**医療面接**においても，重要とされている．

3）医療面接における質問方法

- **医療面接**とは，問診ともよばれ，診察室やベッドサイド，または患者の自宅などで，医師と患者，もしくはその家族が会話を交わすことをいう[11]．
- 医学部における医療面接教育では，理論の講義に加えて，実習や試験が行われている[11]．
- 医療面接の能力を評価するための試験は，客観的臨床能力試験（オスキー，Objective Structured Clinical Examination：OSCE）とよばれるものの一環として行われる[11]．
- 理学療法教育においても，OSCEが行われている養成校もある．PTにおいても，医療面接の方法を理解しておくことは重要である．
- 質問方法としては，前述の閉じられた質問と開かれた質問のほかに，中立的質問（neutral question）や焦点を絞った質問（focused question）が用いられる．
- 中立的質問は，主に面接の最初に行う質問方法で，名前や生年月日など，病状とは直接関係のない質問のことである[11]．
- 焦点を絞った質問とは，1つの事柄を深く掘り下げるための質問であり，特定の話題を掘り下げて自由に発言してもらうことによって，より効率よく有益な情報を得ることが期待できる方法である．前述のコーチングにおいては，未来型，肯定型の質問においてこれを活用する．
- 医療面接においても閉じられた質問は，あまり用いないとされているが[11]，焦点を絞った質問においては，患者自身が意識しにくい情報は漏れてしまうことがある．その際は，有益な情報を得るために閉じられた質問で尋ねるのもよい．
- 閉じられた質問においては，「はい」を期待した尋ね方ばかりにならないように注意し，「はい」を期待しない質問も有効に使う（図16）．

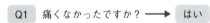

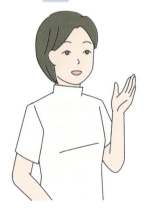
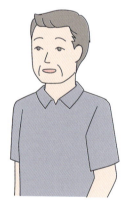

図16 閉じられた質問（closed question）

例えば，関節を他動的に動かした後の問いかけ．Q1，Q2ともに，閉じられた質問（closed question）であるが，質問者の期待度が違う．Q1は「はい」を期待し，Q2は，「はい」を期待していない聞き方である．Q1においては，患者は，質問者（医療者）の期待感を感じて，つい「はい」といってしまうこともあるだろう．その場合，Q1に続けてQ2も聞いてみるのも，1つの方法である．

表4 糖尿病教育における従来型モデルとエンパワーメント型モデルの比較

従来型モデル
1. 糖尿病は身体的疾患である
2. 医療者−患者の関係は，医療者の専門的見解に基づいた権威主義的なものである
3. 問題点と学習ニーズは，通常医療者により特定される
4. 医療者は問題を解決し，治療する主体であると考える．つまり，医療者に診断と治療結果の責任がある
5. 目標は行動変化である．行動学的手法は，勧められた治療法のコンプライアンスを高めるために使われる．コンプライアンスの欠如は，患者と医療者の失敗と考える
6. 行動変化は外から動機づけされる
7. 患者は無力であり，医療者に権力がある

エンパワーメント型モデル
1. 糖尿病は生物・心理・社会的疾患である
2. 医療者−患者の関係は民主主義的で，両者の専門的見解を分かち合うことを基本にしている
3. 問題点と学習ニーズは，通常患者により特定される
4. 患者が問題を解決し，治療する主体であると考える．つまり，医療者は資源の1つとしてふるまい，患者が目標を設定し，自己管理計画を立てるのを手助けする
5. 目標は患者のインフォームドチョイスを可能にすることである．行動学的手法は，患者が行動変化の選択を実験的に試すのを手助けするために使われる．採用されなかった行動変化は，将来の計画や目標を立てるために活用する．新しい情報源用の学習ツールと考える
6. 行動変化は内から動機づけされる
7. 患者と医療者ともに権力がある

文献12より引用．

4) エンパワーメント法

- エンパワーメント法は患者の自己管理能力を引き出すアプローチ法の1つである[3]．
- エンパワーメントの基本的な考えは，病気は患者自身のものであり，患者自身がその問題を解決し，目標を立てて自己管理を行うことである（表4）[3]．

5 特定保健指導について

- **高齢者の医療の確保に関する法律**により，2008年4月から，特定健康診査（以下，特定健診）および特定保健指導が開始された．
- これまでの健診・保健指導は，個別疾病の早期発見，早期治療が目的となっており，そのため，健診後の保健指導は**要精検**や**要治療**となった者に対する受診勧奨を行うことや，高血圧，高脂血症，糖尿病，肝臓病などの疾患を中心とした保健指導がなされてきたが，特定健診・保健指導においては，内臓脂肪型肥満に着目し，その要因となっている生活習慣を改善するための保健指導を行い，糖尿病などの有病者・予備群を減少させることを目的としている[13]．
- 特定保健指導の内容には，禁煙や減量指導などが含まれているので，糖尿病だけではなく，他の内部障害の発症予防にも効果的であるといえる．
- 医師・保健師・管理栄養士が中心となって指導にあたることとなっているが，PTも，**実践的指導者**としてかかわることができる（図17）．
- しかしながら，PTがこの**実践的指導者**となるには，147時間の研修受講が義務づけられている．

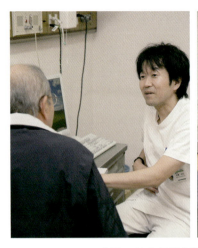
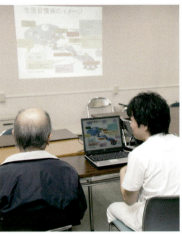

図17　PTによる実際の特定保健指導場面
積極的支援における個別指導場面．文献14より転載．

文献

1) 「理学療法診療ガイドライン 第1版」（ガイドライン特別委員会，理学療法診療ガイドライン部会／編），社団法人日本理学療法士協会，2011
2) 「呼吸リハビリテーション最前線 身体活動の向上とその実践」（塩谷隆信，高橋仁美／編），医歯薬出版株式会社，2014
3) 「呼吸リハビリテーションマニュアル－患者教育の考え方と実践－」（日本呼吸ケア・リハビリテーション学会，他／編），照林社，2007
4) 「糖尿病治療における理学療法 戦略と実践」（野村卓夫／著），文光堂，2015
5) 「糖尿病療養指導ガイドブック2015」（日本糖尿病療養指導士認定機構／編著），メディカルレビュー社，2015
6) 「運動指導7つのコツ わかる！つかえる！行動療法活用術」（井上茂，他／著），丹水社，2008
7) 永嶋道浩：集団指導．「糖尿病の理学療法」（大平雅美，他／編），pp217-223，メジカルビュー社，2015
8) 永嶋道浩：膝OAの患者教育のポイントを見極める．「臨床実践 変形性膝関節症の理学療法」（橋本雅至／編，松尾善美／監），p163-175，文光堂，2016
9) 「リハビリテーション効果を最大限に引き出すコツ」（山﨑裕司，山本淳一／編），三輪書店，2008
10) 「高齢者の運動と行動変容」（Patricia M. Burbank，他／編，竹中晃二／監訳），Book House HD，2005
11) 南郷栄秀：医療面接の基本と客観的臨床能力試験（OSCE）．臨床評価，40：395-400，2013
12) 「糖尿病エンパワーメント 愛すること，おそれること，成長すること 第2版」（石井均／監訳），医歯薬出版株式会社，2008
13) 「特定健康診査・特定保健指導の円滑な実施に向けた手引き」，厚生労働省（http://www.mhlw.go.jp/bunya/shakaihosho/iryouseido01/pdf/info03d-1.pdf）
14) 「PTぁ！第10号」，日本理学療法士協会（http://www.japanpt.or.jp/upload/japanpt/obj/files/activity/pta_10.pdf）

索引

数字

1,5-AG	272
1回換気量	58
1回拍出量	13
1秒率	59
1秒量	59
Ⅰ度房室ブロック	90
Ⅱ度房室ブロック	90
Ⅲ度（完全）房室ブロック	90
6分間歩行テスト（6MWT）	71, 194
10年生存率	299

欧文

A

ABCDEバンドル	108
ABI（Ankle-Brachial pressure Index）	177
ACOS	201
ACS	132
AD	252
Adamkiewicz動脈	170
ADLトレーニング	199
ADL指導	199
AED	124
AHA／ACC	154
air stacking	239
ALS	236
ASO	175, 176, 181
AT	69, 109, 112, 159
ATI指数（Air Trapping Index）	60
ATP-PCr系	25

B

Best Practice	100
BLS	125
BMI	37, 191

C

CAP	210
CC5誘導	81
CES-D（Center for Epidemiologic Scale of Depression）	196
CGA（Comprehensive Geriatric Assessment）	308
CLI（Critical Limb Ischemia）	176
CM5誘導	81
COPD病期分類	185
CPE	207
CPF	62
CT	169

D

Debakey分類	168
Decision Tree	115
DVT	178

E

EBM（Evidence-Based Medicine）	98
EBPT（Evidence-Based PhysioTherapy）	99
EEP	58
EIA	203
EIB	203
EIP	58
EPR3	202
ERV	58
ESWT	73

F

$FEV_{1.0}$	59
$FEV_{1.0}\%$	59
FITT	198, 275
Fletcher-Hugh-Jones息切れ分類	191
Fontaine分類	176
Framingham Study	154
Frank-Starlingの心臓の法則	14
FRC	58
FVC	59

G

GNRI（Geriatric Nutritional Risk Index）	113
GLUT4（glucose transporter 4）	266
GLUT4トランスロケーション	278

H

HADS（Hospital Anxiety and Depression Scale）	196
HAP	210
HbA1c	272
HCAP	210
Hering-Breuer反射	23
HFCWO	250

I

IC	58
ICU Acquired Weakness	108
IPAQ（International Physical Activity Questionnaire）	196
IPPV	258
IRV	58
ISWT	73, 194

J

JESS（Japanese version of Epworth the Sleepiness Scale）	234
JGL	202

K

Killipの重症度分類	154
KYT	128

L

Levine分類	46
Lown分類	88, 126

M

Medical Research Council score	54
MEP	58
METs	75
mMRC	191

MI-E	250	
MIP	58	
MRI	169	
MVV	61	

N

NASA 誘導	81
NCPE	207
NEAT	277
NHCAP	210, 211
Nohria 分類	156
NPPV	208, 222, 259
NRADL（Nagasaki university Respiratory ADL questionnaire）	195
NYHA 心機能分類	154, 158

P, Q

PAC	88
PAD	175
PAID	275
PCV	259
PDCA サイクル	317
PECO	99
PEEP	250
PEF	63
PEmax	64
%IBW（Ideal Body Weight）	191
%VC	58
PICO	99
PImax	64
PLS	237
PSVT	91
PVC	88
QOL	100

R

RCT（Randomized Controlled Trial）	97
RMS	128, 130
RSST	217
RTD	221
RV	58

S

SGRQ（St. George's Respiratory Questionnaire）	195

SMBG	272
SPMA	237
Stanford A 型解離	168
Stanford B 型解離	168
Stanford 分類	168
SWT	73

T, U

TAO	175, 176
TASC II	181
TBI（Toe-Brachial pressure Index）	177
TLC	58
TNM 分類	300
TV	58
ULP	167

V

VATS	225
VC	58
VCV	259
VE	218
VF	217
Virchow の 3 徴	178
VTE	178, 182

和文

あ

悪性腫瘍	299
悪性新生物	297
足関節／上腕収縮期血圧比	177
アセスメント	120
アダムキュービッツ動脈	170
アダムス・ストークス症候群	153
アドヒアランス	112
安静吸気位	58
安静呼気位	58
安静時狭心症	134
安静時の足関節／上腕収縮期血圧比	177
安定狭心症	134

い

維持的・緩和的	312
異常呼吸音	50
移植片対宿主病	310
異所性石灰化	288
一次救命処置	124
一定負荷	109
一定負荷シャトルウォーキングテスト	73
一定負荷法	69
医療・介護関連肺炎	210
医療ケア関連肺炎	210
医療費	31
医療保険制度	30
医療面接	324
インシデント	117
インスリン抵抗性	266, 272
インスリン分泌不全	266
インセンティブ・スパイロメトリー	230

う

ウィルヒョウの 3 徴	178
右心不全	152
うつ病自己評価尺度	196
運動機能への影響	270
運動強度	74
運動時間	77
運動処方	74, 109, 162
運動処方のための情報収集	67
運動耐容能	67, 158, 159, 193, 291
運動耐容能トレーニング	198
運動の種類	41
運動の強さ	74
運動の頻度	77
運動負荷試験	66
運動負荷試験の実際	68
運動負荷試験の実施前チェック	67
運動負荷試験の目的	67
運動プログラム	67
運動プログラム指針	78
運動誘発気道収縮	203
運動誘発喘息	203
運動療法	181, 224
運動療法の重要性	101

え

栄養リスク	113

壊疽		53
エビデンス		97, 105
嚥下時の無呼吸		237
嚥下性肺疾患診断フローチャート		215
嚥下造影検査		217
嚥下内視鏡検査		218
嚥下誘発テスト		217
エンパワーメント法		325

お

横隔膜呼吸		261
横隔膜の平坦化		188
オーバーラップ症候群		186
オペラント行動		321

か

介護保険制度		31
開始基準		126
咳嗽介助手技		247
咳嗽能力		218, 244
咳嗽の評価		246
咳嗽力		62
改訂水飲みテスト		217
潰瘍		53
解離性大動脈瘤		166
科学的根拠		97
化学療法		304
過換気法		198
下気道		16
喀痰吸引法		252
喀痰の量と性状の評価		245
拡張期血圧		39
拡張性疾患		175
拡張不全		150
拡張不全型心不全		148
下肢静脈瘤		179
ガス交換比		24
仮性球麻痺		237
仮性大動脈瘤		166
下大静脈フィルター		183
合併症		185
カルボーネン		75, 162
がん		297
がん悪液質		301
がん患者リハビリテーション料		306

がん死亡数		297
がん診療連携拠点病院		305
がん対策基本法		305
がん対策推進基本計画		305
がん疼痛		303
がんの種類		300
がんの分類		300
感覚検査		54
換気運動		244
換気障害の分類		187
間欠性跛行		44, 176, 181
間欠的空気圧迫法		183
監視下運動療法		181
患者の生活の質		100
関節可動域検査		53
冠動脈危険因子		133
冠動脈狭窄		133
冠動脈バイパス術		140
カンファレンス		36

き

奇異呼吸		237
期外収縮		88
機械的咳介助		250
機械による咳介助		241
気管支拡張薬		189, 204
気管支喘息		200
気管支喘息患者の運動療法		204
気管支喘息の治療目標		201
気管支喘息の薬物療法		202
気管支動静脈		16
気管内吸引		124, 253
危険因子是正		104
危険予知トレーニング		129
起座呼吸		43
器質的狭窄		133
基準体重比		191
基礎分泌		265
気道クリアランスの評価		245
気道クリアランス法		247
気道クリアランス法の選択基準		256
気道クリアランス法の注意点		256
気道内分泌物の量と性状の変化		243
気道閉塞・狭窄の評価		246

気道リモデリング		200
機能性疾患		175
機能的狭窄		133
機能的残気量		58
吸気		47
吸気筋力		64
吸気抵抗負荷法		198
急性冠症候群		132
急性期の離床		108
急性心筋梗塞回復期の運動療法		110
急性動脈閉塞症		175, 177
吸入気酸素濃度		260
急変		117
球麻痺		237
胸腔鏡下手術		225
胸骨正中切開		170
狭心症		132
強制呼気手技		248
胸部CT写真		216
胸部X線検査		188
胸部X線写真		152, 216
胸部外科手術		225
胸部誘導		80
胸部理学所見		217
虚血性心疾患		132
虚弱		112
筋萎縮性側索硬化症		236
緊急性の判断		126
筋ポンプ		14

く

駆出率		161
クリーンルーム		310
グリコアルブミン		272
クロウトゥ		52

け

頸静脈怒張		43, 192
軽打法		249
頸動脈小体		23
経皮的冠動脈インターベンション		140
経皮的酸素飽和度		47
頸部・体幹の関節可動域確保		219
頸部聴診		217
外科手術		304

血液検査	154
血液透析	285
血管内焼灼術	180
血管内皮機能	157
血栓形成	134
決定木	115
血糖自己測定	272
血糖調節メカニズム	264
血糖の恒常性	264
嫌気性代謝閾値	69
腱索	13
検査測定	37
顕性誤嚥	215
原発性・転移性脳腫瘍	310
原発性側索硬化症	237

こ

口腔ケア	219
口腔・鼻腔吸引	252
高血圧	284
高血糖高浸透圧症候群	268
拘束性換気障害	60
拘束性胸郭疾患	221
行動変容アプローチ	321
高頻度胸壁振動法	250
後負荷	150
後腹膜経路	170
後方障害	150
高齢化	31
高齢患者の増加	31
高齢患者の対応	112
高齢者総合的機能評価	308
誤嚥性肺炎	214, 216
誤嚥性肺炎の抗菌薬治療	215
コーチング	321
呼気	47
呼気筋力	64
呼吸音	47
呼吸介助手技	247
呼吸器疾患患者の運動療法	112
呼吸機能検査	56, 186
呼吸器リハビリテーション料	30
呼吸筋トレーニング	198
呼吸筋力	64, 193

呼吸困難	51
呼吸数	47
呼吸トレーニング	197
呼吸法による排痰方法	252
呼吸ポンプ	14
国際生活機能分類	103
国際喘息指針	201
国際標準化身体活動質問票	196
コクラン・ライブラリー	97
骨転移	303, 310
骨軟部腫瘍	310
個別指導	317
固有心筋	83
根拠に基づいた医療	98
根拠に基づいた理学療法	99
混合性換気障害	61

さ

最高酸素摂取量	67
最大換気量	61
最大吸気位	58
最大吸気量	58
最大強制吸気量	239
最大呼気位	58
最大酸素摂取量	67
在宅酸素療法	189
在宅人工呼吸療法	190
再発防止	118
再分極	80
左後側方開胸	170
左心不全	152
サルコペニア	112, 114
残気量	58
三尖弁	13
酸素運搬能	157

し

自覚的運動強度	163, 164
刺激伝導系	15, 83
自己管理能力	165
事故対策	117
事後対策	117
四肢筋力	193
四肢・体幹筋力トレーニング	198

四肢誘導	80
視診	43, 48, 52, 192
姿勢管理	218
姿勢変化	40
事前対策	117
持続的気道陽圧療法	249
市中肺炎	210
質の確保	116
疾病管理	102
自転車エルゴメーターテスト	68
自動周期性呼吸法	252
死亡原因	101
シミュレーター	123, 128, 130
社会保障制度	29
シャトルウォーキングテスト	73
シャント	40
従圧式換気	259
集学的治療	303
周径	38
収縮期血圧	39
収縮不全	150
収縮不全型心不全	148
周術期呼吸リハビリテーション	227
重症虚血肢	176
修正MRC	191
集団指導	319
従量式換気	259
主観的運動強度	70
手術療法	304
術後呼吸器合併症	226
障害者総合支援法	29
障害者白書	27
障害種類別の年次推移	27
上気道	16
上気道閉塞	233
症候限界性運動負荷試験	70
小循環	151
情報収集	119
静脈血栓塞栓症	178
静脈疾患	176
触診	40, 44, 50, 193
徐脈	42, 88
徐脈性不整脈	149
自律神経活動	157

自律性排痰法	252	
心音	45	
心外膜	13	
心筋梗塞	132	
心筋層	13	
心筋の酸素需要	132	
心原性肺水腫	205, 207	
人工呼吸器の適応	258	
心雑音の強さの分類	46	
心疾患患者の回復期運動療法	109	
心室性期外収縮	88	
侵襲的陽圧換気	258	
真性大動脈瘤	166	
心尖拍動	44	
心臓回転	86	
心臓超音波検査	152	
心臓リハビリテーション	143	
心臓リハビリテーションの構成要素	35	
身体活動量	286, 292	
心大血管疾患リハビリテーション料	30	
身体障害児・者実態調査	31	
身体障害者福祉法	27	
身体障害の認定	29	
身体所見	37	
腎代替療法	286	
身体の運動機能	218	
心電計	121	
心電図	80, 153	
振動法	248	
心内膜	13	
心肺運動負荷試験	69, 109, 193	
心肺停止	125	
心拍出量	13, 157	
心拍数	13, 42	
深部静脈血栓症	178	
心不全	148	
心房細動	91	
心房性期外収縮	88	
診療ガイドライン	103, 105	

す

推算糸球体濾過量	282
水泡音	193
睡眠時無呼吸症候群	149, 232

スクリーニング	120, 121
スタンフォード分類	168
スパイロメトリー	57

せ

生活習慣病	101, 104
正常洞調律	86
成人院内肺炎	210
生存率	297
脊髄性進行性筋萎縮症	237
咳テスト	217
咳の最大流量	62
舌咽頭呼吸	240
摂食・嚥下障害スクリーニングのための質問紙	217
セルフモニタリングシート	318
全国がん登録	299
全身運動	74
全身持久力	67
全身持久力トレーニング	198
全身持久力の判定	67
全身状態	118, 123
漸増負荷シャトルウォーキングテスト	73
漸増負荷法	69
全肺気量	58
前負荷	150
前方障害	150
線毛	244

そ

双極肢誘導	80
早期リハビリテーション	128
造血幹細胞移植	310
層別化	125
僧帽弁	13
足趾/上腕血圧比	177

た

体位ドレナージ	251
体位排痰法	251
体位変換	260
体外式陽・陰圧人工呼吸器	241
体格	52
体格指数	37, 191

大血管疾患	166
大血管疾患の診断	169
代謝当量	75
大循環	151
耐性菌	213
大動脈解離	166, 167
大動脈解離後	172
大動脈小体	23
大動脈弁	13
大動脈瘤	166
大動脈瘤術後	172
タオルギャザー	280
打診	47, 51
多段階的負荷法	69
樽状胸郭	39
単極肢誘導	80
弾性ストッキング	183
蛋白質エネルギー消耗状態	284

ち,つ

チアノーゼ	43
チーム医療	36
チーム医療推進会議	36
中止基準	126
超音波検査	169
聴診	45, 50, 193
聴診法	40
重複障害	32, 114
貯留部位の同定	246
追加分泌	265

て

低血糖性昏睡	268
抵抗血管	16
定常状態	162
ディスカッション	128
滴状心	188
笛様音	193
手袋靴下型の感覚障害	274
電気軸	86

と

透過性亢進	188
等尺性膝伸展筋力	275
動静脈酸素較差	157

動的運動負荷試験 66	肺・胸郭のコンプライアンス 240	フィールド歩行テスト 194
動的肺過膨張 187	肺気量分画 58	フィジカルアセスメント 122
糖尿病 263	肺結核 220	フィジカルイグザミネーション 122
糖尿病教育ビデオ 316	肺結核後遺症 221, 222	フードテスト 217
糖尿病ケトアシドーシス 268	肺実質 18	フォンテイン分類 176
糖尿病神経障害 269	肺水腫 205	腹臥位呼吸管理 209
糖尿病腎症 269	肺水腫の分類 205	腹腔経路 170
糖尿病性多発神経障害の簡易診断基準 270	肺塞栓症 178	伏在静脈高位結紮術 180
	バイタルサイン 164, 216	伏在静脈抜去術 180
糖尿病足病変 271	排痰トレーニング 199	腹式呼吸 261
糖尿病の指標 267	肺動静脈 16	腹膜透析 288
糖尿病の判定・診断基準 264	肺動脈弁 13	不顕性誤嚥 215
糖尿病網膜症 269	肺内パーカッション療法 250	浮腫 44
頭部挙上訓練 219	肺年齢 65	不整脈 86
洞不全症候群 89	肺保護戦略 208	フットケア 279
ドゥベーキー分類 168	廃用症候群 107	ブラ 250
動脈血ガス分析 187	バケツハンドル様運動 19	フランク-スターリングの心臓の法則 14
特定保健指導 325	ばち指 39	
徒手筋力検査法 54	バッグによる加圧換気 250	フレイル 112
徒手による咳介助 241	バランス検査 54	フレイル化 113
徒手による排痰法 247	パルスオキシメーター 48	フレイルティ・サイクル 113
努力依存性 63	反復唾液嚥下テスト 217	フローボリューム曲線 62

な

努力呼気曲線 59	**ひ**	**へ**
努力肺活量 59	ピークフロー 63	平均血圧 40
努力非依存性 63	ピークフローメーター 201	閉塞性換気障害 60
トレッドミルテスト 68	皮下脂肪 38	閉塞性血栓血管炎 175, 176
	非心原性肺水腫 206, 207	閉塞性疾患 175
内部障害 27	非侵襲的陽圧換気 208, 259	閉塞性動脈硬化症 175, 176
長崎大学呼吸器ADL質問票 195	ビヤ樽様変形 192	ペーパーシミュレーション 115

に, ね, の

二次予防 104	病期 185	ヘーリング-ブロイエル反射 23
乳頭筋 13	病型 185	ベストプラクティス 100
ニューヨーク心臓協会の心機能分類 154	病原微生物 213	胼胝 53
尿蛋白値 281	標準12誘導心電図 80	ベンチュリ効果 250
粘液線毛輸送能 244	標準治療 304	変容ステージ 322
囊状大動脈瘤 166	病状変化 123	変容プロセス 322

は

	ヒラメ筋静脈 178	**ほ**
肺炎 209	貧血 284	包括的リハビリテーション 34
肺炎の予防 214	頻脈 42, 88	房室回帰性頻拍 91
肺活量 58	頻脈性不整脈 149	房室結節リエントリー性頻拍 91
肺間質 18	**ふ**	房室ブロック 89
	不安・抑うつ測定尺度 196	放射線療法 304
	不安定狭心症 134	紡錘状大動脈瘤 166
		ボーア効果 24

歩行テスト	70
ポジショニング	218, 260
発作性上室性頻拍	91
ホルター心電図	82
ポンプハンドル様運動	19

ま

末期腎不全	282
末梢動脈疾患	175
慢性患者	102
慢性腎臓病	281
慢性心不全患者の運動療法	111
慢性閉塞性肺疾患	184

み

脈圧	40
脈拍	45
脈拍数	42

む, め

無気肺改善	254
無作為化比較対照試験	97
無症候性心筋虚血	161
メタアナリシス	97

も

模擬症例	130

モニター心電図	81
モニタリング	69, 120, 121
問診	191

や, ゆ

薬剤耐性菌	213
薬物療法	118, 181, 182, 189
有害事象	311

よ

容量血管	16
予測最大心拍数	42
予備吸気量	58
予備呼気量	58

ら

卵円窩	13
ランプ法	69

り

理学的予防法	182
理学療法計画	102
理学療法の基本原則	102
理学療法の進め方	107
理学療法評価	102
罹患率	303
離床基準	127

リスク	107
リスク管理	74, 107, 116
リスクシミュレーション	131
リスク層別化	163
リスクの洗い出し	119
リスクの層別化	109, 160
リスク把握	119
リスクマネジメント	116
リスクマネジメントシート	129
リハビリテーション中止基準	127
リフィリング	226
良性腫瘍	299
リラクゼーション	197, 261
臨床意思決定	102
臨床診断	67
臨床判断	99, 102
リンパ節郭清	302
リンパ節清術	309
リンパ浮腫	302, 309

れ, ろ

レジスタンストレーニング	162, 163
連続的負荷法	69
労作性狭心症	134

執筆者一覧

※所属は執筆時のもの

■ 編 集

松尾善美　　武庫川女子大学健康・スポーツ科学部

■ 執 筆（掲載順）

角田晃啓	森ノ宮医療大学保健医療学部理学療法学科
松尾善美	武庫川女子大学健康・スポーツ科学部
椿　淳裕	新潟医療福祉大学医療技術学部理学療法学科
高橋祐介	下越病院リハビリテーション課
山科吉弘	藍野大学医療保健学部理学療法学科
関川清一	広島大学大学院医歯薬保健学研究院
田畑　稔	豊橋創造大学保健医療学部理学療法学科
平野康之	徳島文理大学保健福祉学部理学療法学科
泉　唯史	北海道医療大学リハビリテーション科学部理学療法学科
高瀬広詩	徳島赤十字病院リハビリテーション科
堀江　淳	京都橘大学健康科学部理学療法学科
柳澤幸夫	徳島文理大学保健福祉学部理学療法学科
阿波邦彦	大和大学保健医療学部総合リハビリテーション学科
石井光昭	佛教大学保健医療技術学部理学療法学科
堀　竜次	森ノ宮医療大学保健医療学部理学療法学科
笹沼直樹	兵庫医科大学病院リハビリテーション部
森田恵美子	藍野大学医療保健学部理学療法学科
河野健一	国際医療福祉大学成田保健医療学部理学療法学科
井坂昌明	大阪行岡医療大学医療学部理学療法学科
永嶋道浩	市立伊丹病院医療技術部

編者プロフィール

松尾　善美（まつお　よしみ）
武庫川女子大学健康・スポーツ科学部・教授
養成校卒業後，民間急性期病院，国立病院で臨床に従事し，厚生教官時代に米国マサチューセッツ総合病院で臨床研修．帰国後，大阪大学医学部附属病院に勤務し，国内初の臓器移植にかかわる．その後，神戸学院大学を経て武庫川女子大学教授に就任し，現在大学院で理学療法士の教育に従事．国際心臓呼吸理学療法士連盟執行役員（日本代表），日本心臓リハビリテーション学会編集委員・評議員・地方会近畿支部幹事，日本心血管理学療法学会常任幹事．

PT・OT ビジュアルテキスト

内部障害理学療法学

2016年12月20日　第1刷発行	編　集	松尾善美
2024年 2月15日　第4刷発行	発行人	一戸裕子
	発行所	株式会社　羊　土　社
		〒101-0052
		東京都千代田区神田小川町2-5-1
		TEL　　03（5282）1211
		FAX　　03（5282）1212
		E-mail　eigyo@yodosha.co.jp
ⓒ YODOSHA CO., LTD. 2016		URL　　www.yodosha.co.jp/
Printed in Japan	表紙・大扉デザイン	辻中浩一（ウフ）
ISBN978-4-7581-0217-9	印刷所	広研印刷株式会社

本書に掲載する著作物の複製権，上映権，譲渡権，公衆送信権（送信可能化権を含む）は（株）羊土社が保有します．
本書を無断で複製する行為（コピー，スキャン，デジタルデータ化など）は，著作権法上での限られた例外（「私的使用のための複製」など）を除き禁じられています．研究活動，診療を含み業務上使用する目的で上記の行為を行うことは大学，病院，企業などにおける内部的な利用であっても，私的使用には該当せず，違法です．また私的使用のためであっても，代行業者等の第三者に依頼して上記の行為を行うことは違法となります．

JCOPY ＜（社）出版者著作権管理機構　委託出版物＞
本書の無断複写は著作権法上での例外を除き禁じられています．複写される場合は，そのつど事前に，（社）出版者著作権管理機構（TEL 03-5244-5088，FAX 03-5244-5089，e-mail：info@jcopy.or.jp）の許諾を得てください．

乱丁，落丁，印刷の不具合はお取り替えいたします．小社までご連絡ください．

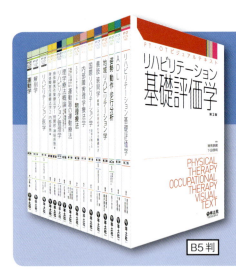

理学療法士・作業療法士をめざす学生のための新定番教科書

PT・OT ビジュアルテキストシリーズ

シリーズの特徴
- 臨床とのつながりを重視した解説で，座学〜実習はもちろん現場に出てからも役立ちます
- イラスト・写真を多用した，目で見てわかるオールカラーの教科書です
- 国試の出題範囲を意識しつつ，PT・OTに必要な知識を厳選．基本から丁寧に解説しました

B5判

リハビリテーション基礎評価学 第2版
潮見泰藏，下田信明／編
定価 6,600円（本体 6,000円＋税10%） 488頁
ISBN 978-4-7581-0245-2

ADL 第2版
柴 喜崇，下田信明／編
定価 5,720円（本体 5,200円＋税10%） 341頁
ISBN 978-4-7581-0256-8

義肢・装具学 第2版
異常とその対応がわかる動画付き
高田治実／監，豊田 輝，石垣栄司／編
定価 7,700円（本体 7,000円＋税10%） 399頁
ISBN 978-4-7581-0263-6

地域リハビリテーション学 第2版
重森健太，横井賀津志／編
定価 4,950円（本体 4,500円＋税10%） 334頁
ISBN 978-4-7581-0238-4

国際リハビリテーション学
国境を越えるPT・OT・ST
河野 眞／編
定価 7,480円（本体 6,800円＋税10%） 357頁
ISBN 978-4-7581-0215-5

リハビリテーション管理学
齋藤昭彦，下田信明／編
定価 3,960円（本体 3,600円＋税10%） 239頁
ISBN 978-4-7581-0249-0

理学療法概論
課題・動画を使ってエッセンスを学びとる
庄本康治／編
定価 3,520円（本体 3,200円＋税10%） 222頁
ISBN 978-4-7581-0224-7

局所と全身からアプローチする 運動器の運動療法
小柳磨毅，中江徳彦，井上 悟／編
定価 5,500円（本体 5,000円＋税10%） 342頁
ISBN 978-4-7581-0222-3

エビデンスから身につける 物理療法 第2版
庄本康治／編
定価 6,050円（本体 5,500円＋税10%） 343頁
ISBN 978-4-7581-0262-9

内部障害理学療法学
松尾善美／編
定価 5,500円（本体 5,000円＋税10%） 335頁
ISBN 978-4-7581-0217-9

神経障害理学療法学 第2版
潮見泰藏／編
定価 6,380円（本体 5,800円＋税10%） 415頁
ISBN 978-4-7581-1437-0

小児理学療法学
平賀 篤，平賀ゆかり，畑中良太／編
定価 5,500円（本体 5,000円＋税10%） 359頁
ISBN 978-4-7581-0266-7

姿勢・動作・歩行分析 第2版
臨床歩行分析研究会／監，畠中泰彦／編
定価 5,940円（本体 5,400円＋税10%） 324頁
ISBN 978-4-7581-0264-3

スポーツ理学療法学
治療の流れと手技の基礎
赤坂清和／編
定価 5,940円（本体 5,400円＋税10%） 256頁
ISBN 978-4-7581-1435-6

身体障害作業療法学1 骨関節・神経疾患編
小林隆司／編
定価 3,520円（本体 3,200円＋税10%） 263頁
ISBN 978-4-7581-0235-3

身体障害作業療法学2 内部疾患編
小林隆司／編
定価 2,750円（本体 2,500円＋税10%） 220頁
ISBN 978-4-7581-0236-0

専門基礎
リハビリテーション医学
安保雅博／監，渡邉 修，松田雅弘／編
定価 6,050円（本体 5,500円＋税10%） 430頁
ISBN 978-4-7581-0231-5

専門基礎
解剖学 第2版
坂井建雄／監，町田志樹／著
定価 6,380円（本体 5,800円＋税10%） 431頁
ISBN 978-4-7581-1436-3

専門基礎
運動学 第2版
山﨑 敦／著
定価 4,400円（本体 4,000円＋税10%） 223頁
ISBN 978-4-7581-0258-2

専門基礎
精神医学
先崎 章／監，仙波浩幸，香山明美／編
定価 4,400円（本体 4,000円＋税10%） 248頁
ISBN 978-4-7581-0261-2